内科临床护理问答

Medical Nursing Q & A

主　编　纪代红　王若雨

副主编　崔　丽　李建华

主　审　吴之明

科学出版社

北京

内 容 简 介

本书分为 14 章，以问答题的形式详细介绍了医院内科临床护理专科知识，内容涵盖呼吸科、内分泌科、神经内科、血液科、风湿科、心血管科、消化科、肿瘤科、肾内科、骨质疏松科、核医学科、介入科等。书中所有问答皆源自临床各科室工作实践，内容贴近临床，知识点清晰，条理分明，适用于各级临床护理工作者以及想得到专业解答的患者及家属参考阅读。

图书在版编目（CIP）数据

内科临床护理问答/纪代红，王若雨主编.—北京：科学出版社，2022.10
ISBN 978-7-03-073455-6

Ⅰ.①内… Ⅱ.①纪… ②王… Ⅲ.①内科学－护理学－问题解答 Ⅳ.
①R473.5-44

中国版本图书馆CIP数据核字（2022）第190229号

策划编辑：郭 颖 马 莉/责任校对：郭瑞芝
责任印制：赵 博/封面设计：龙 岩

科 学 出 版 社 出版
北京东黄城根北街 16 号
邮政编码：100717
http://www.sciencep.com

保定市中画美凯印刷有限公司 印刷
科学出版社发行 各地新华书店经销
*
2022 年 10 月第 一 版 开本：850×1168 1/32
2022 年 10 月第一次印刷 印张：11 1/4
字数：282 000
定价：85.00 元
（如有印装质量问题，我社负责调换）

☆ ☆ ☆ 编者名单

主　编　纪代红　王若雨
副主编　崔　丽　李建华
主　审　吴之明
编　者（以姓氏笔画为序）

马　健	王　丹	王　晶	王　婷	王　群
王红梅	王迎莉	王美兰	王凯君	王洪梅
石晓华	由翠青	丛　朵	丛玉波	孙丽娟
李　雪	李苗苗	李娇阳	杨　慧	杨秀梅
张　鹿	张晓宇	张健吉	张瑞芹	陈月红
郁　方	季　伟	赵　莎	荆　姬	胡　迪
徐　岩	徐　璐	董平平	蒋　波	韩　杰
韩春莉				

☆☆☆ 前　言

　　为提高临床护士的专业知识水平，提高临床护士的综合能力，本书将 14 个临床科室中的护理专科知识以问答题的形式呈现给读者。

　　本书在编写过程中遵循"实践性与创新性相结合"的理念，内容的选择基于临床护理工作中的常见问题，结合当下国内外内科护理学最前沿知识进行创新，在编写上呈现实用性及先进性。

　　本书的编写着重点体现 3 个基本思想：一是注重打牢理论基础，将护理专科知识作为重点；二是拓宽知识面，在阐述专科知识的同时，融入最新护理技术操作标准，并在各项技术操作中加以运用；三是适当增加深度，注重强化临床护士的综合能力培养。

　　本书分为 14 章，以问答题的形式详细介绍了呼吸科、内分泌科、神经内科、血液风湿科、循环科、消化科、肿瘤科、肾内科、骨质疏松科、核医学科、介入科临床护理过程中的护理专科知识。

　　本书由 20 余名经验丰富的内科护理专家合作编写而成。这支编写队伍是一个团结、专业、严谨、敬业的集体。作为主编，我们为有这样的合作团队而感到荣幸和欣慰，对所有编者表达我们的深深谢意。

　　在整个编写过程中，我们得到了编者所在单位相关领导和同事的大力支持，还得到了每一位编者家属的关心和理解。在此，对给予我们无私帮助和支持的朋友们表示由衷的感谢。尽管付出了许多辛苦和汗水，但由于能力和水平有限，本书内容难免会有疏漏之处，真诚地希望所有阅读本书的读者及时给予指正，使我们能够不断改进，提升本书的质量。

纪代红　王苦雨

大连大学附属中山医院

☆ ☆ ☆ # 目　　录

第1章　呼吸科112问 ………………………………… 1

1. 急性上呼吸道感染的定义及病因是什么? …………… 1
2. 急性气管支气管炎定义、病因、临床表现及治疗原则
　是什么? ……… 1
3. 咳嗽的定义是什么? ……………………… 2
4. 胸部叩击的手法、时间及叩击要点是什么? ………… 2
5. 体位引流的时间、频率分别是什么? ……………… 2
6. 肺源性呼吸困难定义是什么? ……………… 2
7. 三凹征的部位在哪儿? ……………… 2
8. 咯血量分几度? ……………… 3
9. 肺炎的定义是什么? ……………… 3
10. 社区获得性肺炎的概念是什么? ……………… 3
11. 肺炎疑有菌血症者采集血培养时的注意事项是
　什么? ……………… 3
12. 支气管扩张的概念、主要症状、痰液性状及X线表现
　是什么? ……………… 3
13. 支气管扩张体位引流时的观察要点是什么? 如何
　摆体位? ……………… 4
14. 急性肺脓肿的主要病原体是什么? ……………… 4
15. 肺脓肿分几种类型? 主要临床表现是什么? ………… 4
16. 支气管哮喘的定义、主要特征及好发季节是什么? … 4
17. 哪些食物容易引发支气管哮喘? 引起支气管哮喘的

☆☆☆☆

药物有哪些？ …………………………………………… 5

18. 为什么运动会诱发支气管哮喘？发作时的特征及夜间
　　发作时的特点是什么？ …………………………… 5

19. 支气管哮喘如何分期？ ………………………………… 6

20. 什么是支气管哮喘猝死？ ……………………………… 6

21. 支气管哮喘并发呼吸衰竭有何特点？ ……………… 6

22. 支气管哮喘发作时为什么需要检查血气？ ………… 7

23. 什么是支气管舒张试验？ ……………………………… 7

24. FEV_1 是什么意思？ …………………………………… 7

25. 常用控制哮喘发作的药物有哪些？ …………………… 7

26. 支气管哮喘激素治疗要点及停药原则是什么？ …… 7

27. 应用治疗支气管哮喘的药物会成瘾吗？ …………… 7

28. 支气管哮喘治疗的常见误区有哪些？ ………………… 8

29. 什么是支气管哮喘的综合治疗？ ……………………… 8

30. 哮喘控制不好的原因有哪些？ ………………………… 8

31. 哮喘如何获得良好控制？ ……………………………… 8

32. 支气管哮喘患者如何预防哮喘发作？什么情况下应
　　立即就诊？ ………………………………………… 8

33. 支气管哮喘患者饮食应注意些什么？ ………………… 9

34. 季节性哮喘应如何预防？ ……………………………… 9

35. 阿司匹林性哮喘应如何预防？ ………………………… 9

36. 支气管哮喘患者在雾霾天气应如何预防哮喘发作？ … 10

37. 支气管哮喘患者出行时应注意什么？ ………………… 10

38. 什么是纤毛？ …………………………………………… 10

39. 什么是肺气肿？ ………………………………………… 10

40. 什么是"桶状胸"？ …………………………………… 10

41. 什么是"老慢支"？ …………………………………… 11

42. 慢性阻塞性肺病（慢阻肺）的诱发因素及常见表现
　　是什么？ …………………………………………… 11

43. 咳嗽的分类是什么？ …………………………………… 11

44. 所有慢阻肺患者都会不停地咳嗽吗？ ……………… 11

45. 呼吸困难程度的判断标准是什么？ ……………………… 11

46. 慢阻肺患者感到胸闷、喘息的原因是什么，为什么会
出现双下肢水肿？ ……………………………………… 11

47. 慢阻肺患者为何会出现低氧血症？ …………………… 12

48. 慢阻肺严重度怎样分级？ ……………………………… 12

49. 舒利迭使用过程中需注意哪些问题？ ………………… 12

50. 采取激素吸入治疗时，如何防治口腔真菌感染？ …… 13

51. 吸氧会成瘾吗？停止吸氧的指标是什么？ …………… 13

52. 在什么情况下容易发生气胸、如何急救？ …………… 13

53. 发生气胸时吸氧的作用是什么？ ……………………… 14

54. 发生呼吸衰竭时如何急救？ …………………………… 14

55. 为什么慢阻肺患者容易并发抑郁症？ ………………… 14

56. 慢阻肺患者并发肺结核的临床表现有何特点？ ……… 14

57. 哪些人需要特别警惕慢阻肺？怎样预测急性加重？ … 15

58. 冬、春季如何预防慢阻肺的急性加重？ ……………… 15

59. 慢阻肺患者的日常饮食应注意什么？ ………………… 15

60. 所有患者都能做肺功能检查吗？ ……………………… 15

61. 呼吸系统的组成有哪些？ ……………………………… 16

62. 咳嗽、打喷嚏有好处吗？ ……………………………… 16

63. 吸烟多久有可能患肺心病？ …………………………… 16

64. 慢性肺心病是由哪些常见的呼吸系统疾病引起的？ … 16

65. 肺大疱是什么，有哪些危害？ ………………………… 16

66. 肺功能不好为什么会引起心脏问题？ ………………… 16

67. 什么是肺动脉高压？ …………………………………… 17

68. 为什么Ⅱ型呼吸衰竭患者吸氧要特别注意氧流量和
浓度？ …………………………………………………… 17

69. 肺心病患者为什么在活动后气短明显？为什么脖子
两边会"青筋暴露"？ ………………………………… 17

70. 什么是肺性脑病？临床表现有哪些？ ………………… 17

71. 肺心病患者会发生哪几种休克？ ……………………… 18

72. 肺心病患者检查尿常规、肾功能及做心脏超声检查

☆ ☆ ☆ ☆

的原因是什么? ·· 18

73. 胸部 X 线摄片与 CT 哪个射线剂量大? ············· 18

74. 哪些疾病容易和慢性肺源性心脏病混淆? ··········· 19

75. 为什么有时治疗后自觉症状好转,痰反而增多? ······ 19

76. 雾化吸入给药有何优势? 常用雾化吸入药物包括
哪些种类? ·· 19

77. 支气管痉挛可以使用什么药物? ····················· 19

78. 重症肺心病患者全身应用激素有什么好处? ·········· 19

79. 什么是 D- 二聚体? ······································ 20

80. 溶栓治疗与抗凝治疗有什么不同? ··················· 20

81. 如何使用华法林? ·· 20

82. 什么是血栓? 血栓脱落的原因是什么? ·············· 20

83. 什么是肺栓塞? 肺栓塞的发病原因是什么? ·········· 20

84. 肺栓塞的常见症状有哪些? ···························· 21

85. 什么是"不能解释的呼吸困难"? ····················· 21

86. 为什么肺栓塞患者要做心电图检查? ················· 21

87. 为什么肺栓塞患者要制动、卧床,并需要保证大小便
通畅? ·· 21

88. 肺栓塞患者什么情况下需要抗凝治疗及不能抗凝
治疗? ·· 21

89. 常用的溶栓药物有哪些? 有哪些不良反应? ·········· 22

90. 肺栓塞发生多久可以溶栓? 常用抗凝治疗药物有
哪些? ·· 22

91. 服用华法林时饮食注意事项及华法林有什么不良
反应? ·· 22

92. 溶栓患者生活中须注意什么? ························· 22

93. 采取溶栓、抗凝治疗的患者应当如何观察不良
反应? ·· 22

94. 什么是胸腔积液? 胸腔积液的病因有哪些? 穿刺点
位置在哪儿? ·· 23

95. 胸腔积液根据其发生机制和化学成分分为哪几种?

症状是什么？ …………………………………………… 23

96. 胸腔积液的诊断和鉴别诊断分几个步骤？怎么区别漏出液和渗出液？ ……………………………………… 23

97. 气胸分哪几类？诱发因素有哪些？ ………………… 24

98. 自发性气胸的定义、典型症状、类型及并发症是什么？ ……………………………………………………… 24

99. 若胸腔闭式引流管不慎滑出胸腔，应怎么处理？ …… 24

100. 胸腔穿刺术的定义、适应证、穿刺的位置及注意事项是什么？ ………………………………………………… 24

101. 什么是胸膜反应？出现胸膜反应如何处理？ ……… 25

102. 什么是呼吸衰竭？病因有哪些？ …………………… 25

103. 呼吸衰竭按血气分析可分几类？区别是什么？ …… 25

104. 呼吸衰竭患者的氧疗原则是什么？ ………………… 26

105. 呼吸衰竭的治疗原则是什么？ ……………………… 26

106. 慢性呼吸衰竭随着 $PaCO_2$ 升高，有何精神 - 神经症状？ ……………………………………………………… 26

107. 机械通气的原理是什么？治疗作用有哪些？ ……… 26

108. 机械通气的适应证和禁忌证有哪些？ ……………… 26

109. 机械通气的并发症有哪些？ ………………………… 27

110. 撤离呼吸机的指征是什么？如何预防意外拔管？ …… 27

111. 纤维支气管镜检查的定义、可进行的操作、适应证及禁忌证有哪些？ ……………………………………… 27

112. 纤维支气管镜检查操作前患者需要做哪些准备？检查后注意事项及病情观察重点是什么？ ………… 28

第2章　内分泌科 132 问 ………………………………… 30

1. 甲状腺功能亢进的常见原因有哪些？ ……………… 30

2. 单纯性突眼的临床表现有哪些？ …………………… 30

3. 毒性弥漫性甲状腺肿（Graves 病）眼病病情严重度评估标准是什么？ …………………………………… 30

4. 甲状腺功能亢进（甲亢）患者一般状态评估有哪些方面？ ……………………………………………………… 31

☆☆☆☆

5. 常用抗甲状腺药物有哪些？其作用机制及停药时机
是什么？……………………………………………… 31
6. 亚临床甲亢的特点是什么？ …………………………… 31
7. 毒性弥漫性甲状腺肿（Graves病）的眼部表现分为
哪两类？ …………………………………………………… 31
8. 抗甲状腺药物治疗的适应证是什么？ ………………… 31
9. 毒性弥漫性甲状腺肿（Graves病）眼病的临床表现
有哪些？ …………………………………………………… 32
10. 甲状腺危象的主要诱因、临床表现是什么？如何
防治？ …………………………………………………… 32
11. 甲状腺功能亢进浸润性突眼如何防治？ …………… 32
12. 甲状腺功能亢进的护理问题、饮食护理、用药护理、
眼部护理、心理护理各是什么？ …………………… 33
13. 发生甲状腺危象应如何处理？ ……………………… 34
14. 单纯性甲状腺肿定义、病因、发病机制、临床表现
是什么？ …………………………………………………… 34
15. 甲状腺功能亢进的临床表现有哪些？ ……………… 34
16. 甲状腺毒症对心脏有哪些作用？ …………………… 34
17. 甲亢患者 ^{131}I 摄取率的表现如何？ ……………… 35
18. 诊断甲亢的实验室和其他检查有哪些？ …………… 35
19. 甲亢的诊断顺序是什么？ …………………………… 35
20. 妊娠期甲状腺功能亢进症有哪些影响？ …………… 35
21. 甲亢患者眼部用药如何护理？ ……………………… 35
22. 原发性甲状腺功能减退症（甲减）的病因是什么？
心血管系统的表现有哪些？ ………………………… 36
23. 甲减的实验室检查、治疗要点、分型、临床表现及
护理诊断有哪些？ …………………………………… 36
24. 黏液性水肿昏迷的治疗、临床表现、饮食护理、健康
指导有哪些？ ………………………………………… 36
25. 甲减按病变发生的部位分几大类？ ………………… 37
26. 库欣综合征的病因及临床表现有哪些？ …………… 37

27. 腺垂体功能减退症的定义、病理是什么？原发性及
    继发性腺垂体功能减退病因是什么？ …………… 37
28. 何为神经性厌食？ …………………………………… 38
29. 腺垂体功能减退如何治疗？预后效果？ ………… 38
30. 发生垂体危象如何处理？ …………………………… 38
31. 垂体功能减退危象的临床分型有哪些？ ………… 38
32. 嗜铬细胞瘤（PHEO）的定义、临床表现、并发症、
    护理诊断、辅助检查重要指标、饮食护理、活动指导
    是什么？ …………………………………………… 39
33. 如何做好嗜铬细胞瘤（PHEO）的病情观察？……… 40
34. 血脂的概念、成分及作用是什么？ ……………… 40
35. 检测血脂饭后多长时间采血能较为可靠地反映血脂
    水平的真实情况？ ………………………………… 40
36. 血脂测定的重点项目包括什么？ ………………… 40
37. 人体内血脂的来源有哪些途径？ ………………… 40
38. 高脂血症的定义、临床表现、防治措施、忌吃食物
    是什么？ …………………………………………… 40
39. 血脂常规检查包括什么？ ………………………… 41
40. 根据病因，高脂血症的分类有哪些？ …………… 41
41. 高脂血症分几种类型？ …………………………… 41
42. 高脂血症对人体的危害、日常保健注意事项是
    什么？ ……………………………………………… 41
43. 痛风的定义、病因、发病机制、临床表现、诊断
    要点、治疗要点、护理诊断／问题及措施、实验室
    及其他检查是什么？ ……………………………… 42
44. 肥胖的原因有哪些？如何进行肥胖症的自我判断？ … 43
45. 肥胖症患者具体要遵循的饮食原则有哪些？ …… 43
46. 肥胖症的并发症、治疗原则、护理诊断、健康教育、
    运动指导、心理护理、病情观察是什么？ ……… 44
47. 糖尿病的发病原因是什么？糖尿病分为哪几型？ … 44
48. 特殊类型的糖尿病包括哪些？ …………………… 45

49. 酮症酸中毒的原因是什么？ ·················· 45

50. 糖尿病发生高血糖的原因是什么？ ·············· 45

51. 糖尿病饮食的总热量是如何计算的？ ············· 45

52. BMI 的计算方法和体重指数的意义是什么？ ·········· 45

53. 三大营养素的比例是多少？ ·················· 45

54. 糖尿病患者为何不主张空腹饮酒？其运动原则、运动
的禁忌证有哪些？ ······················ 45

55. 何为有氧运动？何为无氧运动？ ··············· 46

56. 运动前血糖情况的评估是什么？ ··············· 46

57. 口服降糖药的分类及代表药物有哪些？ ··········· 46

58. 糖苷酶抑制剂的作用机制是什么？ ·············· 47

59. 胰岛素按作用时间分类及其代表药物和注射时间
是什么？ ····························· 47

60. 胰岛素应如何储存？ ····················· 47

61. 胰岛素注射的不良反应、过敏反应的临床表现是什么？
怎么处理？ ··························· 47

62. 胰岛素治疗早期为何会出现视物模糊？ ··········· 48

63. 什么是黎明现象？ ······················ 48

64. 何为苏木杰现象？ ······················ 48

65. 酮症酸中毒的表现、高渗性昏迷的表现、治疗方法
是什么？ ····························· 48

66. 酮症酸中毒发生时化验指标是多少？ ············· 48

67. 糖尿病非酮症性高渗性昏迷的化验指标是多少？ ······ 49

68. 糖尿病非酮症高渗性昏迷的治疗要点是什么？ ······· 49

69. 酮症酸中毒的补液原则是什么？何时由生理盐水换成
葡萄糖溶液进行补液？ ···················· 49

70. 低血糖定义是什么？低血糖发生时会有什么表现？ ··· 49

71. 临床上对于 α 糖苷酶抑制剂所致的低血糖应如何
处理？ ····························· 50

72. 低血糖所致昏迷的患者血糖升至正常即可吗？ ······· 50

73. 低血糖后一般在进餐或静脉注射葡萄糖后多长时间

☆ ☆ ☆ ☆

监测血糖? ································· 50

74. 糖尿病视网膜病变的分期是什么? ··········· 50

75. 糖尿病肾病分哪几期? ··················· 50

76. 糖尿病易合并哪些部位的感染? ············· 51

77. 糖尿病足的发病进程一般分几期? ··········· 51

78. 妊娠糖尿病的诊断标准是什么? ············· 51

79. 老年糖尿病血糖控制目标如何规定的? ········· 51

80. 何为糖耐量受损? 何为空腹血糖异常? ········· 51

81. 糖尿病的急性并发症有哪些? ··············· 51

82. 糖尿病足发生的原因是什么? ··············· 52

83. 糖尿病外周动脉疾病的表现是什么? ··········· 52

84. 糖尿病自主神经受损的表现是什么? ··········· 52

85. 糖化血红蛋白和果糖胺的正常值是什么? ······· 52

86. 妊娠妇女什么时间进行妊娠糖尿病的筛查? ····· 52

87. 糖尿病的综合性治疗有哪些? ··············· 52

88. 糖尿病患者适量运动的好处、过量的危害是什么? ··· 52

89. 使用碘化剂造影时为何要暂停二甲双胍? ······· 52

90. 糖尿病的病理生理基础是什么? ············· 53

91. 糖尿病对妊娠,对胎儿、婴儿分别有什么影响? ··· 53

92. 1 型糖尿病患者如何预防低血糖症? ··········· 53

93. 2 型糖尿病患者发生低血糖症的发病原因和发病机制
    是什么? ····························· 53

94. 糖尿病患者为何要做肺部检查? ············· 53

95. 糖尿病神经病变的发病机制有哪些? ··········· 53

96. 糖尿病发生足部溃疡的原因是什么? ··········· 53

97. 糖尿病心脑血管病变的病理基础是什么? ······· 53

98. 肝源性低血糖的机制是什么? ··············· 54

99. 什么是胰岛素抵抗? 与肥胖有什么关系? ······· 54

100. 胰岛素初次使用者为什么会出现水肿? ········ 54

101. 肌电图在糖尿病患者检查中的意义是什么? ····· 54

102. 何谓糖尿病肾病的"寂静期"? ·············· 54

103. 糖尿病足如何进行预防教育？ ……………… 54

104. 持续低血糖为何会导致不可逆的神经损害？ ……… 54

105. 低血糖分为哪几类？ ………………… 55

106. 糖尿病性青光眼的发病机制是什么？急性闭角型青光眼
有什么症状？ …………………… 55

107. 运动时患者的目标心率怎么计算？ ………… 55

108. 对于择期手术的患者血糖要达到什么水平？ … 55

109. 血糖常见的监测部位有哪些？ …………… 55

110. 动态血糖的探头在使用前如何进行准备？ … 55

111. 动态血糖仪 ISIG 信号在什么范围内才可以
初始化？ ……………………… 55

112. 测完指尖血糖后多长时间内输入到动态血糖仪内？ … 56

113. 进行动态血糖检测的患者每天要测几次血糖？什么
时间测？ ……………………… 56

114. 使用胰岛素泵的患者怎样进行健康指导？ … 56

115. 开启的胰岛素有效期为多长时间？ ……… 56

116. 糖尿病患者饮用一份标准量的酒是多少？ … 56

117. 糖尿病患者每日食盐量要求多少克？ …… 56

118. 为何糖尿病患者鼓励多进食粗纤维蔬菜？ … 56

119. 来源于患者本身影响胰岛素吸收的因素有哪些？ … 56

120. 糖尿病并发症的主要护理问题有哪些？ … 57

121. 糖尿病肾病的发病机制是什么？ ………… 57

122. 糖尿病患者如何洗脚？ ………………… 58

123. 高血糖为何会致神经血管并发症？ ……… 58

124. 糖尿病血管和神经病变为何会增加下肢溃疡、感染和
截肢率？ ……………………… 58

125. 糖尿病患者为何机体防御功能减退？ …… 58

126. 糖尿病视网膜病变分哪 6 期？ ………… 58

127. 如何通过提高患者的自我管理来预防糖尿病足？ … 58

128. 糖尿病足患者的血糖管理要求是什么？ … 58

129. 如何进行糖尿病肾病的早期筛查？ ……… 59

130. 如何对糖尿病患者进行温度觉检查? ·················· 59

131. 糖尿病足伤口清洁液有哪些? 抗菌消毒液有哪些? ···59

132. 糖尿病足伤口护理的总原则是什么? ·················· 59

第3章　神经内科155问 ·· 60

1. 神经系统由哪两大部分组成? 各主管什么? ·········· 60

2. 按功能的不同, 神经系统可分为哪两大系统? 各自的
主要功能是什么? ··· 60

3. 什么是神经系统疾病? ·· 60

4. 脑神经有哪些? ··· 60

5. 脊神经有哪些? ··· 61

6. 乳头线、脐孔、腹股沟相对应的脊柱定位是什么? ··· 61

7. 中枢神经系统由哪两部分组成, 脑又分为什么? ······ 62

8. 大脑由什么组成, 大脑半球又分为什么? ··············· 62

9. 间脑位于大脑半球与中脑之间, 是脑干与大脑半球
连接站, 间脑可分为什么? ································ 62

10. 小脑位于颅后窝, 由哪两部分组成, 其功能是什么? 62

11. 脑干由哪三部分组成? 脑干有什么功能? ·············· 62

12. 脑干损伤的临床表现是什么? ······························ 62

13. 脊髓主要有哪两大功能? ···································· 63

14. 头痛如何分类? ·· 63

15. 偏头痛的基本特点是什么? ································· 63

16. 高颅压性头痛的临床表现有哪些? ······················ 63

17. 颅外局部因素所致头痛常见的因素有哪些? ··········· 63

18. 紧张性头痛的临床表现有哪些? ·························· 64

19. 颅内占位病变的临床表现有哪些? ······················ 64

20. 典型偏头痛发作常有什么先兆, 并伴随什么症状? ··· 64

21. 什么是意识? 什么是意识障碍? ·························· 64

22. 临床上如何进行意识障碍的判断? ······················ 64

23. 以觉醒状态改变为主的意识障碍包括哪些? ··········· 65

24. 以意识内容改变为主的意识障碍包括哪些? ··········· 65

25. 什么是去皮质综合征? ······································· 65

☆ ☆ ☆ ☆

26. 什么是无动性缄默症（睁眼昏迷）？ …………………… 65

27. 什么是脑死亡？ ……………………………………………… 66

28. 国际通用格拉斯哥昏迷评定量表（GSC），它代表
　　何种意义？ ………………………………………………… 66

29. 言语障碍可分哪几种类型？ ……………………………… 66

30. 感觉障碍的定义、分类、常见的护理诊断分别是
　　什么？ ……………………………………………………… 67

31. 根据临床表现，临床上将感觉障碍分为哪两大类？ … 67

32. 运动障碍分为哪几种类型？常见的护理诊断是
　　什么？ ……………………………………………………… 67

33. 瘫痪按病变部位可分为哪几种类型？ …………………… 67

34. 瘫痪的类型有哪些？ ……………………………………… 68

35. 什么是共济失调，根据病变部位可分为哪 3 种
　　类型？ ……………………………………………………… 68

36. 肌力分级分哪几项？ ……………………………………… 68

37. 什么是脑卒中？脑卒中分几类？包括哪些疾病？ …… 68

38. 脑部由哪些主要动脉供血？ ……………………………… 69

39. 什么是脑基底动脉环（即 Willis 环）？在脑的血液
　　供应中有何特点？ ………………………………………… 69

40. 脑卒中分为几个期？ ……………………………………… 69

41. 什么是短暂性脑缺血发作（TIA）？ …………………… 69

42. TIA 的特点是什么？治疗的重点是什么？ …………… 70

43. TIA 护理的重点是什么？ ………………………………… 70

44. 怎样预防 TIA 复发？ ……………………………………… 70

45. 脑卒中的先兆症状有哪些？ ……………………………… 70

46. 患者在院前发生脑卒中后应怎样急救处理？ ………… 71

47. 脑血栓与脑栓塞从发病机制上有何不同？ …………… 71

48. 脑血栓与脑栓塞从临床表现上有何不同？ …………… 71

49. 急性缺血性脑卒中常见有哪些临床表现？ …………… 72

50. 颈内动脉闭塞综合征临床表现有哪些？ ……………… 72

51. 椎 - 基动脉系统脑梗死临床表现有哪些？ …………… 72

52. 脑卒中急性期的观察重点有哪些？ …………………… 72

53. 缺血性脑卒中急性期应进行哪些内科治疗？ ………… 73

54. 脑出血定义、临床表现有哪些？ …………………… 73

55. 基底节区（壳核）出血临床表现有哪些？ 74

56. 丘脑出血的临床表现有哪些？ …………………… 74

57. 脑叶出血的临床表现有哪些？ …………………… 74

58. 脑桥出血临床表现有哪些？ …………………… 74

59. 小脑出血临床表现有哪些？ …………………… 74

60. 脑室出血临床表现有哪些？ …………………… 75

61. 脑出血护理的危急症有哪些？ …………………… 75

62. 什么是蛛网膜下腔出血？ …………………… 75

63. 蛛网膜下腔的解剖位置如何？ …………………… 75

64. 蛛网膜下腔出血有哪些典型的临床表现？ ………… 75

65. 蛛网膜下腔出血为什么极易发生再出血？ ………… 75

66. 如何预防蛛网膜下腔出血后脑血管痉挛和再出血？ … 76

67. 脑卒中的主要病因是什么？ …………………… 76

68. 脑卒中的危险因素有哪些？ …………………… 76

69. 脑卒中的诱发因素有哪些？ …………………… 76

70. 出血性脑卒中的危险因素有哪些？ ……………… 77

71. 缺血性脑卒中的危险因素有哪些？ ……………… 77

72. 为什么脑动脉硬化是引起脑卒中的重要因素？ …… 77

73. 为什么说高血压是引起脑卒中的主要危险因素？ … 77

74. 血压不高的人为什么也可能发生脑卒中？ ………… 78

75. 为什么血压过低也能引起脑卒中？ ……………… 78

76. 心脏病患者为什么易发生脑卒中？ ……………… 78

77. 糖尿病患者为什么易发生脑卒中？ ……………… 78

78. 高脂血症患者为什么易发生脑卒中？ …………… 79

79. 颈椎病患者为什么易发生脑卒中？ ……………… 79

80. 吸烟与脑卒中有关系吗？ …………………… 79

81. 饮酒与脑卒中有关系吗？ …………………… 79

82. 为什么气候变化能引起脑卒中？ ……………… 80

☆ ☆ ☆ ☆

83. 为什么不良情绪能诱发脑卒中？ …………………………… 80

84. 为什么用力过猛能诱发脑卒中？ …………………………… 80

85. 为什么过劳会诱发脑卒中？ ………………………………… 80

86. 引起动脉粥样硬化的主要因素有哪些？ …………………… 81

87. 短暂性脑缺血发作的病因是什么？ ………………………… 81

88. 脑梗死的主要病因有哪些？ ………………………………… 81

89. 动脉粥样硬化血栓形成性脑梗死的主要病因有
哪些？ ………………………………………………………… 81

90. 腔隙性脑梗死的主要病因有哪些？ ………………………… 81

91. 分水岭脑梗死的病因是什么？ ……………………………… 82

92. 引起栓塞性脑梗死常见栓子有哪些？ ……………………… 82

93. 脑出血常见的病因有哪些？ ………………………………… 82

94. 引起高血压病的主要因素有哪些？ ………………………… 82

95. 为什么脑动静脉畸形是年轻人出血性脑卒中的
主要病因？ …………………………………………………… 82

96. 蛛网膜下隙出血常见的病因有哪些？ ……………………… 82

97. 意识障碍分几类？ …………………………………………… 83

98. 嗜睡、昏睡、浅昏迷、中昏迷、深昏迷定义是
什么？ ………………………………………………………… 83

99. 怎样判断脑卒中患者的意识？ ……………………………… 83

100. 瞳孔检查包括哪些内容？正常的瞳孔是怎样的？
如何检查瞳孔？ …………………………………………… 84

101. 瞳孔的异常情况提示什么？ ……………………………… 84

102. 脑卒中常见的静脉用降压药有哪些？ …………………… 84

103. 脑卒中患者出现发热的常见原因、表现及处理方法
是什么？ ……………………………………………………85

104. 脑卒中急性期为何常见血糖升高？如何处理？ ………… 85

105. 脑卒中患者为什么会出现颅内压增高？ ………………… 85

106. 脑卒中患者何时最易发生颅内压增高？ ………………… 86

107. 哪些症状提示发生颅内压增高？ ………………………… 86

108. 颅内压的正常值是多少？ ………………………………… 86

☆ ☆ ☆ ☆

109. 颅内压增高应采取哪些护理措施、如何处理? …… 86

110. 脑疝的定义、临床表现、紧急处理方法是什么? … 86

111. 肌张力、肌力、偏瘫的定义分别是什么? ………… 87

112. 脑卒中患者为什么需尽早进行肢体功能锻炼? … 87

113. 肢体功能锻炼有什么基本原则? ……………… 88

114. 什么是吞咽困难? 脑卒中患者发生吞咽困难的病因
是什么? ……………………………………… 88

115. 球麻痹、真性球麻痹、假性球麻痹的定义分别是
什么? ………………………………………… 88

116. 如何进行洼田饮水试验? ………………………… 89

117. 如何判断脑卒中患者的口舌歪斜? …………… 89

118. 脑卒中后吞咽困难患者如何进行食物选择和姿势
选择? 进食后姿势如何? ………………………… 89

119. 误吸的定义、脑卒中患者进食时哪些症状说明是
误吸? ………………………………………… 90

120. 什么是吸入性肺炎? …………………………… 90

121. 脑卒中患者出现误吸,甚至窒息如何处理? …… 90

122. 失语症、表达性失语、感觉性失语、传导性失语、
命名性失语、完全性失语的定义是什么? ……… 91

123. 何症状提示脑卒中患者下肢深静脉血栓形成? 高危
人群有哪些? …………………………………… 92

124. 何谓"Homans 征阳性"? ………………………… 92

125. "疼痛尺评分"的方法是怎样的? ………………… 92

126. 什么是脑卒中"三偏征"? "三偏征"患者有何
安全隐患? …………………………………… 93

127. 脑卒中引起的头痛有几类? …………………… 93

128. 什么是脑卒中后继发性癫痫? ………………… 93

129. 哪些脑卒中患者易发生继发性癫痫? 癫痫发作时的
应急预案是怎样的? …………………………… 93

130. 什么是血管性痴呆? …………………………… 94

131. 如何评估脑卒中患者有无认知障碍? ………… 94

☆ ☆ ☆ ☆

132. 什么是脑卒中后抑郁？如何判断脑卒中患者出现
抑郁状态？ ……………………………………………… 94

133. 什么是卒中单元？ …………………………………… 95

134. 什么是脑血管介入治疗？术前准备、术后观察要点
分别是什么？ …………………………………………… 95

135. 静脉溶栓的时间窗是多久？静脉溶栓的适应证、
禁忌证有哪些？ ………………………………………… 96

136. 静脉溶栓治疗前完善检查？常见溶栓药物有
哪些？ …………………………………………………… 97

137. 什么是 rt-PA？其使用方法是怎样的？ ……………… 97

138. 静脉溶栓患者的观察重点、监护和处理分别是
什么？ …………………………………………………… 97

139. 脑卒中康复的定义，开始康复的时间？一级、
二级、三级康复分别是什么？ ………………………… 98

140. 脑卒中的功能障碍主要包括什么？康复训练的强度
应考虑什么？ …………………………………………… 99

141. 脑卒中会复发吗？为什么要特别强调脑卒中的
预防？ …………………………………………………… 99

142. 脑卒中的危险因素有哪些？一级、二级、三级预防
分别是什么？ ………………………………………… 100

143. 脑卒中急性期需要做哪些实验室检查？ …………… 100

144. 脑卒中患者为什么要常规检查心电图、胸部 X 线
检查？ ………………………………………………… 101

145. 脑卒中患者的脑电图有何改变？ …………………… 101

146. 肌电图有何临床意义？ ……………………………… 101

147. 什么是脑电地形图？脑电地形图对脑卒中诊断有
何价值？ ……………………………………………… 101

148. 什么是经颅多普勒超声检查？ ……………………… 102

149. CT 检查的定义、脑 CT 检查对脑卒中诊断有何
意义？ ………………………………………………… 102

150. 磁共振的原理是什么？磁共振成像检查对脑卒中

诊断有何意义？如何判断？………………………… 102

151. 脑卒中患者为什么要做腰穿检查？护理应注意
什么？……………………………………………… 103

152. 脑脊液压力正常值、颅内压增高值及低颅压值是
多少？……………………………………………… 104

153. 腰椎穿刺术时若需了解椎管内有无梗阻可做什么
试验？……………………………………………… 104

154. 什么是数字减影血管造影？为什么说该检查是诊断
脑卒中的金标准？………………………………… 104

155. 数字减影血管造影前、后的护理要点是什么？… 105

第4章　血液及风湿科 49 问 …………………………… **108**

1. 血液系统疾病分为哪几类？常见体征有哪些？… 108

2. 贫血按病因与发病机制分哪几类？按血红蛋白浓度和
红细胞形态如何分类？…………………………… 108

3. 贫血的临床表现有哪些？缺铁性贫血的临床表现有
哪些？……………………………………………… 109

4. 什么是出血性疾病？常见的出血性疾病都有哪些？ 110

5. 过敏性紫癜、特发性血小板减少性紫癜、白血病的
定义分别是什么？………………………………… 110

6. 白血病按病程和白细胞的成熟程度分为几类？… 110

7. 急性白血病的临床表现和治疗原则是什么？……111

8. 治疗白血病诱导缓解期常用的联合化疗方案是
什么？……………………………………………111

9. 急性白血病常见的护理诊断 / 问题有哪些？……111

10. 白血病化疗时应注意什么？发疱性化疗药物外渗怎么
处理？……………………………………………… 111

11. 急性白血病患者化疗后饮食上应该注意什么？… 112

12. 急性白血病的治疗要点是什么？老年急性白血病
如何治疗？………………………………………… 112

13. 中枢神经系统白血病如何防治？ ……………… 113

14. 慢性粒细胞白血病、多发性骨髓瘤（MM）的临床

表现是什么？ …………………………………………… 113

15. 多发性骨髓瘤的定义、病因与发病机制分别是
什么？ ……………………………………………… 114

16. 多发性骨髓瘤一般分为哪几型？护理措施是
什么？ ……………………………………………… 115

17. 多发性骨髓瘤的免疫球蛋白分型？实验室检查及
健康指导分别是什么？ …………………………… 116

18. 什么是淋巴瘤？临床表现是什么？ …………… 117

19. 淋巴瘤的病理分类是什么？ …………………… 117

20. 外周中心静脉导管（PICC）定义是什么？PICC导管
如何维护？ ………………………………………… 117

21. 外周穿刺中心静脉导管的适应证是什么？ ……… 118

22. 完全植入式静脉输液港的定义、禁忌证、术后观察、
注意事项、健康教育分别有哪些？ ……………… 118

23. 干细胞移植的分类与适应证分别是什么 ……… 120

24. 造血干细胞移植（HSCT）的定义、分类是
什么？ ……………………………………………… 120

25. 造血干细胞移植（HSCT）后的并发症应如何
观察？ ……………………………………………… 121

26. 骨髓穿刺术如何定义？ …………………………… 121

27. 血小板计数的安全值是什么？ ………………… 121

28. 哪些药物可以引起血小板减少？ ……………… 122

29. 高白细胞血症的紧急处理是什么？ …………… 122

30. 化疗药物如何分类？化疗患者漱口液的选择与含漱
方法是什么？ ……………………………………… 122

31. 什么是维甲酸综合征？ …………………………… 123

32. 风湿病的分类、特点、常见症状分别是什么？ …… 123

33. 风湿病的主要临床表现、病情变化、身体评估分别
是什么？ …………………………………………… 124

34. 类风湿血管炎的定义、血液检查特点、健康指导及
心理护理分别是什么？ …………………………… 124

35. 类风湿关节炎的休息与卧位应该注意哪些？晨僵患者
   如何护理？ …………………………………………………… 125
36. 系统性红斑狼疮的定义及临床表现是什么？ ………… 126
37. 系统性红斑狼疮如何评价？ ………………………… 127
38. 系统性红斑狼疮的护理诊断、护理目标是什么？ … 127
39. 皮肤损害的护理评估、护理诊断是什么？ ………… 127
40. 皮肤损害的护理目标与评价是什么？ ……………… 128
41. 关节疼痛定义、护理诊断、护理目标及评价分别
   是什么？ ………………………………………………… 128
42. 强直性脊柱炎的病因与发病机制、病理改变、观察
   要点及饮食护理分别是什么？ ……………………… 129
43. 强直性脊柱炎关节检查方法、血液检查指标、非药物
   与药物治疗要点分别为何？ ………………………… 130
44. 强直性脊柱炎的影像学检查有哪些？ ……………… 131
45. 特发性炎症性肌病的分类、临床表现是什么？ …… 131
46. 诊断多发性肌炎（PM）/皮肌炎（DM）的要点是
   什么？ ………………………………………………… 131
47. 特发性炎症性肌病（IIM）的常用护理诊断/问题、
   健康指导、治疗要点是什么？ ……………………… 131
48. 特发性炎症性肌病皮肤完整性受损的护理措施是
   什么？ ………………………………………………… 132
49. 特发性炎症性肌病的疾病知识指导是什么？如何
   进行用药指导与病情监测？ ………………………… 133

第5章 心血管内科174问 ……………………………… 134
1. 何为心源性哮喘？心源性呼吸困难有哪几种
   表现？ ………………………………………………… 134
2. 心源性水肿的特点是什么？ ………………………… 134
3. 心源性呼吸困难患者24h输液总量应控制在多少？
   输液速度是多少？ …………………………………… 134
4. 急性心肌梗死与急性主动脉夹层的胸痛特点分别
   是什么？ ……………………………………………… 134

☆ ☆ ☆ ☆

5. 何为阿 - 斯综合征？ ……………………………… 135

6. 心源性晕厥的病因是什么？ ……………………… 135

7. 心力衰竭按发病缓急、发生的部位及生理功能是
如何分类的？ ……………………………………… 135

8. 心力衰竭的诱因有哪些？药物治疗有哪些？ …… 135

9. 哪种体液因子成为心力衰竭临床诊断、疗效判断和
预后的重要指标？ ………………………………… 135

10. 左心衰竭与右心衰竭的症状分别为何？ ……… 136

11. 6 分钟步行试验将心力衰竭划分为哪 3 个等级？ … 136

12. 洋地黄类药物中毒如何处理？ ………………… 136

13. 急性左心衰竭的临床表现？什么患者禁用吗啡？ … 136

14. 心律失常的分类是什么？ ……………………… 137

15. 窦性心律的心电图特点是什么？ ……………… 137

16. 窦性心动过速的病因是什么？临床表现是什么？
治疗手段有哪些？ ……………………………… 137

17. 窦性心动过缓的病因是什么？如何治疗？ …… 137

18. 窦性停搏的病因有哪些？症状有哪些？心电图特点
是什么？ ………………………………………… 138

19. 病态窦房结综合征的症状、病因、心电图特点分别
是什么？ ………………………………………… 138

20. 房性心律失常分类是什么？ …………………… 139

21. 房性期前收缩的临床表现、治疗措施分别有
哪些？ …………………………………………… 139

22. 房性期前收缩的心电图特点是什么？ ………… 139

23. 房性心动过速分类有哪些？ …………………… 139

24. 自律性房性心动过速病因是什么？临床表现有
哪些？ …………………………………………… 139

25. 自律性房性心动过速心电图的特点是什么？如何
治疗？ …………………………………………… 140

26. 紊乱性房性心动过速病因是什么？心电图特征有
哪些？如何治疗？ ……………………………… 140

☆ ☆ ☆ ☆

27. 心房扑动的病因有哪些？临床表现有哪些？心电图
   特点是什么？ …………………………………………… 140

28. 心房颤动（简称房颤）有哪些分类？临床表现有哪些？
   心电图特征是什么？ ……………………………… 141

29. 房室交界区性心律失常有哪些分类？ …………… 141

30. 阵发性室上性心动过速的病因有哪些？临床表现有
   哪些？心电图特征是什么？如何治疗？ ……… 142

31. 预激综合征临床表现有哪些？心电图特征是什么？
   如何治疗？ …………………………………………… 142

32. 心房颤动应如何治疗？ …………………………… 143

33. 房室结内折返性心动过速的临床表现有哪些？心电图
   特征是什么？如何治疗？ ………………………… 143

34. 室性期前收缩如何治疗？病因有哪些？室性心律失常
   的分类有哪些？ …………………………………… 144

35. 室性期前收缩的临床表现是什么？心电图特征是
   什么？ ………………………………………………… 144

36. 室性心动过速的病因有哪些？临床表现有哪些？心电图
   特点是什么？ ……………………………………… 145

37. 各种房室传导阻滞心电图特征是什么？ ……… 145

38. 尖端扭转型室性心动过速如何治疗？ ………… 146

39. 房室传导阻滞的病因、分类、临床表现、治疗分别
   是什么？ ……………………………………………… 146

40. 心脏性猝死的临床分期是什么？ ……………… 147

41. 二度Ⅰ型房室传导阻滞、二度Ⅱ型房室传导阻滞
   心电图特点有哪些？ ……………………………… 147

42. 心搏骤停、心脏性猝死分别是什么？区别是
   什么？ ………………………………………………… 147

43. 住院患者发生心搏骤停如何处理？心搏骤停的临床
   表现是什么？ ……………………………………… 148

44. 初级心肺复苏包括什么？高级心肺复苏定义是什么？
   包括什么？ …………………………………………… 148

☆ ☆ ☆ ☆

45. 脑复苏的主要措施包括什么？ …………………… 149

46. 胸外心脏按压的部位、按压深度和按压频率是
什么？ ……………………………………………… 149

47. 人工呼吸的频率是多少，按压与人工呼吸之比是
多少？ ……………………………………………… 149

48. 室颤的首选治疗方法是什么？ CPR 的首选药物是
什么？ ……………………………………………… 149

49. 心脏瓣膜病最常受累的部位是哪儿？ …………… 149

50. 二尖瓣狭窄最常见的病因是什么？临床表现是什么？
体征为何？ ………………………………………… 149

51. 二尖瓣狭窄的并发症、治疗方法分别有哪些？ …… 150

52. 二尖瓣狭窄患者血栓栓塞最常出现的部位是
哪儿？ ……………………………………………… 150

53. 二尖瓣关闭不全包括哪 4 个部分？ X 线检查结果
显示什么？诊断要点？心电图特点？如何治疗？ … 150

54. 风湿性二尖瓣狭窄的患者最常见的心律失常
什么？ ……………………………………………… 151

55. 中、重度二尖瓣狭窄导致左心房明显增大时，患者
X 线检查心影呈什么形态？ ……………………… 151

56. 二尖瓣狭窄的可靠检查方法是什么？诊断要点是什么？
症状、体征是什么？ ……………………………… 151

57. 主动脉瓣关闭不全 X 线检查结果如何？ ………… 152

58. 临床上常见的联合瓣膜病是什么？ ……………… 152

59. 主动脉瓣狭窄定义、临床表现、体征分别是
什么？ ……………………………………………… 152

60. 主动脉瓣关闭不全的治疗方法、临床表现、体征、
诊断要点分别是什么？ …………………………… 152

61. 主动脉瓣狭窄的诊断要点、治疗方法是什么？ …… 153

62. 心脏瓣膜病患者体温过高如何护理？ …………… 153

63. 针对心脏瓣膜病的潜在并发症——心力衰竭、栓塞，
分别应如何护理？ ………………………………… 154

64. 什么是冠心病？冠心病的分型？主要危险因素是
什么？……………………………………………… 154

65. 心绞痛分为哪几类？什么是稳定型心绞痛？……… 154

66. 稳定型心绞痛的临床表现、疼痛的性质、发作的
时间、发作时的体征是什么？…………………… 155

67. 稳定型心绞痛严重程度共分几级？分级标准（CCS）
如何？……………………………………………… 155

68. 稳定型心绞痛发作时如何治疗？舌下含服硝酸甘油的
起效时间是多久？………………………………… 155

69. 硝酸酯类药物的作用是什么？…………………… 156

70. 稳定型心绞痛缓解期如何治疗？………………… 156

71. 服用阿司匹林后的不良反应是什么？…………… 156

72. 常见的调血脂药物、β受体阻滞剂及其作用是什么？ 156

73. ACEI 的常见不良反应有哪些？………………… 157

74. 常用的钙通道阻滞剂有哪些？…………………… 157

75. 稳定型心绞痛非药物治疗方法是什么？………… 157

76. 心绞痛患者的运动强度是多少？………………… 157

77. 不稳定型心绞痛与稳定型心绞痛的差别是什么？… 157

78. 不稳定型心绞痛的临床表现、治疗要点有哪些？… 157

79. 何种原因可出现继发性不稳定型心绞痛？……… 158

80. 不稳定型心绞痛的临床诊断分几组？每组心电图
特征是什么？……………………………………… 158

81. 心绞痛患者应给予的护理措施是什么？………… 158

82. 心绞痛患者怎么制订活动计划？………………… 158

83. 心绞痛患者护理诊断、健康指导有哪几方面？… 158

84. 什么是心肌梗死？急性心肌梗死的临床表现有
哪些？……………………………………………… 158

85. 心肌梗死的症状、并发症有哪些？患者应做哪些
检查？心电图有什么改变？……………………… 159

86. 心肌梗死患者实验室检查包括哪些项目？……… 159

87. 血清心肌坏死标志物包含哪些项目？…………… 160

88. AMI 的诊断标准是什么？ …………………… 160

89. 心肌梗死的一般治疗包括哪些？治疗原则包括
哪 7 条？ …………………………………………… 160

90. 心肌梗死发生后如何应用溶栓药物阿司匹林？ …… 160

91. 解除心肌梗死疼痛的药物有哪些？最有效的疗法
是什么？ ……………………………………………… 160

92. 再灌注心肌最佳时间是发病后多久？有哪 3 种
方法？ ………………………………………………… 160

93. 溶栓疗法适应证、禁忌证分别是什么？接诊后多长
时间进行溶栓？溶栓药物有哪些？ ………………… 161

94. 主动脉 - 冠状动脉旁路移植术最佳时间段是
什么？ ………………………………………………… 161

95. 心肌梗死并发心律失常有哪 5 种类型？ ………… 161

96. 室性期前收缩或室性心动过速应用哪种抗心律
失常药物？ …………………………………………… 161

97. 发生心室颤动或持续多形性室性心动过速时的治疗
方法是什么？ ………………………………………… 161

98. 发生缓慢性心律失常的治疗药物是什么？ ………… 162

99. 二度或三度房室传导阻滞伴有血流动力学障碍的
治疗方法是什么？ …………………………………… 162

100. 发生室上性快速心律失常，药物治疗不能控制时
的治疗方法是什么？ ………………………………… 162

101. 心肌梗死并发休克的治疗方法是什么？ ………… 162

102. 心肌梗死并发心力衰竭时应用的治疗方法是
什么？ ………………………………………………… 162

103. 心肌梗死发生后 24h 内不宜用哪种药物？ ……… 162

104. 右心室梗死的患者应慎用哪类药物？ …………… 162

105. 心肌梗死抗凝疗法常用的抗凝药物有哪些？ …… 163

106. 心肌梗死的抗凝疗法是什么？ …………………… 163

107. β 受体阻滞剂最适用于哪种类型的心肌梗死？ …… 163

108. 极化液疗法的作用是什么？ ……………………… 163

109. 心肌梗死发生后询问病史内容包括哪些? ……… 163

110. 对心肌梗死患者进行身体评估包括哪 3 项? ……… 163

111. 下壁心肌梗死者应在常规 12 导联基础上加做哪种
导联心电图? ………………………………… 164

112. 心肌梗死的常用护理诊断是什么? 胸痛时的护理
措施是什么? ………………………………… 164

113. 患者心肌梗死发病后多长时间应绝对卧床休息? … 164

114. 心肌梗死镇痛治疗时应用吗啡或哌替啶的注意
事项是什么? ………………………………… 164

115. 心肌梗死治疗中给予硝酸酯类药物时收缩压控制
在多少? ……………………………………… 164

116. 判断溶栓是否成功的指标有哪 4 项? 哪两项是
重点? ………………………………………… 164

117. 心肌梗死患者最易并发的心力衰竭是哪种? ……… 165

118. 冠心病二级预防 ABCDE 原则, ABCDE 分别代表
什么? ………………………………………… 165

119. 急性心肌梗死患者的预后如何? ……………… 165

120. 肾脏的并发症包括什么? ……………………… 165

121. 影响原发性高血压的因素是什么? …………… 165

122. 高血压发病机制主要体现在哪几个环节? 遗传方式
如何? ………………………………………… 165

123. 高血压的心血管危险因素包括什么? ………… 166

124. 原发性高血压导致受损的靶器官有哪些? ……… 166

125. 心脏并发症包括哪些? ………………………… 166

126. 高血压急症包括什么? 高血压其他并发症包括
哪些? ………………………………………… 166

127. 根据血压升高水平分几级? …………………… 166

128. 高血压的非药物治疗包括哪些? ……………… 166

129. 高血压患者心血管风险水平分几层? ………… 167

130. 降压药分为几类? 降压药适用范围有哪些? …… 167

131. 应用降压药物的原则是什么? 高血压急症常用的

☆ ☆ ☆ ☆

降压药物有哪些? ……………………………… 167

132. 原发性高血压常见护理诊断 / 问题有哪些? ……… 167

133. 高血压的定义、原发性高血压治疗目的、原发性
高血压最严重的并发症是什么? ……………… 168

134. 高血压发病机制中占主导地位的是什么? ……… 168

135. 高血压患者的钠盐摄入量是多少? …………… 168

136. 什么是病毒性心肌炎? 病毒性心肌炎临床表现是
什么? 病毒性心肌炎分哪 2 种? ……………… 168

137. 病毒性心肌炎血清柯萨奇病毒 IgM 抗体滴度如何
变化? ……………………………………… 168

138. 引起心肌炎常见病毒有哪些? 典型病变有
哪些? ……………………………………… 168

139. 病毒性心肌炎的治疗要点有哪些? 急性期治疗关键
是什么? 潜在并发症有哪些? ………………… 169

140. 心肌病的定义、健康指导、分类分别是什么? … 169

141. 扩张型心肌病定义、临床表现、主要体征分别
是什么? …………………………………… 169

142. 肥厚型心肌病临床表现、潜在并发症分别是
什么? ……………………………………… 170

143. 感染性心内膜炎周围体征是什么? …………… 170

144. 感染性心内膜炎定义、最常见受累部位、常见病
原体分别包括什么? ……………………… 170

145. 感染性心内膜炎发病与何因素有关? ………… 170

146. 感染性心内膜炎临床表现、并发症、最重要诊断
方法分别是什么? ………………………… 170

147. 感染性心内膜炎主要诊断标准、最基本的检查方法、
首选药物是什么? ………………………… 171

148. 急性心脏压塞表现是什么? ………………… 171

149. 缩窄性心包炎的常见症状是什么? …………… 171

150. 心包疾病分型、护理措施分别是什么? ……… 171

151. 心包穿刺术的配合与护理是什么? …………… 171

152. 纤维蛋白性心包炎的主要症状、典型体征是
什么？ …………………………………………… 172

153. 渗出性心包炎最突出的症状是什么？ ………… 172

154. 起搏器组成、适应证分别是什么？心脏起搏器的
益处有哪些？ …………………………………… 172

155. 起搏器术后如何锻炼、术后护理分别是什么？ … 173

156. 起搏器的功能及种类有哪些？工作原理是
什么？ …………………………………………… 173

157. 心导管检查的定义、适应证、禁忌证分别是什么？ 174

158. 心导管检查的术前准备、术后护理是什么？ …… 174

159. 射频导管消融术的适应证、禁忌证分别有哪些？
术后护理、术后注意事项是什么？ …………… 174

160. 心脏电复律定义、适应证、禁忌证分别是
什么？ …………………………………………… 176

161. 直流电非同步电除颤、直流电同步电复律分别适用于
什么？ …………………………………………… 176

162. 电复律前、电复律后护理分别是什么？ ……… 176

163. 主动脉内球囊反搏术疗效满意的临床表现是
什么？ …………………………………………… 177

164. 主动脉内球囊反搏术后若出现主动脉破裂如何
处理？ …………………………………………… 177

165. 什么是经皮穿刺球囊二尖瓣成形术？适应证和
禁忌证是什么？ ………………………………… 177

166. 经皮穿刺球囊二尖瓣成形术的方法？介入指征是
什么？ …………………………………………… 177

167. 经皮穿刺球囊肺动脉瓣成形术是治疗什么病的首选
治疗方法？ ……………………………………… 178

168. 冠状动脉造影术的意义、适应证分别是什么？ … 178

169. 如何评定冠状动脉狭窄的程度？ ……………… 178

170. 经皮冠状动脉介入治疗的定义、适应证、术前护理、
术后护理分别是什么？ ………………………… 179

☆ ☆ ☆ ☆

171. 如何做血管通畅（ALLen）试验？ …………………… 180

172. PCI 穿刺血管损伤的并发症有哪些？ …………………… 180

173. 先天性心血管病治疗包括哪 3 种方法？ ……………… 180

174. 先天性心血管病手术后如何护理？ …………………… 180

第6章 乳腺肿瘤科 18 问 ……………………………………… 181

1. 乳房的组织结构是怎样的？ ………………………… 181

2. 乳头溢液如何分类？ …………………………………… 181

3. 乳腺癌早期、中晚期临床表现分别是什么？ ………… 181

4. 紫杉醇类药物过敏反应的表现是什么？应怎样处理？
   如何进行过敏反应的预处理？ ……………………… 181

5. 何谓内分泌治疗？哪些患者适合内分泌治疗？服用
   内分泌药物治疗期间有何注意事项？ ……………… 182

6. 他莫昔芬（三苯氧胺）怎样服用？有何不良
   反应？ ………………………………………………… 183

7. 乳腺癌靶向治疗的常用药物有哪些？乳腺癌钼靶所见
   主要有哪些？ ………………………………………… 183

8. 乳腺癌疼痛的原因有哪些？如何自我护理？适合哪些
   运动？如何预防骨质疏松？ ………………………… 184

9. 与乳腺生理变化有关的内分泌激素有哪些？ ……… 185

10. 乳腺体检重点部位是哪些？乳腺增生性病变包括
    哪些？ ……………………………………………… 185

11. 哪些情形属于乳腺癌前病变？导致乳腺癌的因素有
    哪些？ ……………………………………………… 186

12. 哪些男性易患"男性乳腺肥大症"？ ……………… 186

13. 什么是新辅助化疗？ ……………………………… 186

14. PICC 适应证、并发症、生活指导及注意事项有
    哪些？ ……………………………………………… 186

15. 药物外渗与药物渗出的区别、相关的危险因素有
    哪些？ ……………………………………………… 187

16. 常用高渗药物、发疱剂、刺激性药物有哪些？ …… 188

17. 化疗给药方法和途径有哪些？ …………………… 188

☆ ☆ ☆ ☆

18. 化疗药物外渗的临床表现根据症状和体征分为哪 3 期?
出现外渗时如何处理? ·································· 188

第 7 章　胃肠肿瘤科 14 问 ······························ 190

1. 胃癌的病因、转移途径、大体分型、组织学分型、
组织学分级、综合治疗及临床表现有哪些? ········ 190

2. 胃癌临床治疗原则、护理要点、护理措施有
哪些? ·································· 191

3. 肠癌的常见病因、分型、组织学分类、好发的部位
有哪些? ·································· 192

4. 结肠癌、直肠癌的治疗原则、临床表现有哪些? ··· 192

5. 肠癌护理要点、护理措施有哪些? ·············· 193

6. 肠镜检查须知有哪些? ······················ 194

7. 什么是疼痛、癌性疼痛、爆发痛? ·············· 194

8. 何谓规范化疼痛管理? 遵循什么原则? ·········· 195

9. 疼痛评估内容、遵循原则是什么? 疼痛程度、数字
评分量表（NRS）分级方法都有哪些? ············ 195

10. 口服镇痛药有哪些好处? 口服缓释镇痛药有何
注意事项? ·································· 195

11. 阿片类镇痛药的常见不良反应及护理有哪些?
患者疼痛的护理措施有哪些? ·················· 196

12. 癌痛的三阶梯给药法及其目的是什么? 应用镇痛药物
的 5 个要点是什么? ·························· 197

13. 胃癌术前、术后常用化疗方案分别有哪些? 转移性或
局部晚期胃癌化疗方案有哪些? ················ 198

14. 如何做好腹水患者的护理? ·················· 198

第 8 章　肺部肿瘤科 24 问 ······························ 200

1. 肺癌的病因、播散转移途径、首发症状包括哪几种? 200

2. 肺癌按肿瘤发生部位及组织病理学如何分型? ··· 200

3. 肺癌病情发展到一定程度时, 常出现哪些症状? ··· 200

4. 中央型肺癌常见症状是什么? 肺癌胸痛的表现是
什么? ·································· 201

☆ ☆ ☆ ☆

5. 肺癌发热常见于哪种热型？早、晚期的发病原因是
　　什么？　…………………………………………………　201

6. 肺癌引起气促的原因是什么？肺癌侵犯周围组织器官
　　有哪些临床表现？　………………………………………　201

7. 肺癌的远处转移有哪些？肺癌的肺外表现有哪些？ …　201

8. 肺癌癌肿远处转移的体征表现是什么？　……………　202

9. 肺癌库欣综合征、稀释性低钠血症、神经肌肉综合征
　　的表现分别是什么？　……………………………………　202

10. 肺癌异位甲状旁腺分泌引起高血钙有哪些表现？
　　低血磷见于肺癌哪种分型？　……………………………　202

11. 上腔静脉综合征的临床表现有哪些？根据梗阻部位
　　不同临床分型是什么？　…………………………………　202

12. 肺癌的检查及影像检查包括哪些？肺癌的治疗有几种？
　　放疗包括哪几种？　………………………………………　203

13. 放射性肺炎、食管炎的护理分别有哪些？　…………　203

14. 化疗的给药方法有哪些？什么是化疗方案和周期？
　　有什么不良反应？化疗前应该注意哪些事项？　……　204

15. 如何减轻化疗导致的恶心、呕吐？化疗后出现腹泻
　　该怎么办？出现便秘怎么办？　………………………　205

16. 患者出现白细胞减少、血小板减少分别应该注意
　　什么？　…………………………………………………　205

17. 化疗药物对口腔有什么影响？如何减轻口腔溃疡
　　的疼痛？　………………………………………………　206

18. 化疗药物对皮肤有哪些影响？化疗药物对骨髓的影响
　　有哪些？　………………………………………………　207

19. 化疗期间使用升血药物会出现哪些反应？　…………　208

20. 化疗后出现神经毒性反应怎么办？　……………………　208

21. 化疗期间为什么要多饮水？如何缓解化疗引起的
　　进食不足？　……………………………………………　208

22. 营养不良常见症状及解决方法有哪些？什么是软食、
　　流质饮食？　……………………………………………　209

23. 哪些食物可能含有致癌因素? …………………………… 210

24. 顺铂、卡铂、奥沙利铂、多西他赛、紫杉醇、培美
曲塞、吉西他滨等化疗药物的注意事项及不良反应
分别是什么? …………………………………………… 210

第9章　肿瘤放射治疗科 16 问 ………………………………… 213

1. 何为临终关怀护理? 包括哪几期? 临床表现有哪些? 213

2. 临终患者肌肉张力丧失、循环功能减退、胃肠道蠕动
减弱、呼吸功能减弱、知觉改变、意识改变、疼痛
评估要点分别有哪些? ………………………………… 213

3. 临终患者如何改善呼吸功能、减轻疼痛、舒适体位、
皮肤护理、口腔护理及饮食护理? …………………… 214

4. 肿瘤患者焦虑、恐惧、绝望、疲乏的护理措施有
哪些? …………………………………………………… 216

5. 临终患者治疗要点及其家属的护理要点是什么? …… 217

6. 放疗皮肤如何护理? 出现反应后如何护理? ……… 217

7. 放疗患者全身反应、造血系统反应、口咽黏膜反应的
护理要点是什么? ……………………………………… 218

8. 为提高放疗的敏感性及预防感染,应如何保持照射
部位的清洁? …………………………………………… 219

9. 如何防治或减轻放射性张口困难及其护理? ……… 219

10. 喉癌患者放疗后注意事项是什么? ………………… 219

11. 胸部肿瘤放疗常见并发症是什么? 放射性肺损伤的
护理有哪些? …………………………………………… 219

12. 哪些部位的放疗会发生放射性食管黏膜反应? 临床
表现有哪些? …………………………………………… 220

13. 泌尿系统肿瘤放疗的临床表现及护理要点有哪些? 220

14. 胃、肠等腹部肿瘤放疗的护理要点有哪些? ……… 220

15. 肿瘤患者常见发热类型有哪些? …………………… 221

16. 使用抗癌药物的注意点有哪些? …………………… 221

第10章　消化科 59 问 ………………………………………… 222

1. 肝硬化的定义、病因、早期症状、肝硬化失代偿期、治疗

☆ ☆ ☆ ☆

措施、并发症是什么？ …………………………………… 222

2. 肝硬化腹水形成的原因、引流腹水的护理、用药指导分别
   是什么？ …………………………………………………… 223

3. 蜘蛛痣好发部位是什么？ ……………………………… 223

4. 肝硬化是否有传染性？肝硬化患者活动与休息的指导、
   用药指导与病情观察是什么？ …………………………… 223

5. 甲胎蛋白（AFP）诊断肝细胞癌的标准是什么？ …… 224

6. 肝硬化患者多久复查一次？应该复查哪些项目？
   肝硬化腹水患者应取什么卧位？ ………………………… 224

7. 肝硬化引起上消化道出血的主要原因是什么？患者呕血
   该如何处理？ ……………………………………………… 224

8. 肝硬化患者吃什么好？每日摄入多少盐量？含钠高的
   食物有哪些？ ……………………………………………… 225

9. 非酒精性脂肪肝的定义、发病年龄段、易感因素及
   临床表现分别是什么？血清学检查什么？饮食上
   注意什么？运动及时间是什么？定期监测时间及
   内容是什么？ ……………………………………………… 225

10. 脂肪性肝病的饮食护理及健康教育指导是什么？ … 226

11. 原发性肝癌的定义、病因、症状、体征、并发症
    有哪些？ …………………………………………………… 226

12. 原发性肝癌按体型分型、首发症状，根治方法、普查
    常用的检测指标分别是什么？ …………………………… 227

13. 我国诱发原发性肝癌最主要的疾病是什么？ ……… 227

14. 原发性肝癌的疼痛、全身症状，肝大、征象的特点、
    好发年龄、肝性脑病的临床表现分别是什么？ ……… 227

15. 机体清除氨的主要途径是什么？ …………………… 227

16. 昏迷前期、昏睡期的临床表现分别是什么？ ……… 228

17. 肝性脑病的定义、临床表现分期、诱因、治疗要点
    分别是什么？ ……………………………………………… 228

18. 肝性脑病营养失调与什么有关？蛋白质摄入的原则
    是什么？ …………………………………………………… 228

☆ ☆ ☆ ☆

19. 发生肝性脑病时，如何去除和避免诱发因素？如何
　　护理肝性脑病昏迷患者？ …………………………… 229
20. 上消化道出血的定义、特征性表现？血红蛋白低于
　　多少克应该输血？ ………………………………………… 229
21. 上消化道出血的患者体温情况如何？化验指标有哪些？
　　病因诊断的首选检查方法是什么？ ………………… 229
22. 上消化道出血的治疗要点及护理措施有哪些？ …… 229
23. 如何判断上消化道再次出血？ ………………………… 231
24. 使用三腔两囊管期间，多长时间放松牵引？出血停止后
　　观察多少小时无出血可拔管？ ……………………… 231
25. 如何进行体液不足失水征象监测？ ………………… 231
26. 急性胰腺炎最常见的病因、症状是什么？好发人群
　　如何？ …………………………………………………… 231
27. 如何进行腹痛的监测？为什么不可使用吗啡镇痛？ … 232
28. 急性胰腺炎血清淀粉酶，尿淀粉酶，血清脂肪酶开始
　　上升的时间是什么？ …………………………………… 232
29. 急性胰腺炎禁食及胃肠减压目的是什么？肠鸣音
　　有何变化？ ……………………………………………… 232
30. 急性胰腺炎疼痛的特点是什么？缓解疼痛的体位方式
　　是什么？可用哪种镇痛药？ ………………………… 232
31. 急性胰腺炎诊断要点、治疗原则、生活指导、发热
　　程度及持续时间分别是什么？ ……………………… 233
32. 急性胰腺炎患者为什么要绝对卧床休息？引起胆源性
　　胰腺炎的因素？ ………………………………………… 233
33. 急性胰腺炎患者每日的基础补液量为多少？目的
　　是什么？怎样防治低血容量性休克？ ……………… 233
34. 胃炎的定义、分类是什么？不可以服用的药物有
　　哪些？ …………………………………………………… 233
35. 急性胃炎的临床表现、分类是什么？ ………………… 234
36. 慢性胃炎的分类如何？ ………………………………… 234
37. 食管反流定义、病因、发病机制、临床表现分别

是什么? ………………………………………… 234

38. 食管反流诊断方法、治疗目的、治疗要点、药物治疗
    作用、适应证分别是什么? …………………… 234

39. 质子泵抑制剂分类、适应证分别是什么? ………… 235

40. 食管反流的护理诊断、护理措施、饮食注意事项、
    体位、高峰发病年龄、减轻疼痛的方法、应避免的
    诱发因素分别是什么? ………………………… 235

41. 消化性溃疡的种类、病因、临床表现、并发症、治疗
    要点、治疗药物、腹痛特点分别有哪些? 确诊的首选
    检查方法是什么? ……………………………… 236

42. 十二指肠溃疡、胃溃疡的好发部位是哪里? 胃、
    十二指肠溃疡合并出血的好发部位是哪里? ……… 237

43. 消化性溃疡的发病机制中,所谓损伤因素主要是指
    什么? 最突出的临床症状是什么? …………… 237

44. 消化性溃疡疼痛的周期性是什么? 家族聚集现象发生
    原因是什么? …………………………………… 237

45. 溃疡病穿孔后,最早出现的体征是什么? 最有价值的
    体征是什么? …………………………………… 237

46. 治疗十二指肠溃疡最重要的方法是什么? ……… 237

47. 诊断消化性溃疡并发幽门梗阻最有价值的临床表现
    是什么? ………………………………………… 237

48. 幽门螺杆菌根治后复查的首选方法是什么? ……… 238

49. 治疗消化性溃疡疗效最好的抑酸药是什么? 如何饮食
    指导? …………………………………………… 238

50. 常用的抗酸药物有哪些? 有哪些注意事项? ……… 238

51. 胃癌好发部位、扩散方式分别是什么? 目前最可靠的
    诊断胃癌的手段是什么? ……………………… 238

52. 什么是目前唯一有可能根治胃癌的方法? 早期胃癌
    一般首选什么手术方法? ……………………… 238

53. 胃癌患者粪便隐血试验是什么? 血常规检查多数患者
    有什么表现? …………………………………… 239

54. 如果患者发生黑便或呕血常见于什么型胃癌？ …… 239

55. 早期胃癌 X 线钡剂检查可表现为什么？ ……… 239

56. 肠结核的定义、好发部位、肠结核和结核性腹膜炎病菌感染种类、途径分别是什么？ ……… 239

57. 结核性腹膜炎概述、并发症、治疗要点、病理分型、腹部指征、感染途径、临床表现分别是什么？ …… 239

58. 结核性腹膜炎的分型、临床表现、腹痛的护理、用药护理、心理护理分别是什么？ ……… 240

59. 溃疡性结肠炎常见的并发症、治疗原则、饮食指导、好发部位分别是什么？ ……… 240

第 11 章 肾内科 156 问 ……………………… 242

1. 腹膜透析的定义、原理、常见方式是什么？ …… 242

2. 腹膜透析液的成分、适应证、禁忌证、并发症、饮食要求、注意事项分别是什么？ ……… 242

3. 腹膜透析时透析液引流不畅的表现、常见原因、处理方法是什么？ ……… 243

4. 腹膜炎的定义、临床表现、处理方法是什么？ …… 244

5. 腹膜透析导管出口处感染和隧道感染常见原因、临床表现及处理方法如何？ ……… 244

6. 如何预防腹膜透析导管出口处感染和隧道感染？ … 245

7. 腹膜透析患者出现腹痛的常见原因有哪些？ …… 245

8. 急性肾损伤的定义、主要表现是什么？ ……… 245

9. 为何将急性肾衰竭改为急性肾损伤？ ……… 245

10. 广义及狭义急性肾损伤类型是什么？ ……… 245

11. 肾前性急性肾损伤及肾后性急性肾损伤的定义、病因是什么？ ………246

12. 肾性急性肾损伤的定义、常见类型是什么？ …… 246

13. 急性肾损伤发病机制是什么？ ……… 246

14. 急性肾损伤肾血流动力学改变机制是什么？ …… 246

15. 急性肾损伤肾小管上皮细胞损伤机制是什么？ … 247

16. 急性肾损伤炎症反应机制是什么？ ……… 247

☆ ☆ ☆ ☆

17. 典型的缺血性急性肾损伤病理改变是什么？ ……… 247

18. 肾毒性急性肾损伤形态学变化最明显的部位是
    哪儿？ …………………………………………………… 247

19. 急性肾损伤典型临床病程和临床表现分别是什么？
    全身表现有哪些？ ……………………………………… 247

20. 急性肾损伤诊断标准、治疗原则是什么？ ……… 248

21. 急性肾损伤水、电解质和酸碱平衡紊乱的表现
    有哪些？ …………………………………………………… 249

22. 为何高钾血症是急性肾小管坏死少尿期首位死因？ … 249

23. 急性肾损伤恢复期每日尿量及持续时间是什么？
    如何计算补液量？ ……………………………………… 249

24. 急性肾损伤患者易出现最严重的并发症是什么？
    最有效的治疗方法是什么？ ………………………… 249

25. 透析前如何紧急处理高钾血症？ ………………… 249

26. 如何预防急性肾损伤？ ……………………………… 250

27. 慢性肾衰竭定义、分期及根据是什么？发生机制
    及治疗原则是什么？ …………………………………… 250

28. 慢性肾衰竭患者一般最早出现什么症状？常见的死亡
    原因是什么？ …………………………………………… 251

29. 慢性肾衰竭患者为什么会发生高血压？为什么会发生
    贫血？ …………………………………………………… 251

30. 慢性肾衰竭患者应用必需氨基酸或 α-酮酸的优点
    是什么？ ………………………………………………… 251

31. 慢性肾衰竭患者首选的降压药物是什么？使用时注意
    事项是什么？ …………………………………………… 252

32. 如何纠正慢性肾衰竭患者代谢性酸中毒？ ……… 252

33. 慢性肾衰竭患者口服活性炭药物的作用是什么？ … 252

34. 慢性肾衰竭患者的饮食原则是什么？为什么要限制
    蛋白质的摄入？ ………………………………………… 252

35. 慢性肾衰竭患者为什么会发生皮肤瘙痒？怎样
    护理？ …………………………………………………… 252

36. 促红细胞生成素（EPO）使用注意事项是什么？ …… 253

37. 慢性肾衰竭对心血管系统的影响是什么？ ………… 253

38. 肾衰竭神经系统和肌肉的异常表现是什么？主要
    关注哪些血液化验结果？ ……………………… 254

39. 肾病综合征临床表现、病因与发病机制是什么？ … 254

40. 可明确肾小球病变的病理类型，指导治疗及判断预后
    的检查是什么？ ………………………………… 255

41. 儿童、青少年、中老年肾病综合征的常见病理类型
    和病因是什么？ ………………………………… 255

42. 肾病综合征大量蛋白尿的发生机制是什么？有何
    危害？ …………………………………………… 255

43. 肾病综合征最突出的体征和原因是什么？严重水肿
    可能出现什么症状？ …………………………… 255

44. 肾病综合征高脂血症指什么？ ………………… 256

45. 肾病综合征并发症是什么？ …………………… 256

46. 原发性肾病综合征患者治疗初期为什么不能过度
    利尿？ …………………………………………… 256

47. 肾病综合征患者单侧下肢水肿明显，我们应当特别
    注意什么？为什么？ …………………………… 256

48. 肾病综合征并发症之一血栓和栓塞的防治是什么？ … 256

49. 肾病综合征引起感染的因素有什么？易感部位
    有哪些？预防感染措施是什么？ ……………… 257

50. 肾病综合征确诊需要什么检测？如何留取24h
    尿蛋白定量检查？ ……………………………… 257

51. 肾病综合征并发症之一急性肾损伤的表现和发生机制
    是什么？ ………………………………………… 257

52. 肾病综合征怎样对症治疗？ …………………… 258

53. 肾病综合征的主要治疗方法是什么？ ………… 258

54. 糖皮质激素的作用及使用原则是什么？怎样指导
    患者用药？ ……………………………………… 258

55. 泼尼松的不良反应有哪些？ …………………… 258

56. 细胞毒药物作用是什么？ …………………………… 259

57. 糖皮质激素联合细胞毒药物的适应证是什么？ …… 259

58. 环磷酰胺的不良反应是什么？怎样预防出血性
膀胱炎？ ………………………………………… 259

59. 肾病综合征在什么条件下使用环孢素？服药期间
监测血药浓度，有哪些不良反应？ …………… 259

60. 怎样为肾病综合征患者进行饮食指导？ ………… 259

61. 蛋白尿的定义是什么？ ………………………… 260

62. 肾小球性蛋白尿和肾小管性蛋白尿怎样区别？ … 260

63. 慢性肾小球肾炎的定义、治疗原则和诊断依据
是什么？ ………………………………………… 260

64. 肾炎性水肿与肾病性水肿的区别是什么？ ……… 260

65. 慢性肾小球肾炎为什么会引起高血压？ ………… 260

66. 慢性肾炎患者避免肾损害因素的措施是什么？ … 261

67. 慢性肾炎患者应怎样给予饮食指导？ …………… 261

68. 慢性肾炎患者为什么不建议食用植物蛋白？ …… 261

69. 肾小球内"三高"指什么？有哪些危害？ ……… 261

70. 慢性肾炎长期大量蛋白尿会有哪些影响？ ……… 261

71. 控制慢性肾炎患者病情恶化的关键是什么？大量
使用利尿剂可导致哪些不适症状？ …………… 261

72. 如何判定肾炎有所好转？ ……………………… 262

73. 慢性肾炎患者尿液的检查结果如何？ …………… 262

74. 如何区别慢性肾小球肾炎与隐匿型肾小球肾炎？ … 262

75. 肾小球病变出现氮质血症的定义及症状是什么？
如何进行饮食指导？ …………………………… 262

76. 氨基糖苷类抗生素使用后的不良反应有什么？ … 262

77. 肾性高血压按病因可分为哪 2 类？ …………… 263

78. 肾实质性高血压是由哪些疾病引起的？ ………… 263

79. 肾性高血压按发生机制可分为哪 2 类？怎样做能
降低血压？ ……………………………………… 263

80. 肾性高血压为什么首选 ACEI 和 ARB 类降压药？

使用中注意什么？ ……………………………………… 263

81. 血钾升高后有什么表现？应怎样指导患者饮食？ … 263

82. 患者出现水肿，使用利尿剂时应注意什么问题？
水肿患者每天饮水量为多少？ ……………………… 264

83. 低钾血症、低钠血症的表现是什么？ ……………… 264

84. 低氯性碱中毒的表现是什么？ ……………………… 264

85. 确诊肾炎病理类型和病变程度最准确的检查是
什么？ ………………………………………………… 264

86. 肾穿刺活检检查注意事项是什么？ ………………… 264

87. 急进性肾小球肾炎的临床特点、病理改变特征、免疫
病理分型是什么？ …………………………………… 265

88. 急进性肾小球肾炎免疫学检查是什么？ …………… 265

89. 急进性肾小球肾炎的前驱表现是什么？好发人群
是什么？ ……………………………………………… 265

90. 急进性肾小球肾炎与急性肾炎的区别是什么？ …… 265

91. 什么是血浆置换疗法？ ……………………………… 265

92. 急进性肾小球肾炎强化治疗有哪些？如何进行
活动指导？ …………………………………………… 266

93. 急进性肾小球肾炎潜在并发症是什么？及时识别该
并发症的发生要监测什么？ ………………………… 266

94. 为了区分急性肾损伤，应该重点观察什么？ ……… 266

95. 急进性肾小球肾炎的病因及治疗是什么？ ………… 266

96. 急性肾小球肾炎定义、病因、首发症状及原因
是什么？ ……………………………………………… 267

97. 急性肾小球肾炎最常见于什么细菌感染？ ………… 267

98. 急性肾炎早期尿少的原因及尿液特点是什么？ …… 267

99. 急性肾小球肾炎的发病特点及护理要点是什么？ … 267

100. 急性肾小球肾炎为什么会出现高血压，如何
处理？ ………………………………………………… 268

101. 急性肾小球肾炎会引起肾功能异常吗？ …………… 268

102. 血清补体是急性肾小球肾炎的重要特征，它是怎样

　　　动态变化的？ ……………………………………… 268

103. 为什么急性肾小球肾炎患者的急性期要绝对卧床？
　　　何种情况可以无须卧床？ ……………………… 268

104. 使用利尿剂的患者应注意观察什么？ ………… 268

105. 高血压脑病会出现什么症状？ ………………… 269

106. 急性肾炎患者出院后可以从事体力劳动吗？ … 269

107. 什么是尿路刺激征？常见于哪些疾病？ ……… 269

108. 正常人每日尿量是多少？什么是多尿、少尿、无尿？
　　　分别见于哪些疾病？ …………………………… 269

109. 什么是血尿？常见疾病是什么？ ……………… 269

110. 尿液中含有血红蛋白的主要原因是什么？血红蛋
　　　白尿的颜色如何？常见疾病有哪些？ ………… 270

111. 乳糜尿的原因是什么？见于什么疾病？ ……… 270

112. 什么叫白细胞尿或脓尿？常见于哪些疾病？ … 270

113. 什么叫菌尿？见于哪些疾病？ ………………… 270

114. 什么是管型尿？由什么形成？分几种类型？ … 270

115. 白细胞管型、上皮细胞管型、红细胞管型、蜡样
　　　管型分别见于哪种疾病？ ……………………… 271

116. 什么是尿路感染？其发病机制、病因、最常见的
　　　致病菌、临床表现、好发部位是什么？ ……… 271

117. 单纯泌尿系感染每日饮水量、多饮水的目的是
　　　什么？ …………………………………………… 271

118. 尿路感染症状不典型患者主要根据什么做出诊断？ 272

119. 尿路感染尿细菌学检查的诊断标准是什么？ … 272

120. 尿标本留取注意事项是什么？ ………………… 272

121. 尿细菌学培养的标本留取应该注意哪些问题？ … 272

122. 下尿路感染的症状是什么？ …………………… 272

123. 什么叫导管相关性尿路感染？如何处理？ …… 272

124. 无症状细菌尿需要治疗吗？ …………………… 273

125. 膀胱刺激征和血尿明显者，口服碳酸氢钠片的作用
　　　是什么？使用磺胺类药物注意什么？ ………… 273

126. 明确急性肾盂肾炎的诊断依据是什么? …………… 273

127. 再发性尿路感染治疗疗程是多少? …………… 273

128. 糖尿病患者为何易发生泌尿系感染? 如何做好生活指导? …………… 273

129. 如何对尿路感染患者进行健康指导? …………… 273

130. 急性肾盂肾炎的易感因素是什么? 为什么女性易患尿路感染? …………… 274

131. 肾乳头坏死和肾周脓肿的区别是什么? …………… 274

132. 急性肾盂肾炎临床表现、治疗疗程是什么? …………… 274

133. 急性肾盂肾炎抗生素的使用时间如何? …………… 275

134. 急性肾盂肾炎腰痛明显时为何要卧床休息? …………… 275

135. 血液透析的定义、适应证、禁忌证是什么? …………… 275

136. 干体重是指什么? …………… 275

137. 患者皮肤瘙痒怎样护理? …………… 275

138. 血液透析装置主要包括哪些? …………… 276

139. 血液透析通路定义及分类是什么? …………… 276

140. 中心静脉留置导管的护理是什么? …………… 276

141. 动静脉内瘘成形术术前护理是什么? …………… 276

142. 动静脉内瘘成形术术后护理是什么? …………… 276

143. 动静脉内瘘成形术后如何进行早期功能锻炼? … 277

144. 如何进行动静脉内瘘的保护? …………… 277

145. 血液透析时最常用的抗凝血药物是什么? 为什么要加入抗凝血药物? …………… 277

146. 肝素的不良反应有哪些? …………… 277

147. 血液透析治疗的抗凝方法主要有什么? …………… 277

148. 血液透析过程常见并发症有哪些? …………… 278

149. 如何进行动静脉内瘘血管通路护理指导? …………… 278

150. 血液透析失衡综合征如何处理? 临床表现如何? …………… 278

151. 连续性血液净化的作用是什么? …………… 278

152. 血液透析过程中患者出冷汗、头晕、心悸的原因是什么? …………… 278

☆ ☆ ☆ ☆

153. 血液透析为什么会引起低血压? ……………… 279

154. 血液透析相关性低血压常见的诱因是什么? …… 279

155. 血液透析患者如何控制液体摄入? ………… 279

156. 血液透析相关性致热原反应如何处理? ……… 279

第 12 章　骨质疏松 18 问 …………………………… 280

1. 骨质疏松的病因、临床表现、诊断方法分别是
什么? ………………………………………… 280

2. 检查血钙正常,就不是骨质疏松吗? ………… 280

3. 日照补充维生素 D 的时间和方法有哪些? …… 280

4. 每天日照可以保证人体维生素 D 的生理需求吗? … 281

5. 高钙血症、低钙血症的症状分别有哪些? …… 281

6. 富含钙质的食物有哪些? 会造成骨质疏松的不良
习惯有哪些? ………………………………… 281

7. 女性为何更易发生骨质疏松? ………………… 281

8. 维生素 D 过多会有什么不良反应? …………… 281

9. 口服阿仑膦酸钠的注意事项有哪些? ………… 282

10. 补充钙片会引起结石吗? …………………… 282

11. 每日补充钙多少剂量合适? ………………… 282

12. 化验血钙低是否提示机体缺乏钙? ………… 282

13. 为什么男性骨质疏松症容易被忽略? ……… 282

14. 长期钙摄入不足为什么可以引起骨质疏松? … 283

15. 补钙等于治疗骨质疏松症吗? ……………… 283

16. 双膦酸盐对骨质疏松症有什么治疗作用? … 283

17. 降钙素对骨质疏松症有什么治疗作用? …… 283

18. 降钙素、双膦酸盐的副作用分别有哪些? … 283

第 13 章　核医学科 37 问 ………………………… 285

1. 放射性核素治疗的定义是什么? 半衰期是多少? … 285

2. 甲状腺癌的病理分型有哪 4 种? ……………… 285

3. 什么是分化型甲状腺癌及未分化甲状腺癌? … 285

4. 分化型甲状腺癌的治疗 "三部曲" 是什么? … 286

5. 什么是 ^{131}I 治疗及其原理? ………………… 286

☆ ☆　☆　☆

6. 为什么分化型甲状腺癌需要用 ^{131}I 治疗？ ………… 286

7. ^{131}I 治疗分化型甲状腺癌的适应证和禁忌证有
　哪些？ ……………………………………………… 287

8. ^{131}I 治疗前后为什么要低碘饮食？ ………………… 287

9. 准备做 ^{131}I 治疗的患者应该限制碘的摄入量在什么
　水平？ ……………………………………………… 287

10. 如何做好 ^{131}I 治疗前的宣教？治疗期间放射防护的
　　护理要点、治疗后不良反应的观察与护理、患者的
　　出院指导（防护等）有哪些？ ………………… 287

11. ^{131}I 治疗分化型甲状腺癌的营养及饮食指导是
　　什么？ …………………………………………… 289

12. 甲状腺激素替代疗法的重要作用及目的是什么？ … 290

13. 为什么长期服用甲状腺激素需要补钙、补钾？ …… 290

14. ^{131}I 治疗为什么要分"清甲"和"清灶"
　　两步走？ ………………………………………… 290

15. 如何判断清甲是否成功？ ……………………… 290

16. 甲状腺激素制剂在什么时间服用比较好？ ……… 291

17. 在服用甲状腺激素制剂的情况下，如何判断复发
　　和转移？ ………………………………………… 291

18. 血清 TSH 在 ^{131}I 治疗前进行测定有何意义？ ……… 291

19. 在服用甲状腺激素制剂的情况下，^{131}I 治疗后血清
　　TSH 应控制在什么水平？ …………………… 291

20. 如何确定 ^{131}I 的治疗剂量？ ……………………… 291

21. ^{131}I 治疗分化型甲状腺癌的疗效如何判断？ ……… 292

22. ^{131}I 治疗分化型甲状腺癌的随访是什么？ ………… 292

23. 甲亢危象的临床表现有哪些？如何紧急处理？ …… 292

24. 核医学主要应用在哪些方面？ ……………… 293

25. 全身骨核素显像、甲状腺显像、肾动态显像、核素
　　心肌灌注显像、唾液腺显像的目的分别是什么？ … 293

26. "看得见"的甲状旁腺功能亢进症的目的是
　　什么？ …………………………………………… 294

☆ ☆ ☆ ☆

27. 甲状腺功能亢进（甲亢）常规的治疗方法有
　　哪些？ ·· 294

28. 核医学放射性区域如何划分？ ·················· 295

29. 放射防护的基本原则是什么？基本方法有哪些？ ··· 295

30. 常用的放射防护用品有哪些？铅当量防护标准是
　　多少？ ·· 295

31. 核医学科查对制度有哪些？ ····················· 295

32. 什么是 ECT 检查及 ECT 检查的临床意义？ ······· 296

33. ECT 检查注意事项有哪些？ECT 骨显像检查、肾脏
　　检查、心肌血流灌注显像、甲状腺静态显像、甲状
　　旁腺显像、唾液腺静态显像的注意事项分别是
　　什么？ ·· 296

34. 钼锝发生器的原理是什么？ ····················· 297

35. 放射性核素锝 -99 淋洗后的原液是什么？常见的标记
　　药有哪些？ ·· 297

36. 出现大量放射性物质泄漏或污染失控的处理流程
　　是什么？ ·· 298

37. 核医学的放射性废物的种类及如何处理？ ········ 298

第 14 章　介入科 15 问 ······························· 300

1. 介入放射学的定义是什么？ ····················· 300

2. 肝癌介入治疗包括哪几种方法？ ················· 300

3. 什么样的患者适宜选择肝动脉化疗栓塞术（TACE）
　 治疗？ ··· 301

4. 行肝动脉化疗栓塞术（TACE）患者术后如何护理？ ··· 302

5. 介入术后患者发热的分类及特点是什么？ ········ 302

6. 介入术后患者发热如何处理？ ··················· 303

7. 肝癌行肝动脉化疗栓塞（TACE）术后疼痛的原因
　 是什么？ ··· 303

8. 梗阻性黄疸行胆道外引流术及胆道支架置入术后的疼痛
　 原因是什么？ ·· 304

9. 何种肝癌患者适合行微波消融术？术后如何

护理? …………………………………………………… 304

10. 放射性 ^{125}I 粒子植入治疗恶性肿瘤的原理是
什么? ……………………………………………… 305

11. 放射性 ^{125}I 粒子植入患者的居家防护应注意
什么? ……………………………………………… 305

12. 下肢动脉血管成形术后一般护理内容有哪些? …… 306

13. 食管支架置入患者出院后应该注意什么? ………… 306

14. 如何做好胆道梗阻行经皮肝穿胆道引流(PTCD)
患者的引流护理? ………………………………… 307

15. 如何做好胃空肠营养管患者的护理? …………… 308

第 1 章 ☆☆☆☆

呼吸科 112 问

1. 急性上呼吸道感染的定义及病因是什么?

（1）定义:急性上呼吸道感染是鼻腔、咽、喉急性炎症的总称。常见病原体为病毒,少数病原体由细菌感染引起。

（2）病因：急性上呼吸道感染有 70%～80% 由病毒引起。另有 20%～30% 的上呼吸道感染由细菌引起。

2. 急性气管支气管炎定义、病因、临床表现及治疗原则是什么?

（1）定义：急性气管支气管炎是气管 - 支气管黏膜的急性炎症性疾病。

（2）病因：①感染。病毒或细菌感染是本病的最常见原因。②理化因素:粉尘、过冷空气、刺激性气体等。③过敏反应。花粉、有机粉尘、真菌孢子、寄生虫等。

（3）临床表现

1）症状：主要症状为咳嗽、咳痰,或伴有喘息。①咳嗽：通常以晨间咳嗽、咳痰为主,睡眠时有阵咳或咳痰。②咳痰：为白色黏液和浆液泡沫样痰,偶见痰中带血。③喘息或气急：喘息明显者称为喘息性支气管炎。

2）体征：早期多无异常体征。急性发作期可在背部或双肺底听到干、湿啰音，如伴发哮喘可闻及广泛哮鸣音并伴呼气期延长。

　　3）并发症：阻塞性肺气肿、支气管肺炎、支气管扩张症等。

　　（4）治疗原则：①病因治疗；②对症治疗：止咳祛痰、平喘。

3.咳嗽的定义是什么？

　　咳嗽是人体保护性反射动作。通过咳嗽可将呼吸道内的病理性分泌物和外界进入呼吸道的异物排出。

4.胸部叩击的手法、时间及叩击要点是什么？

　　叩击者两手手指弯曲并拢，使掌侧呈杯状，以手腕力量，从肺底自下而上、由外向内、迅速而有节律地叩击胸壁，叩击时发出一种空而深的拍击音则表明叩击手法正确。每侧肺叶叩击 1～3min，每次叩击时间以 3～5min 为宜。叩击要点：叩击时避开乳房、心脏、骨突部位（如脊椎、肩胛骨、胸骨）及衣服拉链、纽扣等；叩击力量应适中，以患者不感到疼痛为宜，应安排在餐后 2h 至餐前 30min 完成。

5.体位引流的时间、频率分别是什么？

　　通常在餐前或餐后2h引流，每日 1～3 次，每次持续 15min 左右。

6.肺源性呼吸困难定义是什么？

　　指由呼吸系统疾病引起，患者主观感觉空气不足、呼吸费力，客观表现为呼吸费力，并有呼吸频率、深度及节律异常。

7.三凹征的部位在哪儿？

　　锁骨上窝、胸骨上窝、肋间隙。

8. 咯血量分几度?

(1) 痰中带血丝。

(2) 小量咯血:< 100ml/d。

(3) 中等量咯血:100 ~ 500ml/d。

(4) 大量咯血:一次咯血量> 300ml 或> 500ml/d。

9. 肺炎的定义是什么?

终末气道、肺泡和肺间质的炎症,可由多种病因引起,如感染、理化因素、免疫损伤。

10. 社区获得性肺炎的概念是什么?

社区获得性肺炎也称医院外获得性肺炎,指在医院外罹患的感染性肺实质炎症,包括入院后发病的有明确潜伏期的病原体感染性肺炎。

11. 肺炎疑有菌血症者采集血培养时的注意事项是什么?

①血样应尽可能地在使用抗生素前采集;②一般需多次采血,寒战及高热时采血2 ~ 3 次;③成人每次采血量应至少 10ml。

12. 支气管扩张的概念、主要症状、痰液性状及 X 线表现是什么?

(1) 概念:是由急慢性呼吸道感染和支气管堵塞后,反复发生支气管炎症,致使支气管壁结构破坏,引起的支气管异常和持续性扩张。

(2) 主要症状:①持续或反复咳嗽、咳(脓)痰;②咯血;③呼吸困难和喘息。

(3) 痰液性状:痰液静置后出现分层的特征,上层为泡沫,下悬脓性成分;中层为浑浊黏液;下层为坏死组织沉淀物。

（4）X 线表现：为显著的囊腔，腔内可存在气 - 液平面，纵切面可显示"双轨征"，横切面显示"环形阴影"。

13. 支气管扩张体位引流时的观察要点是什么？如何摆体位？

（1）观察要点：观察患者有无大汗、脉搏细弱、头晕、疲劳、面色苍白等表现，如心率超过 120 次 / 分，心律异常，高血压、低血压、眩晕或发绀，应立即停止引流并通知医师。

（2）体位：选择取决于分泌物潴留的部位和患者的耐受程度，原则上应抬高病灶部位的体位，使引流支气管开口向下，以利于分泌物随重力作用流入支气管和气管从而排出，首先引流上叶分泌物，然后是下叶。

14. 急性肺脓肿的主要病原体是什么？

急性肺脓肿的主要病原体是细菌，包括厌氧菌，需氧菌和兼性厌氧菌，常为上呼吸道和口腔内定植菌，其中厌氧菌感染占主要部分。

15. 肺脓肿分几种类型？主要临床表现是什么？

（1）类型：①吸入性肺脓肿；②继发性肺脓肿；③血源性肺脓肿。

（2）临床表现：发病急、畏寒，高热伴有咳嗽、咳痰，发病 10～14d 后咳出大量脓臭痰及坏死组织，每天量可达 300～500ml，呈黄绿色、脓性、带血性痰，可有咯血。

16. 支气管哮喘的定义、主要特征及好发季节是什么？

（1）定义：支气管哮喘是由多种细胞（如嗜酸性粒细胞、肥大细胞、T 淋巴细胞、中性粒细胞、气道上皮细胞等）和细胞组分参与的气道慢性炎症性疾病。伴有喘息、气短、胸闷、咳嗽等不适症状，常在夜间和清晨发作或加剧。

（2）主要特征：有气道慢性炎症，气道对多种刺激因素呈现的高反应性，广泛多变的可逆性气流受阻，以及随病程延长而产生的一系列气道结构的改变，即气道重塑。

（3）好发季节：①春秋季节交换时，天气冷热温度变化较大，这对支气管哮喘患者极为不利；②春季百花齐放，某些野草或树木的风媒花粉会在此期间散放出许多颗粒飘浮在空气中，某些动植物的孢子、枯絮及毛屑随风散播于空气中，可诱发支气管哮喘的发作；③空气湿度较高，温度在 25～30℃，某些致病微生物容易生长繁殖，诱发哮喘。

17. 哪些食物容易引发支气管哮喘？引起支气管哮喘的药物有哪些？

（1）引发哮喘的食物：①牛奶和奶制品；②蛋和蛋制品；③海鲜水产品，如鱼、虾、蟹等；④花生、芝麻、棉籽油等，还有较高蛋白质的植物油作物；⑤各种豆类，如大豆、绿豆、红豆；⑥坚果，包括核桃、开心果、榛子、松仁等；⑦水果类，如桃、苹果、葡萄等。

（2）引发哮喘的药物：可引起支气管哮喘的药物种类繁多，其中以解热镇痛类药物最常见，如阿司匹林、对乙酰氨基酚、布洛芬等。其他较为常见的药物有：β 受体阻滞剂，如普萘洛尔、美托洛尔等；抗生素类，如青霉素、氨苄西林等；含碘造影剂和蛋白制剂等。

18. 为什么运动会诱发支气管哮喘？发作时的特征及夜间发作时的特点是什么？

（1）运动诱发性哮喘：是指在剧烈运动后所发生的急性气道狭窄和气道阻力增高的病理现象。剧烈运动会导致过度通气，冷而干的空气可以冷却支气管黏膜，增加黏膜间隙渗透压，诱导气道炎症，导致气道平滑肌痉挛，气道血管充血，引起支气管哮喘发病。

☆☆☆☆

（2）发作时的特征：咳嗽通常发生在晚上或早晨，喘息时呼气有高音调的哨笛声，气粗而感到空气不够用，呼吸困难；胸闷时感觉好像什么东西压在了胸上，因呼吸困难而无法入睡，不能参加体育活动等。

（3）夜间发作特点：典型夜间哮喘发作时间在后半夜到清晨（2：00～6：00）。夜间哮喘发作时，患者咳嗽明显，部分人可感觉胸闷、呼吸困难、胸部发紧感，常在睡眠中因上述症状发作而突然醒来，出现焦躁不安甚至恐慌，因此睡眠受到干扰，白天困倦乏力。

19. 支气管哮喘如何分期?

支气管哮喘根据临床表现可分为急性发作期，慢性持续期和临床缓解期。

①急性发作期：是指喘息、气促、咳嗽、胸闷等症状突然发生；②慢性持续期：是指每周均不同频度和不同程度地出现症状；③临床缓解期：是指经过治疗或未经治疗症状、体征消失，肺功能恢复到急性发作前水平，并维持 3 个月以上。

20. 什么是支气管哮喘猝死?

支气管哮喘猝死是指在支气管哮喘的喘息症状持续或反复发作的基础上，突然严重发作，有时来不及抢救，在 2h 内死亡或死于哮喘持续状态。

21. 支气管哮喘并发呼吸衰竭有何特点?

①呼吸困难加重，而哮鸣音却减弱；②呼吸增强，而二氧化碳分压却降低回升至正常；③既往有呼吸衰竭史；④明显疲劳；⑤哮喘发作时合并呼吸道感染，痰液增多不易咳出；⑥通过 12h 治疗而效果不明显等。

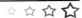

22. 支气管哮喘发作时为什么需要检查血气?

过度通气可使动脉血二氧化碳分压下降,pH 上升,出现呼吸性碱中毒。在重症支气管哮喘时,气道阻塞严重,血气检查动脉氧分压下降明显,动脉血二氧化碳分压上升,出现呼吸性酸中毒。

23. 什么是支气管舒张试验?

支气管舒张试验是通过测定患者吸入支气管扩张剂前后 1 秒用力呼气量的变化,这项指标可以判断气道阻塞的可逆性,临床上主要用于诊断支气管哮喘。

24. FEV_1 是什么意思?

FEV_1 是指第一秒用力呼气量,即最大深吸气后做最大呼气,最大呼气第一秒所呼出的气量为 1 秒用力呼气量。

25. 常用控制哮喘发作的药物有哪些?

①吸入性糖皮质激素;②吸入性长效 β_2 受体激动剂;③吸入性糖皮质激素加长效 β_2 受体激动剂联合应用制剂。

26. 支气管哮喘激素治疗要点及停药原则是什么?

(1) 激素治疗要点:吸入糖皮质激素是支气管哮喘长期治疗的首选药物。吸入激素的药理作用在于呼吸道局部的抗炎活性,它的应用可以说是迄今为止哮喘治疗史上最重要的进步。

(2) 停药原则:哮喘症状基本控制后,如果激素减量太快或突然停药,原有哮喘症状可能会迅速出现或加重,即出现"反跳现象"。

27. 应用治疗支气管哮喘的药物会成瘾吗?

不必顾虑哮喘药物治疗会成瘾,长期规律使用吸入糖皮质激

☆☆☆☆

素控制哮喘病的气道炎症，达到炎症控制消失后再逐渐减少或停用抗炎药物，才能控制哮喘病。

28. 支气管哮喘治疗的常见误区有哪些?

①起病就用抗生素；②重视发作期，忽视缓解期；③重视药物治疗，忽视预防；④对应用激素有恐惧心理；⑤偶有咳嗽和气喘，只要不影响活动就不用治疗，这是不对的。

29. 什么是支气管哮喘的综合治疗?

①教育患者积极配合、参与哮喘的治疗；②应用肺功能指标或呼吸峰流速仪客观评估病情严重程度，指导药物应用；③避免接触哮喘诱发因素；④慢性哮喘患者应根据病情制订长期治疗方案；⑤哮喘急性发作时进行相应的治疗；⑥定期随访。

30. 哮喘控制不好的原因有哪些?

①没有应用适宜的哮喘药物进行治疗，或者是使用的哮喘药物剂量不足，没有达到疗效；②使用吸入药物时，吸入器的使用方法不正确；③接触了引起哮喘的诱因，或者哮喘诱因没有祛除，使得哮喘不能控制；④哮喘症状并非由哮喘病所引起，可能是由于其他疾病所致。

31. 哮喘如何获得良好控制?

①进行哮喘控制状况的评估和定期的肺功能检查；②定期与医师沟通；③寻找哮喘诱发因素；④坚持规律使用长效控制哮喘的药物；⑤随身携带快速缓解哮喘的药物；⑥出现加重或控制不良的情况及时就医。

32. 支气管哮喘患者如何预防哮喘发作? 什么情况下应立即就诊?

（1）预防发作：患者病情自我评估、常用治疗哮喘药物的配备、哮喘发作先兆和急性发作的家庭处理、到医院就诊时机的掌握等。

（2）立即就医：①严重的哮喘发作，即在休息时患者气急或呼吸困难而使身体被迫处于前弓位；②哮喘症状发作时用支气管扩张剂反应不迅速，或用药后症状改善持续时间小于 3h；③正在使用口服激素或最近将所有的口服激素停用而出现哮喘症状或症状加重；④哮喘发作口服或静脉使用激素治疗开始后的 $2 \sim 6h$ 症状无改善；⑤过分依赖速效 β_2 受体激动剂，特别是每个月使用沙丁胺醇超过 1 支；⑥曾经有过气管插管和机械通气的濒于致死性哮喘病史的患者出现哮喘发作；⑦最近一年内曾因哮喘严重发作住院或去过医院急诊救治的患者出现哮喘症状或症状加重。

33. 支气管哮喘患者饮食应注意些什么？

①饮食宜清淡，忌肥腻；②饮食宜温热，忌过冷；③饮食忌过甜、过咸；④忌食过饱；⑤避免使用刺激性和产气性食物；⑥避免接触可诱发哮喘的食物。

34. 季节性哮喘应如何预防？

哮喘患者宜在医师指导下，在好发季节前 4 周开始每日吸入色甘酸钠 20mg，每日 $2 \sim 4$ 次，或口服酮替芬 1mg，每日 2 次，也可吸入糖皮质激素直至度过好发季节为止。

35. 阿司匹林性哮喘应如何预防？

应避免接触阿司匹林和其他非甾体抗炎药。无法避免的患者，可进行阿司匹林脱敏治疗。对于合并鼻窦炎、鼻息肉的阿司匹林哮喘患者，积极进行外科手术治疗亦有助于控制阿司匹林哮喘发作。

☆☆☆☆

36. 支气管哮喘患者在雾霾天气应如何预防哮喘发作？

在雾霾天气，哮喘患者应尽力减少外出，如果不得不出门，最好戴口罩。正在接受吸入药物治疗的哮喘一定要继续坚持用药，不要轻易停药。饮食上要多吃青菜、水果、忌食刺激性食物。

37. 支气管哮喘患者出行时应注意什么？

支气管哮喘患者在天气寒冷或气温多变时尽量不要外出，如确实需要外出应注意保暖，戴口罩（宜 4 层纱布以上）。对花粉过敏的人如果想外出旅游，在季节、地区的选择上要考虑周全，要熟知对哪些花粉过敏，并随身携带控制哮喘急性发作的药物。不要到养宠物的亲朋好友家做客。外出办事行程安排要合适，不要把时间安排得太紧张。

38. 什么是纤毛？

人体的上呼吸道、下呼吸道、耳咽管、脑及脊髓的室管膜和输卵管等处管腔的表面都分布有纤毛上皮细胞，纤毛由 200 种以上的蛋白和多肽构成，像一把极微小的扫帚。

39. 什么是肺气肿？

肺气肿是肺腺泡任何部分的永久性异常扩大，伴破坏性改变。长期吸烟是主要原因。

40. 什么是"桶状胸"？

正常胸廓外形两侧大致对称为椭圆形，前后径较左右径短，比例为 1：1.5。当前后径与左右径比例为 1：1 时，外观像"圆桶状"，故称为"桶状胸"，一般由于肺内气体含量过多所致。

41. 什么是"老慢支"？

"老慢支"是慢性支气管炎的简称，凡是一年当中有 3 个月咳嗽，连续 2 年以上就可以诊断。

42. 慢性阻塞性肺病（慢阻肺）的诱发因素及常见表现是什么？

（1）诱发因素：①长期吸烟；②长期接触生物燃料；③吸入职业性粉尘和化学物质；④空气污染；⑤感染；⑥家族史。

（2）常见表现：①慢性咳嗽、咳痰；②气短或呼吸困难；③喘息和胸闷；④全身性症状；⑤性功能减退；⑥心理障碍。

43. 咳嗽的分类是什么？

①急性咳嗽，发病持续时间少于 3 周；②亚急性咳嗽，发病持续时间 3 ～ 8 周；③慢性咳嗽，发病持续时间超过 8 周。

44. 所有慢阻肺患者都会不停地咳嗽吗？

咳嗽是慢阻肺常见症状之一，常表现为早晨起来咳嗽、咳痰，往往在冬春季、天气转凉时明显。但有些并不出现咳嗽，而是首先表现为呼吸困难，尤其是活动或劳动时。

45. 呼吸困难程度的判断标准是什么？

0 级：除非剧烈活动，一般不感到呼吸困难；1 级：当平地急行或上坡时有气短；2 级：因气短平地行走时比同龄人慢，或以平常速度平地行走时必须停下来休息；3 级：平地步行 100m 或数分钟后需要停下来休息；4 级：明显气短而不能离开房间。

46. 慢阻肺患者感到胸闷、喘息的原因是什么，为什么会出现双下肢水肿？

（1）原因：慢阻肺患者常于劳力后发生胸闷、喘息，可能与以下情况有关：①慢阻肺处于重度阶段；②合并支气管哮喘；③合并冠心病；④慢阻肺急性加重。

（2）下肢水肿原因：慢阻肺患者后期会有营养不良，低蛋白血症，可导致双下肢水肿。应加强营养支持，补充白蛋白，可改善症状。

47. 慢阻肺患者为何会出现低氧血症？

慢阻肺患者吸气减少、呼出受限，参加呼吸交换的肺泡数量减少，无法进行正常的气体交换，导致体内代谢产生的二氧化碳无法正常排出，故易出现低氧血症及高碳酸血症。

48. 慢阻肺严重度怎样分级？

（1）0级：高危，有患慢阻肺的危险因素，肺功能正常，有慢性咳嗽、咳痰。

（2）1级：轻度，$FEV_1/FVC < 70\%$，$FEV_1 >= 80\%$预计值，有或无慢性咳嗽、咳痰。

（3）2级：中度，$FEV_1/FVC < 70\%$，50%预计值$< FEV_1 < 80\%$预计值，有或无慢性咳嗽、咳痰。

（4）3级：重度，$FEV_1/FVC < 70\%$，30%预计值$< FEV_1 < 50\%$预计值，有或无慢性咳嗽、咳痰。

（5）4级：极重度，$FEV_1/FVC < 70\%$，$FEV_1 < 30\%$预计值，或$FEV_1 < 50\%$预计值，伴有慢性呼吸衰竭。

49. 舒利迭使用过程中需注意哪些问题？

保持准纳器干燥，不用时保持关闭状态；不要对着准纳器吹气；在准备吸入药物时才可推动滑动杆；每天吸2次不要超过推荐剂量；吸药后一定要漱口，以免口咽部真菌感染。

50. 采取激素吸入治疗时，如何防治口腔真菌感染？

吸入激素后应该立即用清水漱口数次，尤其注意咽后部，可以头向后仰进行漱口。很多患者以为漱口会降低药效，所以延迟时间漱口，甚至吸入激素 1h 后才漱口，这些残留在咽后壁的药物不仅对疾病无益，还会增加口腔真菌感染的概率。

51. 吸氧会成瘾吗？停止吸氧的指标是什么？

（1）吸氧不会成瘾：氧是人体需要不断从空气中摄取的物质，吸氧时不会带来什么特殊的快感，停止吸氧后也不会产生"戒断症状"。因此，不存在依赖氧气的问题。对于符合长期氧疗指征的慢阻肺患者而言，说明缺氧状态没有纠正。

（2）停止指标：呼吸平稳，心律规则，心率减慢，血压正常，神志清醒，精神好转，口唇、甲床发绀消失，撤氧后能保持氧分压大于 60mmHg，二氧化碳分压小于 50mmHg，可以停止吸氧。值得注意的是，在停止吸氧前应间歇吸氧观察数日。

52. 在什么情况下容易发生气胸、如何急救？

（1）发生因素：气胸一般发生于突然用力的情况下，如持重物、搬运东西、剧烈运动、大笑、用力排便、屏气、用力打喷嚏等。甚至在睡眠中也可以发生气胸。慢阻肺患者呼气时气体不易排出，导致肺气肿、肺大疱且逐渐加重，可在无明显诱因下发生肺大疱破裂形成气胸。

（2）急救方法：立即让患者取半坐或半卧位，不要过多移动，有条件马上吸氧；立即进行胸腔排气，在紧急情况下，用大针管以胶管连接针头，自患侧胸腔锁骨中线外第二肋间上缘刺入 1～2cm 抽气，即可解除患者的呼吸困难；若无急救条件应争分夺秒送医院救治。

53. 发生气胸时吸氧的作用是什么?

吸氧可以加快气胸的吸收。在单纯卧床休息而未吸氧的情况下，每天可吸收胸膜腔内气体容积的 1.25%，而配合吸氧，则气胸的吸收速度可提高 3 ～ 4 倍。

54. 发生呼吸衰竭时如何急救?

①保持呼吸道通畅，及时吸痰，若有气管痉挛可予以沙丁胺醇气雾剂解痉治疗；痰液黏稠给予雾化吸入；气管插管或气管切开接呼吸机辅助呼吸。②根据患者的具体情况，给予一定浓度的氧气吸入。③呼吸衰竭的患者出现烦躁不安时，不能随便使用镇静剂和催眠药，因为这样会抑制呼吸，加重缺氧和二氧化碳的潴留。

55. 为什么慢阻肺患者容易并发抑郁症?

"灰色的疾病，蓝色的情绪"，是对慢阻肺合并抑郁焦虑患者的形象描述。炎性细胞不仅可加重气道炎症反应，还可通过影响脑内情感支配区而诱发抑郁焦虑。慢阻肺病情越重、控制越差，患抑郁症患者越多，情绪抑郁又会影响患者的食欲，导致营养不良，进一步使呼吸肌功能减退，导致生活不能自理，社会活动受限，家庭依赖性增强，进一步可产生心理情绪的变化。

56. 慢阻肺患者并发肺结核的临床表现有何特点?

慢阻肺患者长期使用全身性激素后并发肺结核的临床症状和影像学表现均不典型，以反复咳嗽、发热、咳痰、呼吸困难等表现多见，而结核中毒症状（低热、盗汗、乏力、消瘦等）较少，结核菌素（PPD）试验阴性者多。治疗效果差，少数因发生呼吸衰竭而迅速导致死亡。

☆ ☆ ☆ ☆

57. 哪些人需要特别警惕慢阻肺？怎样预测急性加重？

（1）警惕慢阻肺：①长期吸烟的人；②反复有咳嗽、感染的人；③长期有室内污染，如农村地区烧柴火，有烟雾接触的人；④工作环境有粉尘、有毒气体接触的人。

（2）预测加重：慢阻肺急性加重前通常有诱因，其中感染最常见。加重前往往有先兆症状，如鼻塞、流涕、四肢酸痛、频繁咳嗽、痰量增多、胸闷、气促加重等，出现这些症状应高度警惕慢阻肺加重。

58. 冬、春季如何预防慢阻肺的急性加重？

①注意保暖，预防感冒；②保持室内环境的清洁和通风；③戒烟，防止被动吸烟；④坚持锻炼身体；⑤注意饮食调理，多喝牛奶和果菜汁如莲子、百合、梨；⑥适时接种疫苗。

59. 慢阻肺患者的日常饮食应注意什么？

平常多吃瘦肉、淡水鱼、牛奶、鸡蛋、豆制品等高蛋白营养食物，在深秋和冬季还可适当吃些羊肉、牛肉等，起到温补作用；胡萝卜等富含维生素 A 的食物有助于增强气管黏膜上皮抵抗力，对防止细菌及病毒感染与毒性刺激有一定的作用。饮食不宜辛辣，有哮喘的患者应少吃海鲜、虾蟹，防止过敏。

60. 所有患者都能做肺功能检查吗？

（1）不宜做肺功能检查的：①重度慢阻肺；②双肺大疱多；③极度衰竭的患者；④孕妇；⑤前一周接触过敏原的患者、重症肌无力。

（2）绝对不能行肺功能检查的患者：①近 3 个月内有严重心脏病发作或休克者；②严重、未控制的高血压患者（＞200/100mmHg）；③已知主动脉瘤的患者。

☆ ☆ ☆ ☆

61. 呼吸系统的组成有哪些?

呼吸系统由呼吸道、肺、胸廓等几部分组成。呼吸道由鼻、咽、喉、气管、支气管组成。鼻、咽、喉为上呼吸道;气管、支气管及其肺内的各级气管为下呼吸道。

62. 咳嗽、打喷嚏有好处吗?

咳嗽反射能排除呼吸道内过多的分泌物和异物,有保持清洁和维护呼吸道通畅的作用。喷嚏反射可以清除鼻腔中的刺激物。支气管收缩反射时,管径迅速缩小,起到阻力显著增加,使刺激物难以深入肺组织,起到保护肺的作用。

63. 吸烟多久有可能患肺心病?

据统计,从吸烟至发展成为肺心病需要 6 ~ 20 年。

64. 慢性肺心病是由哪些常见的呼吸系统疾病引起的?

以慢性支气管炎、阻塞性肺气肿、支气管扩张、肺结核、支气管哮喘及尘肺等反复发作,进而引起右心室肥大,以至于发展成右心衰竭的心脏病,其中以慢性支气管炎、肺气肿最常见。

65. 肺大疱是什么,有哪些危害?

肺大疱一般继发于细小支气管的炎性病变,肺大疱的增大或在其他部位又出现新的肺大疱,可使肺功能发生障碍并逐渐出现症状。巨大肺大疱可使患者感到胸闷、气短。肺大疱突然增大破裂,可产生自发性气胸,会引起严重的呼吸困难,也可出现类似心绞痛的胸痛。

66. 肺功能不好为什么会引起心脏问题?

由于身体长期缺氧、红细胞增多,再加上感染,肺血管的阻

☆　☆　　☆　　☆

力会增大，而人的右心是负责肺血管泵血的，长年累月负荷增加，势必导致右心室肥厚。

67. 什么是肺动脉高压？

正常人肺动脉压力为 15 ～ 30/5 ～ 10mmHg，平均为 15mmHg 汞柱。静息时，平均肺动脉压力＞ 25mmHg；运动后测平均肺动脉压力＞ 30mmHg，并且肺毛细血管压力≤ 15mmHg，则可以断定为肺动脉高压。

68. 为什么 II 型呼吸衰竭患者吸氧要特别注意氧流量和浓度？

当动脉血二氧化碳分压上升超过 80mmHg 的时候，呼吸中枢会被抑制，这个时候呼吸运动主要靠动脉血低氧分压对外周化学感受器的刺激作用才能够维持，这也就是为什么 II 型呼吸衰竭患者绝对不可以吸入高浓度的氧（30% 以上）！因为单纯的纠正低氧血症取消了对外周感受器的刺激，而超过 80mmHg 的二氧化碳分压又是起抑制呼吸作用的，呼吸被抑制后体内的二氧化碳无法排出，又加重了高碳酸血症，形成恶性循环。

69. 肺心病患者为什么在活动后气短明显？为什么脖子两边会"青筋暴露"？

（1）气短的原因：对于肺心病患者，由于大面积肺受到损害，功能丧失，而活动时，则没有储备的能力可用来代偿机体的需要，因而出现缺氧和二氧化碳增高，患者就会感到气短。

（2）"青筋暴露"：肺心病患者出现肺气肿后，整个肺被气体撑了起来，导致胸腔内压力升高，阻碍静脉血回流至心脏，颈部血管被血液撑的鼓鼓的，感觉血管波动很明显，成为"颈静脉怒张"。

70. 什么是肺性脑病？临床表现有哪些？

（1）肺性脑病：是由于呼吸功能衰竭所致缺氧、二氧化碳潴

☆ ☆ ☆ ☆

留而引起精神、神经系统症状的一种综合征。

（2）临床表现：表现为患者两眼"水汪汪"，嘴唇、甲床发乌，静脉可见充盈，肺部可闻及干、湿啰音，上、下肢可见水肿，患者烦躁不安、言语不清、精神错乱、双手扑翼样震颤、嗜睡、昏迷、抽搐和呼吸抑制。

71. 肺心病患者会发生哪几种休克？

①感染性休克：造成周围血管收缩和舒张能力减低；②心源性休克：出现严重心力衰竭或心律失常，至心排血量急剧减少；③失血性休克：上消化道出血所致。

72. 肺心病患者检查尿常规、肾功能及做心脏超声检查的原因是什么？

（1）检查尿常规：肺心病患者由于长时间缺氧，可使肾缺血或血液灌注不良，导致肾脏不同程度的损伤，出现尿蛋白阳性、尿红细胞和白细胞增高，甚至出现管型。留取尿标本时要注意：①容器要保持清洁；②尿常规要留取中段尿；③尿液标本要新鲜，在留取 1 小时内检验。

（2）检查肾功能：肺心病患者由于长期缺氧、二氧化碳潴留等影响，可对肾脏产生影响，尤其在失代偿期血清尿素氮、肌酐有不同程度的增高，严重可出现肾衰竭。

（3）检查心脏彩超：肺心病患者都要做心脏彩超，观察心脏外形是不是变成"大个子"，同时观察心脏泵血的情况。肺动脉高压也"逃不过"超声的"法眼"，可测量其数值。当肺心病患者症状不明显，心电图不易显示，超声心动图能直接探测右室流出道和右心室内径及右肺动脉内径。

73. 胸部 X 线摄片与 CT 哪个射线剂量大？

胸部 CT 检查和普通的 X 线摄片相比，CT 的射线剂量更大，

☆　☆　　☆　☆

胸部 CT 的射线剂量可以是常规胸片的几十倍，但是一般不会对人体造成辐射伤害。

74. 哪些疾病容易和慢性肺源性心脏病混淆？

①冠心病；②风湿性心脏病；③原发性扩张型心肌病；④缩窄性心包炎；⑤高血压性心脏病；⑥糖尿病、甲亢等全身性疾病所致的心脏受累。

75. 为什么有时治疗后自觉症状好转，痰反而增多？

经治疗，患者症状好转，支气管痉挛得到缓解，再加上化痰药物的应用，此时痰液得到稀释而增多，并且容易咳出体外，当炎症逐渐得到控制，痰量也会逐渐减少以致消失。

76. 雾化吸入给药有何优势？常用雾化吸入药物包括哪些种类？

（1）雾化吸入的优势：①吸入的药物可直接到达患病部位呼吸道和肺部；②减少其他途径的给药量；③湿化气道，稀释痰液；④缩短病程；⑤药物作用直接，效果显著且迅速。

（2）药物种类：①平喘药；②化痰药；③肾上腺皮质激素。

77. 支气管痉挛可以使用什么药物？

需要积极使用支气管扩张药物，解除痉挛、改善通气。主要有 β_2 肾上腺素受体激动剂，如万托林。抗胆碱酯酶药，如思力华及茶碱类药物。重度及极重度患者可联合吸入糖皮质激素。

78. 重症肺心病患者全身应用激素有什么好处？

①抗炎；②抗过敏；③能减少渗出，降低颅内压，减轻脑水肿；④部分肺心病患者肾上腺皮质功能减退，应用后可提高皮质功能；⑤减轻肺小动脉痉挛，减轻右心负担。

☆ ☆ ☆ ☆

79. 什么是 D- 二聚体?

血液中纤维蛋白在降解的过程中有一种产物为 D- 二聚体。人体血管中只要有血栓形成,马上抽取外周静脉血 2ml,送到检验科化验。D- 二聚体便可以在诊断肺动脉栓塞中发挥巨大作用而"一举成名"。

80. 溶栓治疗与抗凝治疗有什么不同?

(1)抗凝治疗:主要应用于小面积肺栓塞和大面积肺栓塞溶栓后的后续治疗。

(2)溶栓治疗:主要用于大面积肺栓塞的治疗。

81. 如何使用华法林?

开始用华法林时,前 3 天先予以低分子肝素皮下注射,如凝血功能无异常,第 4 天开始加华法林,2 种药重叠使用 3 ~ 4d 后停用低分子肝素,单用口服华法林抗凝。首次剂量一般为 2.5 ~ 3.0mg,以后根据国际标准化比值(INR)调整剂量,一般情况下,华法林剂量的增减在 1/4 片,长期服用者 INR 宜维持在 2.0 ~ 3.0。

82. 什么是血栓? 血栓脱落的原因是什么?

(1)定义:在活体的心脏或血管腔内,血液发生凝固或血液中的某些有形成分互相凝集,形成固体质块的过程,称为血栓形成。在这个过程中所形成的固体质块称为血栓。

(2)脱落原因:因血栓附着在血管壁上不牢固,在血流的冲刷及活动时肌肉的挤压、牵拉下可脱落于血管内,随血流栓塞或嵌顿在较细的血管内,所以血栓形成后会脱落。

83. 什么是肺栓塞? 肺栓塞的发病原因是什么?

(1)定义:肺栓塞是静脉系统中或右心腔内的各种栓子脱落

☆ ☆ ☆ ☆

流入肺动脉系统，堵塞肺动脉或其分支引起肺循环障碍的临床和病理综合征。

（2）发病原因：血液的高凝状态；静脉壁的损伤；血液流动缓慢，与肺栓塞发病有关。

84. 肺栓塞的常见症状有哪些？

肺栓塞的症状有呼吸困难及气短；胸痛、晕厥；烦躁不安、惊恐、甚至濒死感；咯血、咳嗽、心悸。

85. 什么是"不能解释的呼吸困难"？

"不能解释的呼吸困难"特指以呼吸困难为突出表现，没有相应的器质性心肺疾病，伴随焦虑和过度通气的一组综合征。

86. 为什么肺栓塞患者要做心电图检查？

急性肺栓塞的患者心电图常有一过性异常表现，呈动态变化，复查心电图，通过对比，为诊断提供依据。

87. 为什么肺栓塞患者要制动、卧床，并需要保证大小便通畅？

（1）制动原因：肺栓塞患者要制动、卧床可以减少氧耗量。活动后可能促使深静脉血栓脱落进入肺动脉以加重病情，因此不能做双下肢用力的动作及双下肢按摩。

（2）保持大、小便通畅：肺栓塞患者用力排便时，可导致深静脉血栓脱落，再次发生肺栓塞。

88. 肺栓塞患者什么情况下需要抗凝治疗及不能抗凝治疗？

（1）抗凝治疗：确诊肺栓塞的且没有明确抗凝禁忌的患者均需要抗凝治疗。

（2）不能抗凝治疗：有活动性出血、凝血功能明显异常、未予以控制的严重高血压、严重肾病的患者不宜进行抗凝治疗。

☆☆☆☆

89. 常用的溶栓药物有哪些? 有哪些不良反应?

（1）常用的溶栓药物：尿激酶、链激酶、重组组织型纤溶酶原激活剂。

（2）不良反应：溶栓药物最常见的不良反应是出血倾向，以注射和穿刺部位的淤血、瘀斑为首，其次为内脏出血，表现为咯血、颅内出血，眼底出血等。

90. 肺栓塞发生多久可以溶栓? 常用抗凝治疗药物有哪些?

（1）溶栓时间：溶栓的时间窗一般定位在 14d 以内，但近期有新发肺栓塞征象者可适当延长。

（2）常用抗凝药物：常用的抗凝治疗药物有普通肝素、低分子肝素、华法林、利伐沙班片（拜瑞妥）。

91. 服用华法林时饮食注意事项及华法林有什么不良反应?

（1）饮食注意事项：华法林是维生素 K 拮抗剂，在维持饮食相对平衡的前提下，注意适当减少富含维生素 K 的食物。患者有必要保持饮食结构的相对平衡，服药期间尽量不随意调换蔬菜的种类和数量。

（2）不良反应：华法林过量易导致各种出血。早期表现有瘀斑、紫癜、牙龈出血、鼻出血、伤口出血不易愈合、月经量过多等。出血可以发生在任何部位，特别是泌尿和消化系统。

92. 溶栓患者生活中须注意什么?

患者刷牙时要用软毛刷，防止牙龈出血；禁止食用硬质食物，防止消化道黏膜损伤引起出血；防止身体碰到硬物；进食纤维素含量多的食物，防止便秘；如果身体出现不适，及时告知医师。

93. 采取溶栓、抗凝治疗的患者应当如何观察不良反应?

抗凝治疗及溶栓治疗最严重的不良反应为出血，因此需观察出血倾向，包括有无皮肤、黏膜出血点，瘀斑、牙龈出血、鼻出血，观察大便及小便颜色，手术后术区的渗血等。

94. 什么是胸腔积液？胸腔积液的病因有哪些？穿刺点位置在哪儿？

（1）定义：在肺和胸壁之间的一个潜在腔隙，称为胸膜腔。正常情况下，胸膜腔内仅有微量液体，在呼吸运动时起润滑作用，任何原因使胸膜腔内液体形成过多或者吸收过少，即产生胸腔积液，简称胸水。

（2）胸腔积液的病因：①胸膜毛细血管内静水压增高；②胸膜通透性增加；③胸膜毛细血管内胶体渗透压降低；④壁层胸膜淋巴引流障碍；⑤损伤；⑥医源性。

（3）穿刺位置：肩胛线或腋后线第 7 ～ 8 肋间隙或腋前线第 5 肋间隙。

95. 胸腔积液根据其发生机制和化学成分分为哪几种？症状是什么？

（1）分类：①漏出液；②渗出液；③血液（血胸）；④脓液（脓胸）；⑤乳糜液（乳糜胸）。

（2）常见症状：①呼吸困难，最常见；②胸痛；③其他伴随症状如发热，咳嗽等。

96. 胸腔积液的诊断和鉴别诊断分几个步骤？怎么区别漏出液和渗出液？

（1）步骤：①确定有无胸腔积液；②区别漏出液和渗出液；③寻找胸腔积液的病因。

（2）区别：漏出液外观清澈透明，无色或淡黄色，不凝固。渗出液外观颜色深，呈透明或浑浊，草黄或棕黄色，或为血性，可自行凝固。

☆★☆☆

97. 气胸分哪几类？诱发因素有哪些？

（1）分类：①自发性气胸；②外伤性气胸；③医源性气胸。

（2）诱发因素：抬举重物、用力过猛、剧咳、屏气，甚至大笑也可成为促使气胸发生的诱因。

98. 自发性气胸的定义、典型症状、类型及并发症是什么？

（1）定义：自发性气胸指肺组织及脏层胸膜的自发破裂，或胸膜下肺大疱自发破裂，使肺及支气管内的气体进入胸膜腔所致的气胸，可分为原发性和继发性气胸。

（2）典型症状：典型症状为胸痛和呼吸困难。大量气胸，尤其是张力性气胸可迅速出现呼吸、循环障碍。表现为烦躁不安、挣扎坐起、表情紧张、胸闷、发绀、出冷汗、脉速、虚脱、心律失常，甚至出现休克。

（3）类型：①闭合性气胸也称为单纯性气胸；②交通性气胸也称为开放性气胸；③张力性气胸也称为高压性气胸。

（4）并发症：自发性气胸的并发症有脓气胸、血气胸、纵隔气肿、皮下气肿及呼吸衰竭等。

99. 若胸腔闭式引流管不慎滑出胸腔，应怎么处理？

嘱咐患者呼气，迅速用凡士林纱布将其伤口覆盖，立刻通知医师。

100. 胸腔穿刺术的定义、适应证、穿刺的位置及注意事项是什么？

（1）定义：胸腔穿刺术是自胸腔内抽取积液或积气的操作。

（2）适应证：①胸腔积液性质不明者；②胸腔大量积液或气胸者；③脓胸行抽脓灌洗治疗或恶性胸腔积液，需要胸腔内注入药物者。

（3）位置：患侧锁骨中线第2肋间隙或腋前线第4～5肋间隙。

（4）注意事项：①每次抽液、抽气时不宜过快、过多，防止抽吸过多过快使胸腔内压骤然下降，发生复张后肺水肿或循环障碍等意外；②首次抽液量不宜超过 700ml，抽气量不宜超过 1000ml，以后每次抽液及抽气量不应超过 1000ml。

101. 什么是胸膜反应？出现胸膜反应如何处理？

（1）定义：胸膜反应是患者在穿刺过程中突然感觉头晕、心悸、出冷汗、面色苍白、脉细、四肢发凉等症状。

（2）处理原则：患者出现胸膜反应时立即停止抽吸，使患者平卧，密切观察血压，防止休克。必要时按医嘱皮下注射 0.1% 肾上腺素 0.5ml。

102. 什么是呼吸衰竭？病因有哪些？

（1）定义：呼吸衰竭指各种原因引起的肺通气和（或）换气功能严重障碍，以致在静息状态下亦不能维持足够的气体交换，导致低氧血症伴（或不伴）高碳酸血症，进而引起一系列病理生理改变和相应临床表现的综合征。

（2）病因：参与（外呼吸）肺通气和肺换气的任何一个环节的严重病变，都可导致呼吸衰竭。①气道阻塞性病变，如慢性阻塞性肺疾病、重症哮喘等；②肺组织病变，均可导致有效弥散面积减少，肺顺应减低，通气 / 血流比例失调，造成缺氧或合并 CO_2 潴留；③肺血管疾病，如肺栓塞可引起通气 / 血流比例失调，导致呼吸衰竭；④胸廓与胸膜病变，造成通气减少和吸入气体分布不均，导致呼吸衰竭；⑤神经肌肉病变均可累及呼吸肌，造成呼吸肌无力或麻痹，导致呼吸衰竭。

103. 呼吸衰竭按血气分析可分几类？区别是什么？

（1）分类：可分两类，Ⅰ型呼吸衰竭和Ⅱ型呼吸衰竭。

（2）区别：Ⅰ型呼吸衰竭，缺氧，不伴有 CO_2 潴留，PaO_2

☆ ☆ ☆ ☆

< 60mmHg，$PaCO_2$ 降低或正常；Ⅱ型呼吸衰竭，既有缺氧，又伴有 CO_2 潴留，PaO_2 < 60mmHg，$PaCO_2$ > 50mmHg。

104. 呼吸衰竭患者的氧疗原则是什么？

Ⅰ型呼吸衰竭可给予较高浓度（> 35%）吸氧；Ⅱ型呼吸衰竭应给予低浓度（< 35%）持续吸氧。

105. 呼吸衰竭的治疗原则是什么？

呼吸衰竭的治疗原则是保持呼吸道通畅，迅速纠正缺氧、改善通气、积极治疗原发病、消除诱因，加强一般支持治疗和对其他重要脏器功能的监测与支持、预防和治疗并发症。

106. 慢性呼吸衰竭随着 $PaCO_2$ 升高，有何精神 - 神经症状？

慢性呼吸衰竭随着 $PaCO_2$ 升高，出现先兴奋后抑制症状。兴奋症状包括烦躁不安、昼夜颠倒甚至谵妄。CO_2 潴留加重时导致肺性脑病，出现抑制症状，表现为表情淡漠、肌肉震颤、间歇抽搐、嗜睡甚至昏迷等。

107. 机械通气的原理是什么？治疗作用有哪些？

（1）原理：机械通气的原理是利用机械装置建立肺泡 - 气道口压力差而产生肺通气，其吸气冲动来自于患者或完全由呼吸机发出。

（2）治疗作用：①改善通气；②改善换气；③减少呼吸做功通过机械通气。

108. 机械通气的适应证和禁忌证有哪些？

适应证：①严重的急、慢性呼吸衰竭、中枢神经系统或呼吸肌疾病所致的严重通气不足；急性呼吸窘迫综合征（ARDS）所致的严重换气功能不足及严重肺部感染等。②心肺复苏：预防呼

☆ ☆ ☆ ☆

吸衰竭的发生或加重，使用呼吸机帮助患者度过手术后等呼吸负担较重的阶段。

禁忌证：①气胸及纵隔气肿未行引流者；②重症肺大疱；③大咯血；④急性心肌梗死；⑤出血性休克未补充血容量之前。

109. 机械通气的并发症有哪些？

①呼吸机所致的肺损伤如皮下气肿、气胸等；②呼吸机相关性肺炎是机械通气的常见并发症。

110. 撤离呼吸机的指征是什么？如何预防意外拔管？

（1）指征：①患者一般情况好转、稳定，原发病得到控制，循环系统平稳，营养状态及肌力良好；②各脏器功能改善：意识清楚，呼吸功能明显好转，自主呼吸增强，咳嗽有力，能自主排痰；③内环境稳定：血气分析稳定，酸碱平衡得到纠正；④在吸氧浓度不变，使用镇静药的情况下，PaO_2 无明显下降；⑤撤机前，急性呼吸衰竭患者的 $PaCO_2$ 基本达到正常范围，慢性 II 型呼吸衰竭 $PaCO_2$ 达缓解期水平，撤机中 $PaCO_2$ 无明显上升，pH 无显著降低。

（2）预防意外拔管：①适当有效的肢体约束；②合理使用镇静药；③合理固定呼吸机管道；④规范护理操作并加强巡视；⑤搬运患者的过程中，护士应注意固定管道，防止管道脱出。

111. 纤维支气管镜检查的定义、可进行的操作、适应证及禁忌证有哪些？

（1）定义：纤维支气管镜检查是利用光学纤维内镜对气管、支气管管腔进行的检查。

（2）可进行的操作：纤维支气管镜检查可在直视下行活检或刷检、钳取异物、吸引或清除阻塞物，并可作支气管肺泡灌洗，行细胞学或液体成分的分析。另外，利用支气管镜可注入药物，或切除气管内腔的良性肿瘤等。

　　（3）适应证：①原因不明的咯血需明确病因及出血部位，或需局部止血治疗者；②胸部 X 线占位改变或阴影而致肺不张、阻塞性肺炎、支气管狭窄或阻塞刺激性咳嗽，经抗生素治疗不缓解，疑为异物或肿瘤的患者；③用于清除黏稠的分泌物、黏液栓或异物；④原因不明的喉返神经麻痹、膈神经麻痹或上腔静脉阻塞；⑤行支气管肺泡灌洗及用药等治疗；⑥引导气管导管，进行经鼻气管插管。

　　（4）禁忌证：①肺功能严重损害，重度低氧血症，不能耐受检查者；②严重心功能不全、高血压或心律失常者；③严重肝、肾功能不全，全身极度衰竭者；④出凝血机制严重障碍者；⑤哮喘发作或大咯血者，近期上呼吸道感染或高热者；⑥主动脉瘤破裂危险者；⑦对麻醉药物过敏，不能用其他药物代替者。

112. 纤维支气管镜检查操作前患者需要做哪些准备？检查后注意事项及病情观察重点是什么？

　　（1）检查前准备：向患者及其家属说明检查目的、操作过程及有关配合注意事项，以消除紧张情绪，取得合作。纤维支气管镜检查是有创性操作，术前患者应签署知情同意书。患者术前 4h 禁食、禁水，以防误吸。患者若有活动义齿应事先取出。

　　（2）检查后注意事项：①避免误吸。术后 2h 内禁食、禁水。麻醉作用消失、咳嗽和呕吐反射恢复后可进温凉流质或半流质饮食。进食前试验小口喝水，无呛咳再进食。②减少咽喉部刺激。术后数小时内避免吸烟、谈话和咳嗽，使声带得以休息，以免声音嘶哑和咽喉部疼痛。

　　（3）病情观察：①密切观察患者有无发热、胸痛、呼吸困难，观察分泌物的颜色和特征；②向患者说明术后数小时内，特别是活检后会有少量咯血及痰中带血，不必担心；③对咯血者应通知医师，并注意窒息的发生。

参 考 文 献

[1]　尤黎明，吴瑛.内科护理学.第 6 版.北京：人民卫生出版社，2017.

[2]　陈文彬.诊断学.第 5 版.北京：人民卫生出版社，2018.

[3]　陈灏珠.实用内科学.第 12 版.北京：人民卫生出版社，2018.

[4]　张锦.呼吸系统疾病防治.北京：人民卫生出版社，2018.

第 2 章

内分泌科 132 问

1. 甲状腺功能亢进的常见原因有哪些？

①毒性弥漫性甲状腺肿（Grave's 病）；②桥本甲状腺炎伴甲状腺毒症（Hashimoto toxicosis）；③新生儿甲状腺功能亢进症；④多结节性毒性甲状腺肿；⑤甲状腺自主高功能腺瘤（Plummer disease）；⑥滤泡性甲状腺癌；⑦碘致甲状腺功能亢进症；⑧ HCG 相关性甲状腺功能亢进症（绒毛膜癌、葡萄胎等）。

2. 单纯性突眼的临床表现有哪些？

轻度突眼；瞬目减少或凝视（Stellwag 征）；上眼睑挛缩，眼裂增宽（Dalrymple 征）；上眼睑移动滞缓（von Graefe 征）；双眼向上看时前额皮肤不能皱起（Joffroy 征）；两眼内聚减退或不能（Mobius 征）。

3. 毒性弥漫性甲状腺肿（Graves 病）眼病病情严重度评估标准是什么？

轻度：突眼度 19 ～ 20mm；中度：突眼度 21 ～ 23mm；重度：突眼度 > 23mm。

4. 甲状腺功能亢进（甲亢）患者一般状态评估有哪些方面？

（1）生命体征：观察有无体温升高、脉搏加快、脉压增大等表现。

（2）意识精神状态：观察有无兴奋、易怒、失眠不安等表现或神志淡漠、嗜睡、反应迟钝等。

（3）营养状况：评估患者有无消瘦、体重下降、贫血等营养状况改变。

5. 常用抗甲状腺药物有哪些？其作用机制及停药时机是什么？

（1）硫脲类：甲硫氧嘧啶及丙硫氧嘧啶；咪唑类：甲巯咪唑和卡比马唑。

（2）作用机制：通过抑制甲状腺内过氧化物酶及碘离子转化为新生态碘或活性碘，从而抑制甲状腺激素（TH）的合成。

（3）停药时机：外周血白细胞 $< 3 \times 10^9/L$ 或中性粒细胞低于 $1.5 \times 10^9/L$ 时应停药观察。

6. 亚临床甲亢的特点是什么？

血清 T_3、T_4 正常，促甲状腺激素（TSH）降低，不伴或伴有轻微的甲亢症状、主要依赖实验室检查结果才能诊断。

7. 毒性弥漫性甲状腺肿（Graves 病）的眼部表现分为哪两类？

一类为单纯性突眼，甲状腺毒症所致的交感神经兴奋增高及甲状腺激素（TH）的 β 肾上腺能样作用致眼外肌、上睑提肌张力增高；另一类为浸润性突眼，与眶后组织的自身炎症反应有关。

8. 抗甲状腺药物治疗的适应证是什么？

①病情轻、中度患者；②甲状腺轻、中度肿大者；③年龄在 20 岁以下，或孕妇、高龄，或由于其他严重疾病不宜手术者；④手术前或碘 -131 治疗前的准备；⑤手术后复发而不宜进行

☆ ☆ ☆ ☆

碘 -131 治疗者。

9. 毒性弥漫性甲状腺肿（Graves 病）眼病的临床表现有哪些？

眼内异物感、胀痛、畏光、流泪、复视、斜视、视力下降、眼球显著突出，眼睑肿胀、结膜充血水肿、眼球活动受限，严重者眼球固定，眼睑闭合不全、角膜外露形成溃疡，甚至失明。

10. 甲状腺危象的主要诱因、临床表现是什么？如何防治？

（1）诱因：①应激状态，如感染、手术、放射性碘治疗等；②严重的躯体疾病，如心力衰竭、低血糖症、败血症、脑卒中、急腹症或严重创伤等；③口服过量的甲状腺激素（TH）制剂；④严重精神创伤；⑤手术中过度挤压甲状腺。

（2）临床表现：早期表现为原有的甲亢症状加重，并出现高热（体温＞ 39℃），心动过速（140 ～ 240 次 / 分），常伴有心房颤动或扑动，烦躁不安、大汗淋漓、呼吸急促、畏食、恶心、呕吐、腹泻，患者可因大量失水导致虚脱、休克、嗜睡、谵妄或昏迷。

（3）防治：①抑制甲状腺激素（TH）合成；②抑制甲状腺激素（TH）释放；③普萘洛尔 20 ～ 40mg，每 6 ～ 8 小时口服一次，或 1mg 经稀释后缓慢静脉注射；④氢化可的松 50 ～ 100mg 加入 5% ～ 10% 葡萄糖溶液中静脉滴注，每 6 ～ 8 小时一次；⑤降低和清除血浆甲状腺激素（TH）；⑥针对诱因和对症支持治疗。

11. 甲状腺功能亢进浸润性突眼如何防治？

①高枕卧位，限制食盐摄入；②使用滴眼液，睡眠时眼睑不能闭合者使用抗生素眼膏保护眼睛，必要时加盖眼罩预防角膜损伤；③早期应用免疫抑制剂，症状好转后减量；④对严重突眼、暴露性角膜溃疡或压迫性视神经病变者，行球后放射或手术治疗，以减轻眶内或球后浸润；⑤控制甲亢首选抗甲状腺药物（ATD）治疗；⑥左甲状腺素片与抗甲状腺药合用，预防甲状腺功能低下

加重突眼。

12. 甲状腺功能亢进的护理问题、饮食护理、用药护理、眼部护理、心理护理各是什么?

(1) 护理问题：①营养失调。营养低于机体需要量与代谢率增高导致代谢需求大于摄入量。②活动无耐力：与蛋白质分解增加、甲亢性心脏病、肌无力等有关。③应对无效：与性格及情绪改变有关。④有组织完整性受损的危险：与浸润性突眼有关。⑤潜在并发症：甲状腺危象。

(2) 饮食护理：补充高热量、高蛋白、高维生素及矿物质丰富的饮食；给予充足的水分，每天饮水 2000 ~ 3000ml，禁止摄入刺激性食物及饮料，如浓茶、咖啡等，以免引起患者精神兴奋。减少食物中粗纤维的摄入，以减少排便次数。避免进食含碘丰富的食物。

(3) 用药护理：有效治疗可使病情稳定，护士应指导患者正确用药，不可自行减量或停药，并密切观察药物的不良反应，及时处理。抗甲状腺药物的常见不良反应有：①粒细胞减少；②药疹比较常见；③若发生中毒性肝炎、肝坏死、精神病、胆汁淤积综合征、狼疮样综合征、味觉丧失等，应立即停药。

(4) 眼部护理：采取保护措施，预防眼睛受到刺激和伤害。外出戴深色眼镜，减少光线、灰尘和异物的侵害。经常用眼药水湿润眼睛，睡前涂抗生素眼膏，眼睑不能闭合者用无菌纱布或眼罩覆盖双眼，勿用手直接揉眼睛。睡觉或休息时，抬高头部，减轻球后水肿。

(5) 心理护理：耐心细致地解释病情，让患者及其亲属了解其情绪、性格改变是暂时的，可因治疗而改善。鼓励患者表达内心感受，理解和同情患者，建立互信关系。与患者共同探讨控制情绪和减轻压力的方法。保持居室安静和轻松的气氛，尽可能有计划的集中进行治疗与护理，以免过多打扰患者，鼓励患者参加

☆ ☆ ☆ ☆

集体活动。

13. 发生甲状腺危象应如何处理？

①绝对卧床休息，迅速建立静脉通路。②及时准确按医嘱给药。③密切观察病情变化：定期测量生命体征，准确记录 24h 出入量，观察神志变化。④对症护理：体温过高者给予冰敷或酒精擦浴以降低体温；躁动不安者使用床栏保护患者安全；昏迷者加强皮肤、口腔护理，定时翻身，防止压疮、肺炎的发生。

14. 单纯性甲状腺肿定义、病因、发病机制、临床表现是什么？

（1）定义：单纯性甲状腺肿是指由多种原因引起的非炎症性或非肿瘤性甲状腺肿大，一般不伴有甲状腺功能异常的临床表现。

（2）病因：①碘缺乏是地方性甲状腺肿的主要原因；②甲状腺激素（TH）合成或分泌障碍；③甲状腺激素（TH）需要量增加。

（3）发病机制：由于一种或多种因素阻碍甲状腺激素（TH）合成，甲状腺激素（TH）分泌减少，导致 TSH 分泌增加，从而引起甲状腺代偿性增生肥大。

（4）临床表现：主要表现是甲状腺肿大，多无其他症状。早期甲状腺呈轻度或中度弥漫性肿大，表面光滑、质地较软、无压痛。甲状腺显著肿大可引起压迫症状。

15. 甲状腺功能亢进的临床表现有哪些？

主要有：易激动、烦躁失眠、心悸、乏力、怕热、多汗、消瘦、食欲亢进、大便次数增多或腹泻、女性月经稀少。可伴周期性瘫痪和近端肌肉进行性无力、萎缩，后者称甲亢性肌病，以肩胛带和盆骨带肌群受累为主。

16. 甲状腺毒症对心脏有哪些作用？

①增强心脏 β 受体对儿茶酚胺的敏感性；②直接作用于心肌

收缩蛋白，发挥正性肌力作用；③继发于甲状腺激素导致的外周血管扩张，阻力下降，心排血量代偿性增加。

17. 甲亢患者 ^{131}I 摄取率的表现如何？

^{131}I 的正常值为 3 小时 5% ~ 25%，24 小时 20% ~ 45%，高峰在 24h 出现。甲亢时 ^{131}I 摄取率表现为总摄取量增加，摄取高峰前移。

18. 诊断甲亢的实验室和其他检查有哪些？

①促甲状腺激素（TSH）；②血清总甲状腺素；③血清游离甲状腺素、游离三碘甲腺原氨酸；④血清总三碘甲腺原氨酸；⑤碘摄取率；⑥ TSH 受体抗体；⑦ TSH 受体刺激抗体；⑧电子计算机 X 线体层显像和磁共振显像；⑨甲状腺放射性核素扫描。

19. 甲亢的诊断顺序是什么？

①甲状腺毒症的诊断：测定血清 TSH、TT_4、FT_4、TT_3、FT_3 的水平；②确定甲状腺毒症是否来源于甲状腺的功能亢进；③确定甲亢的原因，如毒性结节性甲状腺肿、甲状腺自主高功能腺瘤。

20. 妊娠期甲状腺功能亢进症有哪些影响？

甲亢对妊娠的负面影响主要是流产、早产、先兆子痫、胎盘早剥等。如果患者甲亢未控制，建议不要妊娠；如果患者正在接受抗甲状腺药物的治疗，血清 TT_4、TT_3 达到正常范围，停抗甲状腺药物或应用抗甲状腺药物最小剂量，可以妊娠；如果患者为妊娠期间发现甲亢，选择继续妊娠治疗，则选择抗甲状腺药物的最小剂量。有效地控制甲亢可以明显改善妊娠的不良结果。

21. 甲亢患者眼部用药如何护理？

①用药护理：限制钠盐摄入，遵医嘱适量使用利尿剂，以减

☆☆☆☆

轻组织充血、水肿。②病情观察：定期眼角膜检查以防角膜溃疡造成失明。

22. 原发性甲状腺功能减退症（甲减）的病因是什么？心血管系统的表现有哪些？

（1）病因：①自身免疫损伤；②甲状腺破坏；③缺碘或碘过多；④抗甲状腺药物。

（2）表现：心血管系统表现为心肌黏液性水肿导致心肌收缩力减弱、心动过缓、心排血量下降。

23. 甲减的实验室检查、治疗要点、分型、临床表现及护理诊断有哪些？

（1）实验室检查：①血常规及生化检查；②甲状腺功能检查；③病变部位鉴定。

（2）治疗要点：①替代治疗；②对症治疗，有贫血者补充铁剂。

（3）分型：①呆小病；②幼年型甲减；③成年型甲减。

（4）临床表现：①一般表现：易疲劳，畏寒，体重增加，行动迟缓；②心血管系统：心肌收缩力减弱，心动过缓，心排血量下降，组织供血减少；③消化系统：畏食、腹胀、便秘等；④内分泌生殖系统：成年女性可伴有性欲减退，排卵障碍，月经周期紊乱；⑤肌肉与关节：肌肉乏力，可有肌萎缩；⑥黏液性水肿昏迷。

（5）护理诊断：①便秘；②体温过低；③潜在并发症：黏液性水肿昏迷。

24. 黏液性水肿昏迷的治疗、临床表现、饮食护理、健康指导有哪些？

（1）治疗：①立即静脉补充甲状腺激素（TH），清醒后改口服维持治疗；②保温、给氧、保持呼吸道通畅；③氢化可的松200～300mg/d持续静脉滴注，待患者清醒后逐渐改量；④控制感染、治疗原发病。

（2）临床表现：嗜睡、低体温（体温 < 35℃）、呼吸减慢、心动过速、血压下降、四肢肌肉松弛、反射减弱或消失、神志昏迷、休克、心肾功能不全而危及患者生命。

（3）饮食护理：给予高蛋白、高维生素、低钠、低脂肪饮食，细嚼慢咽，少量多餐。进食粗纤维食物，如蔬菜、水果或全麦制品，促进胃肠蠕动。每天摄入足够水分，为 2000 ～ 3000ml，以保证大便通畅。

（4）健康指导：①防治病因、避免诱因；②配合治疗；③自我监测。

25. 甲减按病变发生的部位分几大类？

①原发性甲减；②中枢性甲减；③甲状腺激素抵抗综合征。

26. 库欣综合征的病因及临床表现有哪些？

（1）病因：①依赖性垂体促肾上腺皮质激素（ACTH）的库欣综合征；②不依赖性垂体促肾上腺皮质激素（ACTH）的库欣综合征。

（2）临床表现：①向心性肥胖、满月脸、多血质外貌；②全身肌肉及神经系统：四肢肌肉萎缩、常表现为肌无力、下蹲后起立困难；③皮肤表现：皮肤薄，面色红润；④心血管表现：80% 的患者有高血压表现；⑤抵抗力降低：容易发生感染，以肺内感染多见；⑥性功能障碍：男性可有阳痿、性欲减退；⑦代谢障碍：20% 患者可出现继发性糖尿病。

27. 腺垂体功能减退症的定义、病理是什么？原发性及继发性腺垂体功能减退病因是什么？

（1）定义：腺垂体功能减退症指腺垂体激素分泌减少，可以是单种激素减少，也可为多种垂体激素同时缺乏。

（2）病理：产后大出血、休克引起者，垂体前叶呈大片缺血性坏死，垂体动脉有血栓形成。久病者垂体缩小大部分为纤维组织，仅留少许较大的嗜酸性粒细胞和少量嗜碱性粒细胞。

（3）原发性腺垂体功能减退症的病因：①先天遗传；②垂体瘤；③垂体缺血性坏死；④蝶鞍区手术、放疗和创伤；⑤垂体感染和炎症；⑥垂体卒中；⑦垂体浸润。

（4）继发性腺垂体功能减退的病因：①垂体柄破坏；②下丘脑病变及中枢神经系统疾病。

28. 何为神经性厌食？

多见于年轻女性，有精神症状和恶病质，厌食消瘦、精神抑郁、性功能减退，闭经或月经稀少，但无阴毛、腋毛脱落，可伴有神经性厌食交替出现。内分泌检查出性腺功能减退，垂体功能减退。

29. 腺垂体功能减退如何治疗？ 预后效果？

（1）治疗：①病因治疗；②激素替代治疗；③垂体危象处理。此病为慢性终身性疾病，垂体瘤引起者预后较差，患者可发生严重视力障碍及颅内压增高现象。

（2）预后：产后大出血患者预后较好，如及时适当的激素替代治疗，患者生活和工作能力渴望接近正常，但如不及时诊断和治疗，往往丧失劳动力，并可因多种原因诱发危象。

30. 发生垂体危象如何处理？

首先给予静脉推注 50% 葡萄糖 40 ～ 60ml 抢救低血糖，继而补充 5% 葡萄糖盐水 500 ～ 1000ml 中加入氢化可的松 50 ～ 1000mg 静脉滴注，以解除肾上腺功能减退危象。

31. 垂体功能减退危象的临床分型有哪些？

①高热型（＞ 40℃）；②低温型（＜ 30℃）；③低血糖型；

④低血压循环衰竭型；⑤水中毒型；⑥混合型。

32. 嗜铬细胞瘤（PHEO）的定义、临床表现、并发症、护理诊断、辅助检查重要指标、饮食护理、活动指导是什么？

（1）定义：嗜铬细胞瘤（PHEO）起源于肾上腺髓质、交感神经节或其他部位的嗜铬组织、瘤组织持续或间断地释放大量儿茶酚胺入血，引起持续性或阵发性高血压，或多个器官功能及代谢紊乱。

（2）临床表现：①阵发性高血压、持续性高血压。②低血压及休克。③心脏表现：大量儿茶酚胺可引起儿茶酚胺性心肌病，伴心律失常，如期前收缩，阵发性心动过速，甚至心室颤动。部分患者可发生心肌退行性改变，坏死，炎性改变。④高代谢症候群。

（3）并发症：左心室肥大、心脏肥大、心力衰竭、冠状动脉粥样硬化、心肌梗死、肾小球动脉硬化、脑血管病变。

（4）护理诊断：①组织灌注无效。与去甲肾上腺素分泌过量致持续性高血压有关。②疼痛、头痛。与血压升高有关。③睡眠形态紊乱。与疼痛、焦虑及环境改变有关。④活动无耐力。与疾病、治疗限制有关。⑤自理能力缺陷。与视力、听力下降有关。⑥便秘。与儿茶酚胺增高使肠蠕动及张力减弱有关。⑦焦虑。与患病早期病因诊断不明，担心疾病治疗及预后有关。⑧潜在并发症。心肌梗死、脑血管意外。

（5）辅助检查重要指标：①尿儿茶酚胺。成倍升高，超过正常值 2 倍以上有诊断意义。②B 型超声波定位检查。首选无创检查。③MRI。具有较高的诊断价值。

（6）饮食护理：根据血糖、糖耐量调整饮食，采用低糖、低盐、高热量、高蛋白质、高维生素、易消化食物；避免食用含咖啡因饮料。

（7）活动指导：急性期绝对卧床休息，保持环境安静，避免刺激；室内光线宜偏暗；减少探视；护理人员操作集中进行；适

☆ ☆ ☆ ☆

当活动，避免剧烈活动。

33. 如何做好嗜铬细胞瘤（PHEO）的病情观察？

①密切观察血压变化；②观察有无头痛及头痛的程度、持续的时间，有无其他伴随症状；③观察患者发病是否与诱发因素有关；④记录液体出入量，监测患者水、电解质变化。

34. 血脂的概念、成分及作用是什么？

（1）定义：血脂是血浆中的中性脂肪（甘油三酯）和类脂（磷脂、糖脂、固醇、类固醇）的总称。

（2）成分及作用：血脂中的主要成分是甘油三酯和胆固醇，其中甘油三酯参与人体内能量代谢，而胆固醇则主要用于合成细胞浆膜、类固醇激素和胆汁酸。

35. 检测血脂饭后多长时间采血能较为可靠地反映血脂水平的真实情况？

检测血脂时，常在饭后 12 ～ 14h 采血，这样才能较为可靠地反映血脂水平的真实情况。

36. 血脂测定的重点项目包括什么？

血浆胆固醇和甘油三酯这 2 项成为血脂测定的重点项目。

37. 人体内血脂的来源有哪些途径？

人体内血脂的来源有两种途径，即内源性和外源性。内源性血脂是指在人体的肝脏、脂肪等组织细胞中合成的血脂成分；外源性血脂是指由食物中摄入的血脂成分。

38. 高脂血症的定义、临床表现、防治措施、忌吃食物是什么？

（1）定义：高脂血症是指血浆中总胆固醇、甘油三酯、低密度脂蛋白中其中一种或多种水平升高。

（2）临床表现：①脂质在真皮内沉积所引起的黄色瘤；②脂质在血管内皮沉积所引起的动脉粥样硬化，产生冠心病和周围血管病等。

（3）防治措施：药物治疗，注意科学饮食，少食高脂肪和高糖食物是防治高脂血症的有效措施。

（4）不宜吃的食品：①碳水化合物中应忌的食品：番薯（产生胀气的食品）、干豆类、味浓的饼干类；②脂肪类应忌的食品：动物油、生猪油、熏肉、油渍沙丁鱼；③蛋白质应忌的食品：脂肪多的食品（牛、猪的五花肉、排骨肉、鲸鱼肉、鲱鱼、鳗鱼、金枪鱼等）、加工品（香肠等）；④维生素、矿物质应忌的食品：纤维硬的蔬菜（牛蒡、竹笋、玉米）、刺激性强的蔬菜（香辛蔬菜、如芥菜、葱、芹菜类）；⑤其他应忌的食品：香辛料（辣椒、芥末、咖喱粉、酒类饮料、咖啡、浓红茶等）、碳酸饮料、盐渍食品（咸菜类、咸鲑鱼、咸鱼子、腥鱼子、糖酱油煮的菜、酱菜类）。

39. 血脂常规检查包括什么？

总胆固醇、甘油三酯、胆固醇酯（占总胆固醇的 70% ～ 75%）、高密度脂蛋白、低密度脂蛋白。

40. 根据病因，高脂血症的分类有哪些？

①原发性高脂血症；②继发性高脂血症。

41. 高脂血症分几种类型？

①高甘油三酯血症；②高胆固醇血症；③低高密度脂蛋白血症；④混合型高脂血症。

42. 高脂血症对人体的危害、日常保健注意事项是什么？

（1）危害：①高脂血症会危害冠状动脉，形成粥样硬化；②高

☆ ☆ ☆ ☆

脂血症会导致冠心病；③高脂血症会导致高血压；④高脂血症会加大血液的黏稠度，危害循环系统中的微循环灌注；⑤高脂血症会导致脑卒中。

（2）注意事项：①药物调节，治疗高脂血症必须长期服药；②戒烟，限酒；③加强体力活动和体育锻炼；④限制摄入高脂肪食品；⑤定期体检。

43. 痛风的定义、病因、发病机制、临床表现、诊断要点、治疗要点、护理诊断/问题及措施、实验室及其他检查是什么？

（1）定义：痛风是慢性嘌呤障碍导致的一组异质性疾病，可发生于任何年龄并随着年龄的增长有升高的趋势，男性发病多见，女性多在绝经期后，有家族遗传史。

（2）病因：由于代谢异常产生过多的尿酸造成，分为原发性、继发性。

（3）发病机制：①高尿酸血症。尿酸生成过多、肾对尿酸排泄减少。②痛风的急性发作是尿酸在关节周围组织以结晶性质沉积引起的急性炎症反应和痛风石疾病。

（4）临床表现：①无症状期。仅有血尿酸持续性或波动性增高。②急性关节炎期。受累关节及周围组织红、肿、热、痛和功能受限。③痛风石及慢性关节炎期。常多关节受累，且多见于关节远端。④肾病变。肾绞痛、尿血、易并发感染。⑤高尿酸血症与代谢综合征。肥胖、原发性高血压、高脂血症、2型糖尿病、高胰岛素血症。

（5）诊疗要点：①中老年男性，有家族遗传病史；②血尿酸增高；③痛风石活检，或穿刺取内容物检查，证实为尿酸盐结晶；④受累关节X线检查，关节腔镜检查可协助诊断；⑤诊断有困难者用秋水仙碱诊断性治疗迅速显效，具有特征性诊断价值。

（6）治疗要点：①一般治疗。调节饮食，限制嘌呤食物，严禁饮酒，适当运动。②急性痛风性关节炎期的治疗。秋水仙碱，非甾体抗炎药，糖皮质激素。③发作间歇性或慢性期处理。促进尿酸排泄药，抑制尿酸合成药物。④继发性痛风的治疗。除治疗继发病因外，对痛风的治疗原则同前述。⑤无症状性高尿酸血症的治疗。积极寻找病因和相关因素。

（7）护理诊断/问题及措施：①休息与体位。应绝对卧床休息，抬高患肢。②局部护理。手、腕或肘关节受累时，可用夹板固定制动，也可给予冰敷或25%的硫酸镁湿敷。③饮食护理。避免高热量食物，减少尿酸盐结晶的沉积。④病情观察。关节疼痛的部位、性质、间隔时间，有无红、肿、热、痛和功能障碍，诱发因素，痛风石的体征，体温情况，监测血、尿的尿酸变化。⑤心理护理。⑥用药护理。秋水仙碱的肠胃反应，非甾体抗炎药有无活动性消化性溃疡或消化道出血发生，别嘌醇对肾功能不全者应减半量应用，糖皮质激素有无"反跳"现象。

（8）实验室及其他检查：①血、尿的尿酸测定；②滑囊液与痛风石内容物检查；③其他检查：X线检查、关节镜等有助于发现骨，关节的相关病变或尿酸性尿路结石影。

44. 肥胖的原因有哪些？如何进行肥胖症的自我判断？

（1）原因：①遗传；②吃喝太多；③运动不足；④夜宵；⑤情绪饮料；⑥摄食中枢神经障碍；⑦荷尔蒙异常者；⑧激素分泌不正常或药物作用。

（2）肥胖症的自我判断：①体重指数（BMI）＝体重（kg）/身高（m）的平方；②体脂：男性超过25%，女性超过30%；③体型：男性腰围周径＞85cm，女性＞80cm。

45. 肥胖症患者具体要遵循的饮食原则有哪些？

①减少主食量；②粗细搭配；③改变进食顺序；④避免随意饮食。

☆ ☆ ☆ ☆

46. 肥胖症的并发症、治疗原则、护理诊断、健康教育、运动指导、心理护理、病情观察是什么?

(1) 并发症:高血压、冠心病、糖尿病、高脂血症、胆石症。

(2) 治疗原则:①减少热量摄取及增加热量消耗;②以行为、饮食、运动为主的综合疗法;③必要时辅以药物及手术治疗。

(3) 护理诊断:①营养失调,高于机体需要量——与摄食增加和消耗减少有关;②有感染的危险——与抵抗力下降有关;③焦虑——对疾病预后和担心治疗效果有关;④活动无耐力——与身体活动能力减弱有关。

(4) 健康教育:①积极预防;②宣讲肥胖的危害;③重建健康的生活方式。

(5) 运动指导:①运动要循序渐进并持之以恒;②患者运动期间,不要过于严格控制饮食;③运动时要注意安全,并有家属陪伴。

(6) 心理护理:①鼓励患者表达自己的感受;②与患者讨论疾病的治疗及预后,增加患者战胜疾病的信心;③鼓励患者自我调节;④加强修养,提高自身的内在气质;⑤如发现患者有严重的心理问题,建议心理专科治疗。

(7) 病情观察:①观察患者的体重、生命体征、睡眠、皮肤等变化;②评估患者的营养状况,注意有无热量摄入过低,心律失常;③对于焦虑的患者,有无焦虑的行为和语言表现;④对于活动无耐力的患者,应观察活动耐力是否逐渐增加,能否耐受日常活动和一般性活动。

47. 糖尿病的发病原因是什么? 糖尿病分为哪几型?

(1) 病因:因胰岛素分泌或作用的缺陷。

(2) 分型:分为1型糖尿病、2型糖尿病、其他特殊类型糖尿病和妊娠糖尿病。

48. 特殊类型的糖尿病包括哪些?

①β细胞功能遗传性缺陷；②胰岛素作用遗传性缺陷；③胰腺外分泌疾病；④药物或化学物诱导；⑤内分泌疾病；⑥感染；⑦免疫介导的罕见类型；⑧伴糖尿病的其他遗传性综合征。

49. 酮症酸中毒的原因是什么?

在胰岛素绝对缺乏时，脂肪组织大量动员分解，产生大量酮体，若超过机体对酮体的氧化利用能力时，大量酮体堆积形成酮症或发展为酮症酸中毒。

50. 糖尿病发生高血糖的原因是什么?

葡萄糖在肝、肌肉和脂肪组织的利用减少以及肝糖输出增多。

51. 糖尿病饮食的总热量是如何计算的?

标准体重 × 热量级别 = 总热量。

52. BMI 的计算方法和体重指数的意义是什么?

(1) 计算方法：BMI= 体重（kg）除以身高（m）的平方。

(2) 体重指数：BMI 正常值为 18.5 ～ 24；少于 18.5 为体重过轻；超过 28 为肥胖。

53. 三大营养素的比例是多少?

碳水化合物 55% ～ 65%（平均 60%）；蛋白质 15% ～ 20%；脂肪不超过总热量的 30%。

54. 糖尿病患者为何不主张空腹饮酒? 其运动原则、运动的禁忌证有哪些?

(1) 不宜空腹饮酒：酒精可诱发使用磺脲类或胰岛素治疗的

☆☆☆☆

患者出现低血糖，因此不宜空腹饮酒。

（2）运动原则：因人而异，量力而为，循序渐进，持之以恒。

（3）运动禁忌：①各种急性感染；②严重糖尿病慢性并发症：如新近发生的血栓、眼底病变等；③有明显酮症或酮症酸中毒倾向，或血糖波动大，频繁出现低血糖者；④伴有心功能不全、心律失常，且活动后加重。

55. 何为有氧运动？何为无氧运动？

（1）有氧运动：指在能增强体内氧气的吸入、运送和利用的耐久性运动中没有出现缺氧的情况。如散步、快走、慢跑、跳舞、游泳等。

（2）无氧运动：指对特定肌肉的力量训练，是突然产生爆发力的运动，可以增强局部肌肉的强度。如举重、百米跑、摔跤等，患者易感到气急、肌肉酸痛等不适。

56. 运动前血糖情况的评估是什么？

①空腹血糖 $\geq$ 14.0mmol/L，且出现酮体，应避免运动；②空腹血糖 $>$ 16.7mmol/L，虽未出现酮体，也应谨慎；③运动前血糖 $<$ 5.6mmol/L，应摄入额外的碳水化合物后运动；④收缩压 $>$ 于 180mmHg，也应避免运动。

57. 口服降糖药的分类及代表药物有哪些？

（1）磺脲类药：亚莫利（格列美脲片），属于胰岛素促泌剂。

（2）格列奈药：诺和龙（瑞格列奈片），属于胰岛素促泌剂。

（3）双胍类药：格华止（盐酸二甲双胍片），肥胖的 2 型糖尿病首选。

（4）糖苷酶抑制剂药：拜唐苹（阿卡波糖片）、倍欣（伏格列波糖片）。

（5）噻唑烷二酮类药：吡格列酮。

58. 糖苷酶抑制剂的作用机制是什么?

抑制小肠黏膜刷状缘的 α - 葡萄糖苷酶以延缓碳水化合物的吸收，降低餐后高血糖。

59. 胰岛素按作用时间分类及其代表药物和注射时间是什么?

（1）速效胰岛素：优泌乐和诺和锐，三餐前不超过 15min 注射。

（2）短效胰岛素：优泌林 R、诺和灵 R、甘舒霖 R、单纯性中性胰岛三餐前 15 ～ 30min 注射。

（3）预混胰岛素：诺和锐 30、优泌林 70/30、诺和灵 50R 等。餐前 15 ～ 30min 注射。

（4）长效胰岛素：来得时、诺和平、诺和达等，每天需固定在一个时间注射，与进餐无关。

60. 胰岛素应如何储存?

①未开启的胰岛素最好储存于 2 ～ 8℃冰箱内；②使用的胰岛素可放置在 25℃以内的室温中。

61. 胰岛素注射的不良反应、过敏反应的临床表现是什么? 怎么处理?

（1）不良反应：①胰岛素过敏；②局部皮下脂肪萎缩；③低血糖反应；④高胰岛素血症和胰岛素耐药性；⑤水肿；⑥胰岛素屈光不正；⑦体重增加。

（2）过敏反应的临床表现：①局部反应。偶有注射部位红肿、瘙痒。通常会在几天或几周内消失。②全身过敏反应。发生率低，一旦发生则病情严重。全身皮疹、呼吸短促、气喘、血压下降、脉搏加快、多汗，严重可危及生命。

（3）处理方法：发生过敏反应应更换高纯胰岛素，使用抗组胺药和糖皮质激素及脱敏疗法，严重反应者应中断胰岛素治疗。

☆ ☆ ☆ ☆

62. 胰岛素治疗早期为何会出现视物模糊？

这可能与胰岛素治疗后血糖迅速下降，引起晶体、玻璃体渗透压改变，晶体内水分外溢有关。而视物模糊，屈光率下降，一般 2 ～ 4 周自愈。

63. 什么是黎明现象？

夜间血糖控制良好，黎明时段的血糖水平升高。

64. 何为苏木杰现象？

低血糖的反应性高血糖。

65. 酮症酸中毒的表现、高渗性昏迷的表现、治疗方法是什么？

（1）酮症酸中毒的表现：①糖尿病症状进一步加重，尿量增加，口渴明显，全身乏力等；②脱水征：皮肤干燥、弹性差，眼球下陷，表情淡漠，并很快进入嗜睡等脑脱水状态；③酸中毒：典型表现为呼吸急促，烂苹果味。

（2）高渗性昏迷的表现：①脱水。患者出现尿量增多、皮肤干燥、口渴明显等脱水症状。严重时甚至出现外周循环衰竭的表现。②神经精神症状。患者表现为反应迟钝、嗜睡、幻觉、木僵甚至昏迷。

（3）治疗方法：①神志清楚、无水及电解质紊乱的患者，主要是去除诱因或病因后加用胰岛素治疗，进行饮食的调节后，患者可恢复正常；②中晚期的患者主要的治疗方法是纠正失水状态，降血糖、去除诱因。

66. 酮症酸中毒发生时化验指标是多少？

①血糖一般为 17.0 ～ 33.3mmol/L，或者更高，血糖高的程度与酸中毒的程度是不一致的；②血酮：可 > 5mmol/L 以上，明显

☆ ☆ ☆ ☆

高于正常水平 ；③尿糖、尿酮：尿糖呈强阳性，尿酮阳性 ；④ pH 一般＜ 7.3，严重的＜于 7.1。

67. 糖尿病非酮症性高渗性昏迷的化验指标是多少？

① 血糖多数＞ 33.3mmol/L ；② 血钠明显升高，多数＞ 150mmol/L ；③血钾早期可正常或偏低，随着病情的加重和脱水加重血钾可升高 ；④血浆渗透压＞ 330mmol/L。

68. 糖尿病非酮症高渗性昏迷的治疗要点是什么？

①迅速恢复患者有效循环血容量，改善脱水等情况 ；②胰岛素降血糖 ；③纠正电解质紊乱 ；④积极治疗各种诱发因素及相关并发症。

69. 酮症酸中毒的补液原则是什么？何时由生理盐水换成葡萄糖溶液进行补液？

（1）原则：先快后慢，先盐后糖。最初 2 ～ 3h 输入 2000ml 生理盐水，待血液循环改善后的每 6 ～ 8 小时静脉补液 1000ml，一般最初 24h 的补液总量为 4000 ～ 5000ml，个别的可达到 8000ml。

（2）更换液体时间：血糖降到 14mmol/L 左右后改为葡萄糖溶液进行补液。

70. 低血糖定义是什么？低血糖发生时会有什么表现？

（1）定义：低血糖是指任何原因导致体内血浆葡萄糖浓度＜ 2.8mmol/L ；老年患者血糖＜ 3.9mmol/L 即可确诊。

（2）表现：①交感神经兴奋的临床表现，如心慌、面色苍白、心悸、乏力、饥饿、出汗、全身震颤、腹痛的症状。②脑功能障碍的临床表现：患者表现为注意力不集中、反应迟钝、定向力障碍、头昏眼花、步态不稳等。部分患者还会出现幻觉、躁动、行为怪

☆ ☆ ☆ ☆

癣等。严重低血糖会致患者意识障碍甚至昏迷。

71. 临床上对于 α 糖苷酶抑制剂所致的低血糖应如何处理?

必须口服或静脉输入葡萄糖溶液,进食食物一般无效。

72. 低血糖所致昏迷的患者血糖升至正常即可吗?

在患者血糖恢复正常后还应持续静脉滴入 10% 葡萄糖溶液维持 3d,防止后期低血糖的再次发生,一般将血糖维持在正常或稍高的水平为宜。

73. 低血糖后一般在进餐或静脉注射葡萄糖后多长时间监测血糖?

一般在 15 ～ 30min 监测血糖,直到血糖监测恢复正常。

74. 糖尿病视网膜病变的分期是什么?

糖尿病视网膜病变分单纯型和增殖型,共分 6 期。
(1)1 期:伴有微动脉瘤或并有小出血点。
(2)2 期:有黄白色"硬性渗出"或并有出血斑。
(3)3 期:有白色"软性渗出"或并有出血斑。
(4)4 期:眼底有新生血管或并有玻璃体出血。
(5)5 期:眼底有新生血管和纤维增殖。
(6)6 期:眼底有新生血管和纤维增殖,并发视网膜脱离。

75. 糖尿病肾病分哪几期?

(1)1 期:肾小球高滤期。此期无明显症状。
(2)2 期:静息期。此期无临床症状。
(3)3 期:早期糖尿病肾病。尿常规化验蛋白仍呈阴性。
(4)4 期:临床糖尿病肾病或显性糖尿病肾病。
(5)5 期:终末肾功能衰竭。

☆ ☆ ☆ ☆

76. 糖尿病易合并哪些部位的感染?

皮肤感染;口腔感染;呼吸道感染;泌尿生殖系统感染。

77. 糖尿病足的发病进程一般分几期?

(1) 第一期,早期病变期:患者常有下肢发凉、麻木、腿部"抽筋"。

(2) 第二期,局部缺血期:"间歇性跛行",此外还有足部感觉异常,动脉搏动弱。

(3) 第三期,营养障碍期:静息痛,以夜间为甚,动脉搏动消失。

(4) 第四期,坏疽期:持续剧烈疼痛、干性溃疡和湿性溃疡,组织缺血坏死可合并感染,最终导致截肢,严重时还可危及生命。

78. 妊娠糖尿病的诊断标准是什么?

空腹血糖 ≥ 5.1mmol/L, < 7.0mmol/L,75g 葡萄糖耐量实验 1 小时血糖 ≥ 10.0mmol/L,2 小时血糖 ≥ 8.6mmol/L, < 11.1mmol/L。

79. 老年糖尿病血糖控制目标如何规定的?

应注意避免低血糖,血糖控制标准略宽于一般人。空腹血糖在 7.8mmol/L, 餐后 2 小时血糖在 11.1mmol/L 即可, 糖化血红蛋白 < 7%, 或尽可能接近正常。

80. 何为糖耐量受损? 何为空腹血糖异常?

口服葡萄糖耐量试验 (OGTT) 2 小时血糖 ≥ 7.8mmol/L, 并且 < 11.1mmol/L 为糖耐量受损;空腹血糖 > 6.1mmol/L, 并且 < 7.0mmol/L 为空腹血糖异常。

81. 糖尿病的急性并发症有哪些?

糖尿病酮症酸中毒;糖尿病非酮症高渗性昏迷;感染;低血糖。

☆ ☆ ☆ ☆

82. 糖尿病足发生的原因是什么?

糖尿病足是糖尿病神经病变和血管病变所共同导致的。

83. 糖尿病外周动脉疾病的表现是什么?

表现为下肢疼痛、感觉异常和间歇性跛行,严重可导致肢体坏疽。

84. 糖尿病自主神经受损的表现是什么?

皮肤干燥、直立性低血压、植物性膀胱、腹泻或便秘和胃轻瘫等。

85. 糖化血红蛋白和果糖胺的正常值是什么?

①糖化血红蛋白正常值:4%～6%;②果糖胺正常值:1.1～2.14mmol/L。

86. 妊娠妇女什么时间进行妊娠糖尿病的筛查?

妊娠 24～28 周。

87. 糖尿病的综合性治疗有哪些?

饮食控制、运动、血糖监测、糖尿病自我管理和药物治疗。

88. 糖尿病患者适量运动的好处、过量的危害是什么?

(1)好处:改善胰岛素的敏感性和血压、血脂。

(2)过量的危害:增加心血管系统发病的风险性;对视网膜病变者增加出血可能;增加下肢外伤的可能性。

89. 使用碘化剂造影时为何要暂停二甲双胍?

二甲双胍影响碘剂的排泄,造成肾脏的负担。

90. 糖尿病的病理生理基础是什么?

胰岛素绝对或相对不足;机体对葡萄糖的利用减少,肝糖输出增多;蛋白质合成减弱,分解加速。

91. 糖尿病对妊娠,对胎儿、婴儿分别有什么影响?

生育率低;流产率高;妊高征发生率高;羊水过多发生率增高;产科感染率增加;畸胎、巨大儿发生率增高;胎儿宫内发育迟缓及低重儿增多;新生儿易发生低血糖、呼吸窘迫和死亡率增高。

92. 1 型糖尿病患者如何预防低血糖症?

适宜的控糖方案;预防索莫吉(Somogyi)现象;充分认识引起低血糖症的危险因素;合理使用胰岛素。

93. 2 型糖尿病患者发生低血糖症的发病原因和发病机制是什么?

升糖调节机制缺陷;致低血糖的药物;糖尿病合并胰岛素瘤。

94. 糖尿病患者为何要做肺部检查?

糖尿病患者肺结核的发病率较非糖尿病高 3 ～ 4 倍。

95. 糖尿病神经病变的发病机制有哪些?

糖尿病神经病变是代谢异常和神经血液供应障碍共同参与的结果。

96. 糖尿病发生足部溃疡的原因是什么?

外周神经和自主神经病变是引起神经病性足部溃疡的重要原因。

97. 糖尿病心脑血管病变的病理基础是什么?

动脉粥样硬化、微血管基底膜增厚、糖原沉积、脂肪样变性

☆ ☆ ☆ ☆

和透明样变性。

98. 肝源性低血糖的机制是什么?

肝组织广泛破坏、葡萄糖消耗过多、有关糖原代谢的酶系统功能失常或不足。

99. 什么是胰岛素抵抗? 与肥胖有什么关系?

（1）胰岛素抵抗：指胰岛素作用的靶器官对外源性或内源性胰岛素作用的敏感性降低。

（2）与肥胖关系：胰岛素抵抗的主要原因是脂肪代谢异常，即脂肪异常分布、过度堆积。

100. 胰岛素初次使用者为什么会出现水肿?

胰岛素有贮钠作用，有个别患者初用时会出现水肿。

101. 肌电图在糖尿病患者检查中的意义是什么?

肌电图是糖尿病神经病变的一项检查。检查患者是否有肌张力异常，末梢神经炎，神经功能受损。

102. 何谓糖尿病肾病的"寂静期"?

主要表现为休息时尿白蛋白排泄不增高，但运动后尿白蛋白增加。

103. 糖尿病足如何进行预防教育?

每天检查足；选择合适的水温进行洗脚；不要赤足；选择合适的鞋；定期就医检查；戒烟等。

104. 持续低血糖为何会导致不可逆的神经损害?

血糖下降至 2.5 ～ 2.8mmol/L，大脑皮质受抑制，继而波及皮质下中枢包括基底节、下丘脑及自主神经中枢，最后累及延髓。

105. 低血糖分为哪几类?

分为无症状性低血糖；轻至中度症状的低血糖；严重低血糖。

106. 糖尿病性青光眼的发病机制是什么? 急性闭角型青光眼有什么症状?

（1）发病机制：糖尿病可引起前房角小梁网硬化，房水外流不畅，眼压升高而发生原发性青光眼。

（2）急性闭角型的症状：患眼侧头部剧痛，眼球充血，视力骤降。

107. 运动时患者的目标心率怎么计算?

运动目标心率 =（170 − 年龄）次 / 分。

108. 对于择期手术的患者血糖要达到什么水平?

空腹或餐前血糖：6.1 ～ 7.8mmol/L，餐后 2h 或随机血糖：7.8 ～ 10.0mmol/L。

109. 血糖常见的监测部位有哪些?

有指尖、耳垂、手掌大小鱼际及小腿等部位。

110. 动态血糖的探头在使用前如何进行准备?

储存在冰箱 2 ～ 8℃的环境下，使用前提前 2h 从冰箱中取出，和室温接近。

111. 动态血糖仪 ISIG 信号在什么范围内才可以初始化?

ISIG 信号在 5 ～ 200nA 才可以初始化血糖仪。

☆ ☆ ☆ ☆

112. 测完指尖血糖后多长时间内输入到动态血糖仪内？

测完指尖血糖后 5min 内输入到动态血糖仪内。

113. 进行动态血糖检测的患者每天要测几次血糖？什么时间测？

患者每天测 4 次血糖，每天三餐前及睡觉前测血糖。

114. 使用胰岛素泵的患者怎样进行健康指导？

特殊检查需要将泵取下；不宜做剧烈、幅度大的运动，防止泵管脱出；使用手机时必须与泵保持 10cm 以上的距离。

115. 开启的胰岛素有效期为多长时间？

胰岛素开启后有效期为 28d，开启后的胰岛素放在干燥处保存，超过 28d 须丢弃，不可再用。

116. 糖尿病患者饮用一份标准量的酒是多少？

啤酒 285ml；淡啤酒 375ml；红酒 100ml；白酒 30ml。建议有饮酒史的患者每日不超过 1 ～ 2 份。

117. 糖尿病患者每日食盐量要求多少克？

患者每日食盐不超过 6g，相当于 1 啤酒瓶盖盛放量。

118. 为何糖尿病患者鼓励多进食粗纤维蔬菜？

热量低、可以增加饱腹感、缓解餐后高血糖、促进胃肠蠕动及防止便秘。

119. 来源于患者本身影响胰岛素吸收的因素有哪些？

①运动、按摩注射部位、高温增加胰岛素吸收速度；②环境

温度低、吸烟可减慢胰岛素吸收速度。

120. 糖尿病并发症的主要护理问题有哪些?

（1）糖尿病酮症酸中毒:体液不足、舒适的改变、营养失调——低于机体需要量、活动无耐力、焦虑、知识缺乏。

（2）糖尿病高血糖高渗综合征:体液不足;舒适的改变;营养失调——低于机体需要量;生活自理能力下降;焦虑;知识缺乏。

（3）糖尿病乳酸性酸中毒:舒适的改变;气体交换受损;体液不足;营养失调——低于机体需要量;生活自理能力下降;焦虑;知识缺乏。

（4）低血糖:舒适的改变;有受伤的危险;生活自理能力下降;预感性悲哀;知识缺乏。

（5）糖尿病合并冠心病:舒适的改变——疼痛;活动无耐力。

（6）糖尿病合并高血压:舒适的改变——头晕;有跌伤的危险。

（7）糖尿病合并肾病:体液过多;生活耐力下降;有发生感染的危险。

（8）糖尿病视网膜病变:有受伤的危险;焦虑。

（9）糖尿病神经病变:舒适的改变;有受伤的危险。

（10）糖尿病足:舒适的改变;皮肤完整性受损;生活自理能力下降;有受伤的危险;预感性悲哀。

121. 糖尿病肾病的发病机制是什么?

（1）高蛋白饮食加剧糖尿病肾病的恶化:糖尿病患者由于严格限制糖类的摄入,而以高蛋白纤维食物供给为主,致使蛋白分解产物及磷的负荷过度和积聚,进而加剧了糖尿病肾病的病理损害。

（2）高血压的影响:糖尿病患者由于脂代谢紊乱、动脉粥样硬化等诸多原因,合并高血压者为数不少,这些患者中几乎均可见到尿微量蛋白,表明肾损害普遍。

（3）长期高血糖与过度的血糖增高,可致毛细血管通透性增加，血浆蛋白外渗，引起毛细血管基底膜损害，肾小球硬化和肾组织萎缩。

122. 糖尿病患者如何洗脚?

水温不超过 37℃，可用手、手肘或请家人代试水温；时间 10min 左右。

123. 高血糖为何会致神经血管并发症?

高血糖可引起微循环缺氧及血流灌注不足，使患者血液处于高凝状态，造成神经、血管损害。

124. 糖尿病血管和神经病变为何会增加下肢溃疡、感染和截肢率?

糖尿病引起的血管和神经病变可导致下肢微循环障碍，组织及神经营养不良，易感染坏死，造成下肢溃疡，严重时甚至截肢。

125. 糖尿病患者为何机体防御功能减退?

高血糖使机体处于消耗状态，体内代谢紊乱严重，对微生物入侵防御功能缺陷。

126. 糖尿病视网膜病变分哪 6 期?

微血管瘤；硬性渗出；软性渗出；新生血管形成；纤维增殖；视网膜剥脱。

127. 如何通过提高患者的自我管理来预防糖尿病足?

合理膳食；坚持运动；监测病情；药物治疗；解决问题；心态健康；减少风险。

128. 糖尿病足患者的血糖管理要求是什么?

最好使空腹血糖 < 6.1mmol/L；餐后血糖 < 9.0mmol/L；糖

化血红蛋白＜ 6.5%。

129. 如何进行糖尿病肾病的早期筛查？

糖尿病患者 6 个月内连续 2 次 24h 尿微量白蛋白定量结果均在 30 ～ 300mg，且排除其他原因，提示早期糖尿病肾病。

130. 如何对糖尿病患者进行温度觉检查？

分别用冷水（5 ～ 10℃）和热水（40 ～ 45℃）的水杯接触患者的足部皮肤，如无明显感觉或感觉不出差异，则为温度觉消失。

131. 糖尿病足伤口清洁液有哪些？抗菌消毒液有哪些？

①清洁液有生理盐水、清水、林格液、肥皂液；②抗菌液有传统消毒液：醋酸、甲硝唑；③新型消毒剂：含酶消毒液、碘伏。

132. 糖尿病足伤口护理的总原则是什么？

清除刺激源、清除坏死组织、预防和控制感染；保护伤口及其周围组织，为伤口愈合提供一个湿润环境；控制流出的液体和气体，使患者感到舒适。

参 考 文 献

[1]　陈璐璐，曾天舒．内分泌科疑难问题解析．南京：江苏科学技术出版社，2009：4.
[2]　余学锋．内分泌代谢疾病诊疗指南．第 3 版．北京：科学技术出版社，2013：6.
[3]　施秉银，阮瑞霞．糖尿病足全程管理和护理．北京：人民卫生出版社，2017：4.
[4]　丁淑贞，陈正女．内分泌科临床护理．北京：中国协和医科大学出版社，2016.
[5]　尤黎明，吴英．内科护理学．北京：人民卫生出版社，2016.
[6]　吴欣娟，董颖越．内分泌科理工作指南．北京：人民卫生出版社，2016.

第 3 章

神经内科 155 问

1. 神经系统由哪两大部分组成？各主管什么？

神经系统由周围神经系统和中枢神经系统两大部分组成。前者主管传递神经冲动，后者主管分析综合体内外环境传来的信息。

2. 按功能的不同，神经系统可分为哪两大系统？各自的主要功能是什么？

按神经系统功能的不同，可分为躯体神经系统和自主神经系统，前者主要功能是调整人体适应外界环境变化，后者具有稳定内环境的功能。

3. 什么是神经系统疾病？

神经系统疾病是指神经系统与骨骼肌由于血管性病变、感染、变性、肿瘤、外伤、中毒、免疫障碍、遗传因素、先天发育异常、营养缺陷和代谢障碍等所致的疾病。

4. 脑神经有哪些？

脑神经与脑相连，共 12 对，根据其与脑相连的部位由上向下以罗马数字Ⅰ～Ⅻ表示（如图 3-1 所示），依次为：Ⅰ嗅神经、Ⅱ视神经、Ⅲ动眼神经、Ⅳ滑车神经、Ⅴ三叉神经、Ⅵ展神经、Ⅶ

面神经、Ⅷ前庭蜗神经、Ⅸ舌咽神经、Ⅹ迷走神经、Ⅺ副神经、Ⅻ舌下神经。

脑神经

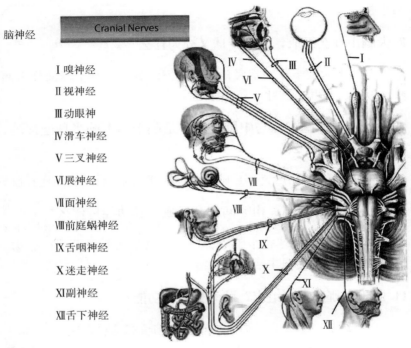

Cranial Nerves

Ⅰ嗅神经

Ⅱ视神经

Ⅲ动眼神

Ⅳ滑车神经

Ⅴ三叉神经

Ⅵ展神经

Ⅶ面神经

Ⅷ前庭蜗神经

Ⅸ舌咽神经

Ⅹ迷走神经

Ⅺ副神经

Ⅻ舌下神经

图 3-1　脑神经

5. 脊神经有哪些?

脊神经共 31 对,包括 8 对颈神经、12 对胸神经、5 对腰神经、5 对骶神经和 1 对尾神经。

6. 乳头线、脐孔、腹股沟相对应的脊柱定位是什么?

乳头线对应平面为胸 4,脐孔对应平面为胸 10,腹股沟对应平面为腰 1。

☆ ☆ ☆ ☆

7. 中枢神经系统由哪两部分组成，脑又分为什么?

中枢神经系统由脑和脊髓组成，脑又分为大脑、间脑、脑干和小脑。

8. 大脑由什么组成，大脑半球又分为什么?

大脑由大脑半球、基底核和侧脑室组成，大脑半球又分为额叶、颞叶、顶叶、枕叶、岛叶和边缘系统。

9. 间脑位于大脑半球与中脑之间，是脑干与大脑半球连接站，间脑可分为什么?

间脑可分5部分:背部丘脑、上丘脑、下丘脑、后丘脑和底丘脑。

10. 小脑位于颅后窝，由哪两部分组成，其功能是什么?

小脑由小脑半球和小脑蚓部组成，其功能是调节肌肉张力、维持身体平衡，使自主活动功能精良。

11. 脑干由哪三部分组成? 脑干有什么功能?

（1）组成:脑干自上而下由中脑、脑桥和延髓组成。

（2）脑干的功能:①生命中枢。延髓内侧为呼吸中枢，外侧为血管运动中枢，背外侧有呕吐中枢;脑桥有呃逆中枢。因此当脑干有严重损害，特别是延髓损害时多可导致呼吸、心搏骤停。②传导功能。一方面将脊髓及周围的感觉传导至中枢，另一方面又将大脑皮质的兴奋性经脑干传导至脊髓和由脑神经支配的效应器官。③睡眠与觉醒。脑干网状结构激活系统促使皮质兴奋，保持觉醒;其抑制系统保持睡眠，并控制睡眠与觉醒的交替节律功能，保持正常睡眠与觉醒。

12. 脑干损伤的临床表现是什么?

意识障碍、去大脑强直、交叉瘫痪、定位体征。

☆ ☆ ☆ ☆

13. 脊髓主要有哪两大功能?

①传导功能；②节段功能。

14. 头痛如何分类?

头痛主要分为以下几种类型：偏头痛；紧张性头痛；丛集性头痛和慢性阵发性偏侧头痛；与结构性疾病无关的杂类头痛；与头颅外伤有关的头痛；与血管疾病有关的头痛；与非血管性颅内疾患有关的头痛；与某些物质或某些药物戒断有关的头痛；与头部感染有关的头痛；与代谢性疾病有关的头痛；与头颅、颈部、眼、鼻、鼻窦、牙齿、口腔或其他面部或头颅结构有关的头痛；脑神经痛、神经干痛或传入性痛。

15. 偏头痛的基本特点是什么?

偏头痛属于功能性血管性头痛，是临床上常见的头痛类型之一。以反复的发作性头痛、间歇期正常为特点。偏头痛主要分为典型偏头痛和单纯性偏头痛两种。

16. 高颅压性头痛的临床表现有哪些?

急性颅内压增高时头痛呈持续性、阵发性加剧，以前额部为著，头痛逐渐加重。清晨时头痛明显，或可在夜间痛醒，但起床活动后可减轻,这可能与平卧时颈静脉回流较差有关。咳嗽、喷嚏、大便用力等均可使头痛加重。

17. 颅外局部因素所致头痛常见的因素有哪些?

颅外局部因素所致头痛常见的因素有激素变化、药物影响、运动睡眠过多或不足、情绪紧张、鼻部疾病导致的头痛（如上颌窦囊肿）、耳部疾病导致的头痛、天气变化、进食特殊食物（如酒精性饮料）等。

☆ ☆ ☆ ☆

18. 紧张性头痛的临床表现有哪些?

紧张性头痛又称为肌收缩性头痛, 主要表现为颈部和头面部肌肉持续性收缩而产生的头部压迫感、沉重感。多为两侧头痛, 表现为两额侧、后枕部、头顶部或全头部疼痛。头痛性质为钝痛、胀痛、压迫感、麻木感或束带样紧箍感。常因学习、生气、失眠、焦虑或忧郁、月经来潮、更年期等因素使紧张性头痛阵发性加剧。

19. 颅内占位病变的临床表现有哪些?

颅内占位病变以头痛为主要主诉。初期头痛常位于病变同侧, 后期有颅内压增高时表现, 为持久性钝痛, 晨起较重, 在咳嗽、大便用力或打喷嚏时头痛加重。随占位病变范围的增大及颅内压增高, 患者出现呕吐及视盘水肿, 最后因继发性视神经萎缩使视力减退或双目失明。

20. 典型偏头痛发作常有什么先兆, 并伴随什么症状?

典型偏头痛发作的先兆以视觉症状为主, 如畏光, 眼前闪光、火花, 或复杂视幻觉, 继而出现视野缺损、暗点、偏盲或短暂失明。少数患者可出现偏身麻木、轻度偏瘫或言语障碍。先兆大多持续5 ~ 20min。头痛时常出现恶心、呕吐、畏光、畏声、面部潮红、大量出汗、眼结膜充血, 或面色苍白、精神萎靡、厌食。

21. 什么是意识? 什么是意识障碍?

意识是指人对自身和周围环境的感知状态, 可通过言语及行动来表达。意识障碍指人对自身和环境的感知发生障碍, 或人赖以感知环境的精神活动发生障碍的一种状态。

22. 临床上如何进行意识障碍的判断?

临床上主要通过言语和各种刺激, 来观察患者反应情况加以判断意识障碍水平，如呼其姓名、摇其肩臂、压迫眶上切迹、针刺皮肤、与之对话和嘱其执行有目的的动作等。按其意识障碍深浅程度或特殊表现分为嗜睡、昏睡和浅昏迷、深昏迷。也可通过格拉斯哥昏迷评定量表（GCS），对睁眼、语言、运动的情况进行评估，进而进行意识障碍的判断。

23. 以觉醒状态改变为主的意识障碍包括哪些？

觉醒状态改变为主的意识障碍多为脑干网状结构上行激动系统功能受损或抑制所致，分为意识模糊、嗜睡、昏睡和昏迷。

24. 以意识内容改变为主的意识障碍包括哪些？

以意识内容改变为主的意识障碍多属于大脑皮质病损或抑制所致，分为谵妄状态和醒状昏迷。谵妄状态表现为意识清晰度降低对客观环境的意识能力及反应能力均轻度下降，注意力涣散，记忆力减退，对周围环境理解力和判断力失常，常产生错觉或幻觉，多伴有紧张、恐惧情绪。醒状昏迷表现为双目睁开，眼睑开闭自如，但思维、情感、记忆、意识及语言活动均完全消失，对外界环境不能理解，毫无反应，肢体无自主运动，呈现意识内容消失。

25. 什么是去皮质综合征？

去皮质综合征为意识丧失，而睡眠和觉醒周期存在的一种意识障碍。患者能无意识地睁眼、闭眼或转动眼球，但是眼球不能够随光线或物体刺激产生有意识的反应。光反射、角膜反射甚至咀嚼动作、吞咽反射均存在，可有吸吮、强握等原始反射，但无自发动作。大小便失禁，四肢肌张力增高，双侧锥体束征阳性。

26. 什么是无动性缄默症（睁眼昏迷）？

无动性缄默症是植物状态的一种特殊类型，也称睁眼昏迷。

☆ ☆ ☆ ☆

其基本表现为尽管对刺激可有反射性的四肢运动，但无随意运动。无自发言语及任何的情绪反应，可有像觉醒时那样的自发性睁眼、注视、追视动作。

27. 什么是脑死亡？

2002 年国家卫生部推出成人《中国脑死亡诊断标准》（草案）①先决条件，昏迷原因明确，排除各种原因的可逆性昏迷；②临床诊断深昏迷，脑干反射全部消失；③自主呼吸（靠呼吸机维持，呼吸暂停试验阳性），以上 3 项必须全部具备。脑死亡观察时间是首次确诊后观察 12h 无变化，方可确认为脑死亡。

28. 国际通用格拉斯哥昏迷评定量表(GSC),它代表何种意义?

（1）格拉斯哥昏迷评定量表（GSC）是意识障碍的评分，它从睁眼，语言、运动 3 方面对昏迷程度进行评价。

①睁眼：能自行睁眼 3 分；呼之睁眼 2 分；刺痛睁眼 1 分。

②语言：能对答，定位准确 5 分；能对答，定位有误 4 分；能说话，不能对答 3 分；仅能发音，不能说话 2 分；不能发音 1 分。

③运动：能完成吩咐的任务 6 分；手能指向刺痛部位 5 分；刺痛时，四肢回缩 4 分；刺痛时，双上肢过度屈曲 3 分；刺痛时，四肢过度伸展 2 分；刺痛时，四肢松弛，无反应 1 分。

（2）格拉斯哥昏迷评定量表是对意识障碍进行评估的一种方法，对于病情的评估及预后有一定的指导意义。

①第一级指昏迷小于 30min，分数 13 ～ 15 分。

②第二级指昏迷 30min ～ 6h，分数 8 ～ 12 分。

③第三级指昏迷大于 6h，分数低 7 分。

29. 言语障碍可分哪几种类型？

言语障碍可分为失语症、功能性构音障碍、运动性构音障碍、器质性构音障碍、听力障碍所致的言语障碍、发声障碍、儿童言语发育迟缓。

30. 感觉障碍的定义、分类、常见的护理诊断分别是什么?

（1）定义：感觉障碍是指机体感受系统对外界刺激不能产生正常的感觉反应。

（2）分类：解剖学上将感觉障碍分为末梢型感觉障碍、神经根型感觉障碍、脊髓型感觉障碍，内囊型感觉障碍、脑干型感觉障碍、皮质型感觉障碍。

（3）常见的护理诊断：①感知改变，与感觉障碍有关；②痛温觉障碍，与脑干、神经受损有关。

31. 根据临床表现，临床上将感觉障碍分为哪两大类?

根据感觉障碍的临床表现，临床上将感觉障碍分刺激性症状和抑制性症状两大类。

32. 运动障碍分为哪几种类型? 常见的护理诊断是什么?

（1）运动障碍：可分为运动传导通路病变引起的运动障碍、锥体外系统病变引起的运动障碍、迟发性运动障碍、口面运动障碍、肌肉病变引起的运动障碍、骨骼病变引起的运动障碍、痛性运动障碍、间歇性运动障碍、职业性运动障碍、情绪紧张引起的运动障碍。

（2）常见的护理诊断：①躯体移动障碍，与大脑、小脑及神经肌肉受损或运动协调异常有关；②潜在并发症，如失用综合征，与机体活动障碍有关。

33. 瘫痪按病变部位可分为哪几种类型?

瘫痪按病变的解剖部位可分为上运动神经元瘫痪、下运动神经元瘫痪和肌病瘫痪。

☆☆☆☆

34. 瘫痪的类型有哪些?

（1）瘫痪为肢体肌力的减退或丧失。根据瘫痪的性质可分4类，即上运动神经元瘫痪、下运动神经元瘫痪、神经肌肉传递障碍性和肌源性瘫痪。

（2）按瘫痪程度可分完全性或不完全性瘫痪。

（3）按瘫痪的部位可分为偏瘫、单瘫、截瘫、四肢瘫和交叉性瘫痪等。

35. 什么是共济失调，根据病变部位可分为哪3种类型?

（1）定义：人体的大脑、基底节、小脑、前庭系统、深感觉等系统损害将导致运动协调不良、平衡障碍等，使人体无法保持任意姿势与随意运动的症状体征，称为共济失调。

（2）分类：共济失调根据病变部位可分为3种类型，即脊髓型共济失调、脊髓小脑型共济失调和小脑型共济失调。

36. 肌力分级分哪几项?

（1）0级：肌肉完全无收缩力。

（2）1级：肌肉有主动收缩力，但不能产生动作。

（3）2级：肢体能在床面上移动，但不能抬起。

（4）3级：肢体能抬离床面，但不能抗阻力。

（5）4级：肢体能做对抗外界阻力的运动，但比正常者弱。

（6）5级：正常肌力。

37. 什么是脑卒中? 脑卒中分几类? 包括哪些疾病?

（1）定义：脑卒中又称卒中或脑血管意外，是一组各种原因引起的单一或多处脑血管损害及其导致的暂时或永久性脑功能障碍疾病的总称。

（2）分类：脑卒中分为两种类型，即缺血性脑卒中和出血性脑卒中。

（3）包括疾病：脑梗死、脑出血、脑栓塞、蛛网膜下腔出血等疾病。

38. 脑部由哪些主要动脉供血？

脑血流供应来自颈内动脉系统和椎 - 基底动脉系统，经脑静脉系统回流到右心房。

39. 什么是脑基底动脉环（即 Willis 环）？在脑的血液供应中有何特点？

（1）定义：前交通动脉、两侧大脑前动脉、两侧颈内动脉分叉部、两侧后交通动脉、两侧大脑后动脉、基底动脉顶端，在脑底部围绕视交叉、灰结节及乳头体共同组成脑基底动脉环。

（2）特点：脑基底动脉环把大脑前、中、后动脉互相连接，两侧颈内动脉系统与椎基动脉系统连通，实现脑循环的前后、左右联网互通。

40. 脑卒中分为几个期？

临床上分缺血性卒中和出血性卒中两种类型。

（1）缺血性卒中分为 4 个期：①超早期，发病 3 ～ 6h；②脑水肿颅高压期，发病 6h 至 14d；③恢复期；④后遗症期。

（2）出血性卒中分为急性期、恢复期、后遗症期。

41. 什么是短暂性脑缺血发作（TIA）？

短暂性脑缺血发作是由于颈内动脉或椎 - 基底动脉系统突然发生缺血导致相应区域的组织发生短暂的、可逆的、局灶性或全面性的中枢神经系统或视网膜功能障碍，持续时间 5 ～ 10min，大多数不超过 1h，偶尔有最长不超过 24h 者，症状和相关的症状体征在该最长限定时间内完全恢复，常多次发作。

☆ ☆ ☆ ☆

42. TIA 的特点是什么？治疗的重点是什么？

（1）特点：发病迅速，不超过 5 分钟，通常少于 2min；持续时间短，一般为 10 ～ 15min，多在 1h 内恢复，最长不超过 24h；完全恢复，不遗留神经系统或视网膜功能缺损症状和体征；反复发作，每日数次，少则数月或 6 个月发作一次。

（2）治疗重点：①病因治疗。针对可能存在的脑血管病危险因素进行治疗，如高血压、糖尿病、血脂异常等。②药物治疗。根据病情选用抗血小板治疗（如阿司匹林、双嘧达莫、噻氯匹定）、抗凝治疗（如肝素、华法林或低分子肝素钠）。③外科手术和血管内介入治疗。

43. TIA 护理的重点是什么？

①安全指导：TIA 发作时患者因一过性失明或眩晕，容易跌倒和受伤，应指导患者合理休息、运动，并采取适当的防护措施；②运动指导：规律的体育锻炼可以改善心脏功能、增加脑血流量、改善微循环，也可以降低已升高的血压，控制血糖水平和降低体重；③用药护理：指导患者遵医嘱正确服药，不能随意更改、终止或自行购药服用。告知患者药物的作用机制、不良反应观察及用药注意事项；④病情观察：频繁发作的患者应注意观察和记录每次发作的持续时间、间隔时间和伴随症状，观察患者肢体无力或麻木是否减轻或加重，有无头痛、头晕或其他脑功能受损表现，警惕完全性缺血性脑卒中的发生。

44. 怎样预防 TIA 复发？

主要是防治高血压和动脉硬化，如有心脏病、糖尿病、高脂血症等应积极治疗。

45. 脑卒中的先兆症状有哪些？

①突然一侧手、脚或面部发麻（木）或伴有肢体无力。②突

☆ ☆ ☆ ☆

然眼睛短暂发黑或视物模糊；突然看东西双影或伴有眩晕。③突然头痛、眩晕或伴有恶心、呕吐，甚至伴有心慌出汗等。④突然说话舌头发笨、说话不清楚。⑤没有任何预感突然跌倒，或伴有短时神志不清等。

46. 患者在院前发生脑卒中后应怎样急救处理?

①发现疑似脑卒中患者，家属或目睹者应保持冷静，不要摇晃其身体，也不可将患者扶起。② 2～3 人同时将患者抬起，一人托住患者的头和肩，保持头部不受到震动，一个人托住患者的背部和臀部，另一人托住患者的臀部或腿部，同时将患者抬起，轻轻放在床上或安全的地方；平卧位，头部略抬高，稍向后倾，并偏于一侧。③找他人帮忙和联系 120,说明病情、地址、联系电话；向急诊医师寻求正确处理方法。④合理运送：就近治疗，平卧运送，整个搬运过程中动作要轻柔。

47. 脑血栓与脑栓塞从发病机制上有何不同?

脑血栓主要是由于脑血管病变造成脑血管阻塞所致；脑栓塞则由脑外各部位的固体、液体或气体栓子堵塞于脑血管引起。

48. 脑血栓与脑栓塞从临床表现上有何不同?

①发病年龄：脑血栓发病年龄多在 60 岁以上；而脑栓塞则以青壮年为多。②病史：脑血栓多有高血压、动脉粥样硬化、短暂性脑缺血发作及糖尿病等病史；而脑栓塞患者多有心脏病，特别是风湿性心脏病、心房颤动、细菌性心内膜炎等病史。③先兆：脑血栓多有先兆，在血栓形成之前常有短暂性脑缺血发作表现；而脑栓塞多无先兆而骤然发病。④起病形式：脑血栓多为缓慢发病，常在安静状态下如睡眠中发病；而脑栓塞多发生于活动中，特别是在用力过大后、情绪激动等情况下突然发病。⑤症状表现：脑血栓多无头痛、呕吐、偏瘫、失语等，症状逐渐加重；而脑栓

塞可有头痛、呕吐及意识障碍等，偏瘫、失语等往往突然发生。

49. 急性缺血性脑卒中常见有哪些临床表现？

①多见于有高血压、糖尿病或心脏病史的中老年人；②常在安静或睡眠中起病；③部分病例病前有肢体无力及麻木、眩晕等TIA前兆症状，多无头痛、呕吐、昏迷等全脑症状，起病即有昏迷的多为脑干梗死，大片脑半球梗死多在局灶症状出现后意识障碍逐渐加深；④明显的定位症状和体征：决定于血栓闭塞的血管、梗死灶的大小和部位，可在数小时至3d内逐渐加重。

50. 颈内动脉闭塞综合征临床表现有哪些？

病侧一过性黑矇，偶可为永久性视力障碍，包括颈内动脉、大脑前、中动脉及其分支。梗死灶在同侧额、顶、颞叶或基底节区。构音障碍或失语；对侧中枢性面瘫、舌瘫；双眼向对侧注视障碍（向病灶侧同向偏视）；偏盲；对侧中枢性偏瘫和偏身感觉障碍。

51. 椎 – 基动脉系统脑梗死临床表现有哪些？

梗死灶在脑干、小脑、丘脑、枕叶及颞顶枕交界处：眩晕、复视、呕吐、声嘶、吞咽困难、共济失调等；交叉性瘫痪，同侧周围性脑神经瘫痪，对侧中枢性偏瘫；交叉性感觉障碍；四肢感觉运动障碍；小脑共济失调，眼震、平衡障碍、四肢肌张力降低等。

52. 脑卒中急性期的观察重点有哪些？

①意识：意识的改变能提示病情的轻重。了解发病时患者的意识状态及变化，定时呼唤患者，观察其昏迷程度。②瞳孔：观察瞳孔是否等大等圆，对光反应是否存在，敏感还是迟钝，眼球位置是居中，还是偏斜等。③体温：如体温升高要分析是吸收热、感染性或中枢性高热；如体温低、四肢冷，说明有休克的可能。④脉搏：注意脉搏的速率、节律、强弱及紧张度等。⑤呼吸：观

☆ ☆ ☆ ☆

察呼吸的速率，是否规则和深浅程度，并注意有无鼾声、叹息样呼吸等。呼吸慢可能为颅内压升高；呼吸快多见于感染、发热；呼吸不规则或出现叹息样呼吸、潮式呼吸，说明病情危重，可能发生脑疝。⑥血压：可以反映颅内压及血管运动中枢的状况。血压过高对脑出血患者不利，可引起再次出血；血压过低可致脑供血不足，特别是对脑血栓形成的患者可加重脑部病变。⑦抽搐：观察有无抽搐及抽搐发作、持续时间、发作次数及间隔时间，是否存在唇舌咬伤等。

53. 缺血性脑卒中急性期应进行哪些内科治疗?

缺血性脑卒中急性期的内科治疗可分为 3 大类。

（1）基础性支持治疗：①一般性处理。卧床休息，加强皮肤、口腔、呼吸道及排便的护理。②调控血压。③控制血糖。④治疗脑水肿，降低颅内压。⑤积极防治合并症。

（2）改善脑血循环，减轻脑损害：①溶栓治疗。临床常用的溶栓药有组织型纤溶酶原激活物（rt-PA）和尿激酶（uK）等。②抗凝治疗。主要作用是阻止血栓进展，防止脑梗死早期复发，并预防脑梗死患者发生深静脉血栓形成和肺栓塞，临床常用的药物有肝素、低分子肝素、华法林等；③降纤治疗。降解血中的纤维蛋白原，增加纤溶系统的活性，抑制血栓形成。④抗血小板聚集治疗。在发病早期给予抗血小板聚集药物，可降低死亡率及复发率，改善患者的预后。⑤脑保护治疗。⑥其他。促使血管新生、改善微循环，扩容或血液稀释等。

（3）康复治疗：一旦病情稳定，应尽早进行康复治疗，目的是减轻功能缺损，提高患者的生活质量。

54. 脑出血定义、临床表现有哪些?

（1）定义：脑出血是指原发性非外伤性脑实质内自发性出血。脑出血发病前多数患者无预感，绝大部分患者突然发病，数分钟

☆ ☆ ☆ ☆

或数十分钟病情达到高峰。

（2）临床表现：发病后表现有剧烈头痛、呕吐、意识障碍、呼吸深有鼾声、脉搏慢而有力、血压高、大小便失禁、偏瘫、病理征阳性等共性症状。由于出血部位及出血量不同，患者的临床表现也不同。

55. 基底节区（壳核）出血临床表现有哪些？

基底节区是最常见的脑出血部位。其典型临床表现为对侧"三偏"（偏瘫、偏身感觉障碍、偏盲）症状。出血量大时很快昏迷，在数小时内迅速恶化。

56. 丘脑出血的临床表现有哪些？

丘脑出血最突出的表现是偏身感觉障碍，可伴有偏身自发性疼痛和感觉过度，尚可有偏瘫、失语、精神障碍等。

57. 脑叶出血的临床表现有哪些？

脑叶出血临床表现为头痛、呕吐等，较少昏迷。根据累及脑叶的不同，出现局灶性定位征象，如额叶的偏瘫、运动性失语、遗尿便等，顶叶的偏身感觉障碍，颞叶的感觉性失语、精神症状等，枕叶的视野缺损等。

58. 脑桥出血临床表现有哪些？

脑桥是脑干出血的好发部位。早期表现病灶侧面瘫、对侧肢体瘫，称为交叉性瘫痪，如果出血量大（＞5ml）则出现四肢瘫、瞳孔呈针尖样、中枢性高热、昏迷等症状；如果血液破入脑室则出现抽搐、去皮质强直、呼吸不规则等严重症状，预后多数较差。

59. 小脑出血临床表现有哪些？

临床表现常先出现头晕、枕部头痛、频繁呕吐、走路不稳、说话不清、颈部强直等，如果出血量大，压迫延髓生命中枢可突然死亡。

60. 脑室出血临床表现有哪些？

临床表现为剧烈头痛、频繁呕吐、颈强直、Kernig 征阳性。出血量大时，很快进入昏迷或昏迷逐渐加深，双侧瞳孔缩小呈针尖样，病理反射阳性，早期呈现去大脑强直发作，常出现上消化道出血、中枢性高热、大汗、血糖升高、尿崩症等。

61. 脑出血护理的危急症有哪些？

①呼吸困难；②脑疝；③高热；④高血压；⑤上消化道大出血；⑥电解质失衡。

62. 什么是蛛网膜下腔出血？

蛛网膜下腔出血（SAH）是指脑表面血管破裂后大量血液直接流入蛛网膜下腔，又称原发性蛛网膜下腔出血。SAH 占脑卒中的 6%～8%。

63. 蛛网膜下腔的解剖位置如何？

蛛网膜位于软脑膜与硬脑膜之间的一层透明膜，蛛网膜与软脑膜之间有一腔隙，称为蛛网膜下腔。

64. 蛛网膜下腔出血有哪些典型的临床表现？

①典型的突发剧烈头痛，难以忍受，呈爆裂性疼痛，持续不能缓解或进行性加重；②多伴有恶心、呕吐；③明显的脑膜刺激征阳性；④可有意识障碍，或烦躁、谵妄、幻觉等精神症状。

65. 蛛网膜下腔出血为什么极易发生再出血？

蛛网膜下腔出血的常见病因是动脉瘤、脑血管畸形、脑底异

☆☆☆☆☆

常血管网病、血液病等，由于动脉瘤、脑血管畸形、脑底异常血管网病等的血管壁发育不全、厚薄不一，在血压突变增高、大量血流冲击时极易破裂出血。

66. 如何预防蛛网膜下腔出血后脑血管痉挛和再出血？

（1）预防脑血管痉挛：①维持正常的血容量和血压；②早期使用钙通道阻滞剂，如尼莫地平等；③早期手术，通过去除动脉瘤，移除血凝块，避免血凝块释放致动脉痉挛的物质，从而防止脑动脉痉挛。

（2）预防再出血：①安静休息，绝对卧床 4～6 周，减少探视，保持环境安静和避光，保持大便通畅，避免用力，避免情绪波动；②抗纤溶药物，如 6- 氨基己酸、氨甲苯酸；③外科手术，可选择手术夹闭动脉瘤或介入栓塞动脉瘤，是防止动脉瘤性 SAH 再出血最好的方法。

67. 脑卒中的主要病因是什么？

（1）血管壁病变：①脑动脉粥样硬化；②高血压脑小动脉硬化；③血管的先天发育异常和遗传性疾病；④各种感染和非感染性动、静脉炎；⑤中毒、代谢及全身性疾病导致的血管壁病变。

（2）心脏病。

（3）脑侧支循环发育先天缺陷。

68. 脑卒中的危险因素有哪些？

①高血压；②吸烟与饮酒；③心脏病；④高脂血症；⑤饮食与肥胖；⑥糖尿病；⑦遗传因素。

69. 脑卒中的诱发因素有哪些？

①各种疾病因素，如糖尿病、高血压、高血脂、血友病、心脏病、血液黏稠度高、心动过缓、血管硬化；②过度劳累、用力

过猛、超量运动、突然坐起和起床等体位改变；③气候变化、妊娠、大便干燥、看电视过久、用脑不当等；④饮食不节、暴饮暴食、饮酒不当；⑤情绪不佳，如生气、激动等。

70. 出血性脑卒中的危险因素有哪些？

①家族因素；②高血压；③吸烟；④饮酒；⑤结缔组织病；⑥大脑淀粉样血管病。

71. 缺血性脑卒中的危险因素有哪些？

①短暂性脑缺血发作；②血液流变学的异常变化；③潜在的慢性病，如高血压、糖尿病、脑动脉硬化、冠心病、高脂血症及结缔组织病、痛风等；④具有脑卒中素质的人较正常人容易患脑卒中，如肥胖、喜欢吃肥肉、脾气急躁、有烟酒嗜好、体力活动少脑力劳动多及有先天性脑动脉畸形等；⑤血管及血液循环变化；⑥妇女生育多胎亦是危险因素。

72. 为什么脑动脉硬化是引起脑卒中的重要因素？

动脉硬化是全身性疾病，约 70% 以上的脑卒中患者都存在脑动脉粥样硬化。①因受累的脑动脉管腔狭窄，易导致脑供血不足，当管腔阻塞，脑血流中断时，就势必发生脑梗死，造成脑局部缺血、缺氧而致脑组织软化坏死及相应的神经功能缺损；②因受累的血管变硬、变脆，血压突然增高则极易破裂而出血。

73. 为什么说高血压是引起脑卒中的主要危险因素？

血压长期升高可造成脑动脉内皮细胞受损，易诱发脑动脉硬化。另外，由于高血压血流的冲击，动脉管壁扩张，一些脂质积聚在血管内壁，使血管壁增厚，弹性降低，当血压变化时，易发生破裂出血。

☆ ☆ ☆ ☆

74. 血压不高的人为什么也可能发生脑卒中?

①脑血管硬化、血管内膜深层的脂肪变性、胆固醇沉积,也会使血管狭窄以致闭塞,有的动脉变得粗细不匀、血管弯曲、阻力增加、血流缓慢;②血液黏稠度增加,常使这个区域的脑组织供血不足,造成脑组织软化、坏死、水肿,一旦脑血管阻塞,患者会突然出现偏瘫、失语与神经症状,脑卒中也就这样发生了;③有低血压及脑动脉粥样硬化的老年人,晚间睡眠时血流缓慢,血液中的血小板与纤维蛋白容易沉积,睡眠时的血压又较白天低,脑供血不足,也可以引起脑血管阻塞,这就是清晨醒来突然发现肢体偏瘫的缘由,这种现象叫"半夜卒中";④心脏功能不全,冠状动脉供血不足,如心肌梗死或心律失常,特别是心房颤动,使心脏不能有效地搏血,以致脑供血不足。

75. 为什么血压过低也能引起脑卒中?

血压在正常范围内才能发挥作用,血压过低时,脑血管不仅不扩张,反而会发生痉挛,从而造成脑组织缺血、缺氧、梗死。此外,血压过低时,脑血液循环缓慢,血液中的血小板、胆固醇与纤维蛋白容易沉积,使血液黏度升高,形成血栓而发生脑卒中。

76. 心脏病患者为什么易发生脑卒中?

当心功能不全、心肌缺血、频繁期前收缩、心房颤动、房室传导阻滞时,脑循环血流量均减少,加上脑动脉硬化,增加了脑卒中发生的危险性。

77. 糖尿病患者为什么易发生脑卒中?

(1) 糖尿病患者胰岛 β 细胞分泌胰岛素绝对或相对不足,引起糖、脂肪和蛋白质代谢紊乱,其中以糖代谢紊乱为主。胰岛素不足使葡萄糖转化为脂肪而使葡萄糖的储存量减少,大量脂肪被分解成甘油三酯和游离脂肪酸，尤以胆固醇增加更为显著，以致造成高脂血症，加速糖尿病患者动脉硬化。

（2）糖尿病患者的血液常呈高凝状态，血小板凝聚功能亢进，血液有不同程度的凝固现象。

（3）糖尿病的激素调节能力异常，生长激素增多使血小板凝集黏附性增高，胰高血糖素分泌增多使纤维蛋白原增加，血黏稠度增高，局部血流相对缓慢。所以，糖尿病患者并发高血压、高脂血症、血黏稠度增高等，是糖尿病患者易发脑卒中的重要原因。

78. 高脂血症患者为什么易发生脑卒中？

高脂血症使血液黏稠度增高，血流缓慢，增加血栓形成的危险性，还可以导致动脉内膜脂质沉积，引起并加速动脉粥样硬化，增加脑卒中的危险因素。

79. 颈椎病患者为什么易发生脑卒中？

颈椎病导致椎间关节稳定性差，颈部活动时易致关节活动过度，牵拉椎动脉而造成供血不足。

80. 吸烟与脑卒中有关系吗？

吸烟产生两种主要有毒成分——一氧化碳和尼古丁，一氧化碳会使动脉内皮细胞肌球蛋白收缩，使血管壁通透性增加，促使脂蛋白沉积于血管壁上，易形成动脉硬化。尼古丁有收缩血管的作用，可使血浆中的肾上腺素含量增加，使心搏加速，血压升高，导致动脉硬化。吸烟瘾大、年数长、烟量大者比一般人发生脑卒中的概率高 2.5 倍。

81. 饮酒与脑卒中有关系吗？

酒会使人智力减退，胆固醇增高，促进动脉硬化，还会引起

☆ ☆ ☆ ☆

血管反应性变化，如心搏加快、血压升高。酗酒会引起心律失常，如心房颤动，易导致脑栓塞。此外，饮酒引起的血压升高也易诱发脑卒中；饮酒激活凝血系统并促进血小板聚集而使血液黏稠度增高、血流缓慢；刺激血管平滑肌使脑血管痉挛，产生脑缺血。每天饮酒的人、酒量大的人，特别是饮用酒精浓度高的酒的人，发生脑卒中的可能性要比不饮酒者大1倍。

82. 为什么气候变化能引起脑卒中？

（1）寒冷刺激使交感神经兴奋，肾上腺素分泌增多，血管收缩，血压骤然升高，诱发脑卒中。

（2）炎热使血管舒张与收缩功能失调，血液流动缓慢，也可诱发脑卒中。

83. 为什么不良情绪能诱发脑卒中？

因为不良情绪可促使体内儿茶酚胺释放，引起心搏加快、血压升高、血糖和血脂升高，继之发生的是血液黏稠度增高、血流动力学和血管舒缩功能紊乱，最终极易诱发脑卒中。

84. 为什么用力过猛能诱发脑卒中？

因为过度用力会引起心脏收缩加强，心搏加快，心排血量增加，血压上升。对于患有高血压患者或老年人来说，突然用力过度或用力过猛可以导致血压突然升高，致使颅内血管破裂，引发脑出血，出现脑卒中。

85. 为什么过劳会诱发脑卒中？

过劳可能导致体力和精力过度消耗，使机体处于筋疲力尽的虚弱和被动状态，引起全身不适，还会发生情绪的变化，如精神紧张、烦躁易怒、心神不宁或精神萎靡等，容易诱发脑卒中。

86. 引起动脉粥样硬化的主要因素有哪些？

①高血压；②吸烟；③糖尿病；④肥胖；⑤体力活动少；⑥精神、性格因素；⑦饮食习惯；⑧遗传；⑨年龄；⑩内分泌因素。

87. 短暂性脑缺血发作的病因是什么？

（1）供应脑血液循环的动脉粥样硬化是短暂性脑缺血发作的最常见原因。

（2）动脉 - 动脉血栓栓塞。

（3）较少见病因：①夹层动脉瘤、动脉炎及血液成分异常（如真性红细胞增多症、血小板减少症、抗心磷脂抗体综合征等）；②血流动力学的改变，血流有短暂的降低，如任何原因的低血压、心律失常、锁骨下动脉盗血综合征和药物的不良反应；③心脏介入和手术治疗的并发症；④高血压、动脉粥样硬化、心脏疾病、糖尿病以及红细胞增多症都易促使短暂性脑缺血发作的发生。

88. 脑梗死的主要病因有哪些？

①血管壁病变，如动脉粥样硬化是脑梗死最常见的病因；②血液成分改变：如高血脂、高血糖等；③血流动力学改变：各种原因引起的血压降低导致血液流动的动力降低，使血流缓慢；④各种栓子：如风湿性瓣膜心脏病、冠心病等心源性栓子。

89. 动脉粥样硬化血栓形成性脑梗死的主要病因有哪些？

①动脉粥样硬化；②血流动力学异常；③血液流变学异常。

90. 腔隙性脑梗死的主要病因有哪些？

①高血压病；②动脉粥样硬化；③糖尿病；④微小栓子；⑤血流动力学及血液流变学异常；⑥全身其他疾病：如血液病、尿毒症等。

☆ ☆ ☆ ☆

91. 分水岭脑梗死的病因是什么?

①体循环低血压及低血容量;②各种微栓子栓塞;③血液黏稠度增高。

92. 引起栓塞性脑梗死常见栓子有哪些?

①心源性栓子;②动脉粥样硬化斑块栓子;③细菌性栓子;④脂肪栓子;⑤空气栓子。

93. 脑出血常见的病因有哪些?

①高血压:是最常见、最主要的原因和危险因素;②微动脉瘤;③脑动静脉畸形;④淀粉样脑血管病;⑤囊性脑血管病;⑥颅内静脉血栓形成;⑦硬脑膜动静脉瘘;⑧特异性动脉炎和真菌性动脉炎;⑨烟雾病;⑩动脉解剖变异;⑪ 颈动静脉瘘。

94. 引起高血压病的主要因素有哪些?

①遗传;②精神紧张;③内分泌异常;④代谢紊乱;⑤不良饮食习惯;⑥肥胖;⑦吸烟、饮酒过度。

95. 为什么脑动静脉畸形是年轻人出血性脑卒中的主要病因?

由于大量血液通过脑动静脉畸形时,血流冲击可进一步破坏结构异常的血管壁,造成无论是动脉端或静脉端都可发生出血;脑动静脉畸形血管团周围长期扩张的动脉,亦可破裂出血。在剧烈运动、突然用力过猛、情绪激动或高度紧张时极易引起脑动静脉畸形血管破裂出血。脑动静脉畸形发病年龄以 20 ～ 40 岁多见,平均 25 岁,所以脑动静脉畸形是年轻人出血性脑卒中的主要病因。

96. 蛛网膜下隙出血常见的病因有哪些?

①动脉瘤;②颅内动静脉畸形;③血管病变;④动脉夹层;

⑤外伤；⑥脑肿瘤、感染性动脉瘤；⑦其他促发因素：吸烟和酗酒。

97. 意识障碍分几类？

嗜睡、昏睡、浅昏迷、中昏迷、深昏迷。

98. 嗜睡、昏睡、浅昏迷、中昏迷、深昏迷定义是什么？

嗜睡：患者表现为持续睡眠状态，呼之则醒，醒后能正确回答问话，能完成医师要求的动作，如伸舌、睁眼等。停止刺激后即又入睡。

昏睡：患者处于沉睡状态，但对语言的反应能力尚未完全丧失，高声可唤醒，并能做含糊、简单而不完全的答话，停止刺激后立即进入沉睡，对疼痛刺激有痛苦表情和躲避反应。

浅昏迷：意识丧失，仍有较少的无意识自发动作，对周围事物及声、光等刺激全无反应，但对强烈刺激如疼痛有反应、吞咽、咳嗽、瞳孔对光反射及角膜反射仍然存在。生命体征无明显改变。

中昏迷：对各种刺激均无反应，自发动作很少，对强烈疼痛刺激，如压迫眶上神经，则有反应。角膜反射、瞳孔对光反射均减弱，肢体双侧病理征阳性。

深昏迷：对外界一切刺激均无反应，深浅反射、瞳孔对光反射、吞咽反射均消失，四肢肌张力消失或极度增强。

99. 怎样判断脑卒中患者的意识？

脑卒中患者常出现不同程度的意识障碍；意识障碍越重，说明病情越重，预后越差。护士在不同时间段通过对患者呼唤、按压甲床、按压眶上神经，观察患者的应答情况，有无面部表情、肢体活动或翻身动作，以及瞳孔对光反应、角膜反射、吞咽和咳嗽反射等方面的检查来判定。临床上用嗜睡、昏睡、昏迷等名称来描述意识障碍程度。

☆ ☆ ☆ ☆

100. 瞳孔检查包括哪些内容？正常的瞳孔是怎样的？如何检查瞳孔？

（1）检查内容：瞳孔检查包括瞳孔外观以及瞳孔反射的检查，外观检查瞳孔大小是否等大，形状是否等圆，位置是否居中，以及边缘是否整齐；瞳孔直接光反射及间接光反射情况。

（2）正常的瞳孔：呈圆形，双侧等大，位置居中，边缘整齐，直径为 3 ～ 4mm。

（3）检查方法：①看大小。观察两侧瞳孔大小是否相等、形状是否等圆、边缘是否整齐、位置是否居中及光反应的灵敏度。瞳孔正常为 3 ～ 4mm，小于 2mm 为瞳孔缩小，大于 5mm 为瞳孔散大。②对光反射。a. 直接对光反射：被检者面对检查者而坐，双眼注视远方。在暗光照明环境中检查者用手电筒光从侧方照向一眼，同时观察被照眼瞳孔的反应情况。正常时瞳孔被光照后即缩小，停止照射即散大。分别检查两眼，比较双侧瞳孔反应的程度和速度。b. 间接对光反射：在暗光照明环境中，用手半遮盖右眼（或左眼）使该眼不受手电筒光照射，但能被检查者观察到瞳孔的活动，手电筒直接照射一眼瞳孔时，另眼瞳孔也迅速缩小。分别检查两眼，比较双侧瞳孔反应的程度和速度。

101. 瞳孔的异常情况提示什么？

①一侧或两侧瞳孔大小不等，对光反射迟钝或者消失，提示患者可能发生脑疝；②动眼神经麻痹患者出现上眼睑下垂，有外斜视、复视、瞳孔散大、光反射及调节反射消失，眼球向上，向内、向下视转动受到很大限制；③滑车神经麻痹时患者患眼向下。

102. 脑卒中常见的静脉用降压药有哪些？

①甘露醇；②硝普钠；③盐酸乌拉地尔；④硝酸甘油。

103. 脑卒中患者出现发热的常见原因、表现及处理方法是什么?

(1) 常见原因:脑卒中患者出现发热的常见原因为可能是病变部位影响体温调节中枢,使机体产热和散热失衡,还有可能是机体存在炎症引起发热,像吞咽呛咳引起的坠积性肺炎,小便困难导尿引起的泌尿系统感染,长期卧床压疮引起的感染均可导致发热,因此要找出病因才能从根本上解决发热问题。

(2) 表现:中枢性高热,突然高热,体温可直线上升,达 $40 \sim 41 ℃$,持续高热,躯干温度高,肢体温度次之。可用酒精擦拭,在体表大血管处放冰袋冰敷、戴冰帽、上冰毯机等物理降温。

(3) 处理方法:合并感染高热,颜面及躯体皮肤潮红等反应,全身发汗,发热,一般伴有随体温升高而出现的脉搏和呼吸增快。应积极抗感染治疗,去除病因,如吞咽困难可行胃管插入,鼓励患者自行排尿,给患者勤翻身拍背,以利于痰液的排出,减少感染机会。

104. 脑卒中急性期为何常见血糖升高? 如何处理?

(1) 血糖升高原因:脑卒中本身是一种强烈的应激因素,可引起肾上腺素活性增强,儿茶酚胺大量分泌,导致应激性高血糖的发生。

(2) 处理:详细询问患者饮食、服药、运动情况,了解分析血糖升高原因;报告医师,按医嘱皮下注射胰岛素;提醒医师是否抽血化验生化、酮体。

105. 脑卒中患者为什么会出现颅内压增高?

有多种原因,如脑出血、脑水肿等,造成颅内容物的总体积增加,或由先天性畸形造成颅腔容积狭小,颅内压增高并超出其代偿范围继而出现的一种常见的神经系统综合征。

☆ ☆ ☆ ☆

106. 脑卒中患者何时最易发生颅内压增高?

脑卒中最易发生颅内压增高的情况：脑水肿、脑积水、颅内炎症、呼吸不畅或者呼吸抑制造成脑组织缺氧和碳酸增多，可继发脑血管扩张和脑水肿，导致颅内压增高。

107. 哪些症状提示发生颅内压增高?

头痛、呕吐与视盘水肿的"三主征"，此外还可引起复视，黑矇，头晕，猝倒，大、小便失禁，意识障碍，脉搏徐缓及血压升高等临床表现。

108. 颅内压的正常值是多少?

成人为 $0.7 \sim 2.0$ kPa($70 \sim 200$ mmH$_2$O)，儿童为 $0.5 \sim 1.0$ kPa($50 \sim 100$ mmH$_2$O)。

109. 颅内压增高应采取哪些护理措施、如何处理?

（1）护理措施：①观察生命体征，掌握病情发展动态；②饮食：频繁呕吐者暂禁食；③补液：注意出入液量平衡，注意电解质及酸碱平衡；④降颅内压：应用脱水剂和利尿剂以降低脑水肿；⑤保持大便通畅，避免用力及高位灌肠；⑥保持呼吸道通畅；⑦吸氧；⑧检查病因。

（2）处理措施：①病因治疗是处理颅内压增高最理想的方法；②病变切除：如及时切除颅内肿瘤，清除颅内血肿，摘除脑脓肿等；③对于梗阻性或交通性脑积水可采用脑室 - 腹腔（v-P）分流术解除颅内高压；④去骨瓣减压术。

110. 脑疝的定义、临床表现、紧急处理方法是什么?

（1）定义：当颅腔内某一分腔有占位性病变时，该分腔的压力比邻近分腔的压力高，脑组织从高压区向低压区移位，导致脑组织血管及神经等重要结构受压和移位，有时被挤入硬脑膜的间隙或孔道中，从而引起一系列严重的临床症状和体征，称为脑疝。

（2）临床表现：患者出现头痛、呕吐，视盘水肿，意识障碍加重，心搏减慢，血压增高，瞳孔不等大或散大。

（3）紧急处理方法：①脑疝一旦发生，时间就是关键，应立即进行脱水、降颅内压等治疗，积极抢救生命。②脱水降颅内压：快速静脉滴注或静脉推注 20% 甘露醇 125 ～ 250ml，以迅速提高血浆晶体渗透压，使脑组织水分向血浆转移，产生脱水作用，降低颅内压。③高流量充足输氧：吸入氧流量为 4 ～ 6L/min，同时保持呼吸道通畅，头偏向一侧防止分泌物、呕吐物进入呼吸道引起呼吸道梗阻。对于呼吸骤停者，立即挤压胸廓行人工呼吸，并同时通知麻醉科气管内插管行机械通气。④协助脑室穿刺。⑤协助紧急进行 CT 检查。⑥手术治疗：遵医嘱完善术前准备（备皮、备血、备药、导尿）；完善术前准备后送往手术室行急诊手术。

111. 肌张力、肌力、偏瘫的定义分别是什么？

（1）肌张力：指肌组织在静息状态下的一种不随意的、持续的、微小的收缩状态，是维持身体各种姿势及正常运动的基础。简单地说肌张力就是肌肉静止松弛状态下的紧张度。

（2）肌力：肌肉收缩时产生的力量。

（3）偏瘫：又称半身不遂，是指一侧上下肢、面肌和舌肌下部的运动障碍，是急性脑血管病的一种常见症状。不同程度的肌力减退可以分为完全瘫痪、不完全瘫痪和轻瘫。

112. 脑卒中患者为什么需尽早进行肢体功能锻炼？

早期康复的介入，能加速脑侧支循环的建立，促进病灶组织或健侧脑组织的重组或代偿，尽可能发挥脑的可塑性。康复介入越早，患者功能恢复及整体疗效越好。对于急性脑卒中患者，在

☆ ☆ ☆ ☆

其生命体征稳定后进行早期系统的康复治疗是安全而有效的，不要错过最佳的康复时期。

113. 肢体功能锻炼有什么基本原则?

①掌握好适应证和禁忌证，注意安全，避免损伤；②主动性康复训练应尽早开始；③分阶段进行，循序渐进；④按一定的康复程序进行；⑤进行全面的康复管理。

114. 什么是吞咽困难? 脑卒中患者发生吞咽困难的病因是什么?

（1）定义：吞咽困难是指食物或液体从口、咽、食管至胃的推进过程中受到阻碍，是由于各种原因损害双侧舌咽神经、迷走神经或皮质脑干束所致的机械性梗阻，或神经和肌肉功能发生障碍，致使吞咽功能不能进行。可将吞咽困难分为口腔期吞咽困难、咽期吞咽困难、食管期吞咽困难。

（2）病因：脑卒中患者发生吞咽困难是由于脑卒中使支配吞咽肌群的运动神经元和神经传导组织受到损害。

115. 球麻痹、真性球麻痹、假性球麻痹的定义分别是什么?

（1）延髓麻痹：也称为球麻痹，是常见的咽喉肌和舌肌麻痹综合征之一，表现为声音嘶哑、饮水呛咳、吞咽困难和构音障碍等一组症状。根据损害部位和症状的不同可将球麻痹分为真性球麻痹和假性球麻痹。

（2）真性球麻痹：伴咽部感觉缺失、咽反射消失、舌肌萎缩及震颤等。为延髓运动神经核如疑核、舌下神经核，舌咽、迷走和舌下神经等下运动神经元损害所致。

（3）假性球麻痹：咽部感觉及咽反射存在，无舌肌萎缩和震颤，常有下颌反射（+）、掌颏反射亢进和强哭、强笑等；为双侧大脑皮质上运动神经元或皮质延髓束损害所致。常见的病因是脑血管疾病，以及炎症、脱髓鞘病和变性病等。

116. 如何进行洼田饮水试验？

（1）检查方法：患者端坐，喝下 30ml 温开水，观察所需时间喝水呛咳情况。

1 级（优）：能顺利地 1 次将水咽下。

2 级（良）：分 2 次以上，能不呛咳地咽下。

3 级（中）：能 1 次咽下，但有呛咳。

4 级（可）：分 2 次以上咽下，但有呛咳。

5 级（差）：频繁呛咳，不能全部咽下。

评定：

正常：1 级，5s 之内；

可疑：1 级，5s 以上或 2 级；

异常：3 ～ 5 级。

（2）疗效判断标准

治愈：吞咽障碍消失，饮水试验评定 1 级。

有效：吞咽障碍明显改善，饮水试验评定 2 级。

无效：吞咽障碍改善不显著，饮水试验评定 3 级以上。

117. 如何判断脑卒中患者的口舌歪斜？

让患者龇牙，看两侧鼻唇沟是否对称。让患者伸舌，看伸舌是否居中。对于难以判断的患者，可以将棉签放在与人中正中线平行的位置以做比较。

118. 脑卒中后吞咽困难患者如何进行食物选择和姿势选择？进食后姿势如何？

（1）食物选择：根据医嘱和患者的吞咽状况选择合适的食物。口咽期吞咽困难患者避免使用流质和纤维较多的食物，建议给予半流质和黏稠性食物，如米粥、鸡蛋羹、汤面、馄饨、肉末、菜泥、豆腐等；咽喉期吞咽困难患者避免使用流质，建议给予黏稠

☆ ☆ ☆ ☆

半流质饮食，如米糊；食管期吞咽困难者避免食用太干、大块食物，建议给予流质饮食，如米汤、藕粉、麦片、蛋花汤、牛奶、豆浆、菜汁、果汁、肉汁等，以及各种要素饮食、非要素饮食、组件膳食等。

（2）姿势选择：①能坐立的患者取90°正中坐位，头颈稍前倾；需绝对卧床的患者协助其侧卧或头偏向一侧的仰卧位；②喂食患者时，喂食者应坐在患者身旁，面对着患者，坐在与患者同高或较低于患者的视线水平，以便有良好的眼神接触。

（3）进食后姿势：喂食后，切勿太快让患者躺下，应让患者直坐至少0.5～1h。如果是卧床患者，稍调低床头至60°，避免刚吞咽的食物反流到咽部。

119. 误吸的定义、脑卒中患者进食时哪些症状说明是误吸？

（1）定义：误吸是指将液体、固体、口咽部分泌物或胃内容物吸入声门以下呼吸道的情况。

（2）误吸症状：①湿性或嘶哑发音；②患者出现呛咳、气促或痰声增加；③自主咳嗽减弱；④意识水平下降；⑤呼吸困难、面色口唇发绀等。

120. 什么是吸入性肺炎？

吸入性肺炎是指口咽部分泌物或胃内容物被吸入下呼吸道后所导致的肺部炎症。严重者可发生呼吸衰竭和急性呼吸窘迫综合征。

121. 脑卒中患者出现误吸，甚至窒息如何处理？

患者出现误吸症状，如呛咳、口唇发绀、呼吸困难等，立即停止进食、喂食，协助患者头偏向一侧。清醒患者右侧卧位或站立身体前倾位，昏迷患者仰卧头偏向一侧，有活动义齿的取出义齿，解开第一颗衣扣，保持呼吸道通畅。①清除口腔内的食物残渣；②立即予以拍背、刺激咳嗽：必要时予以电动吸痰，清除呼吸道异物，高流量吸氧 4 ~ 6L/min；③如已昏迷，放平体位，用仰头抬颌法或托颌法打开气道，两手重叠，将掌根靠近伤员的脐部向上推压 5 次；④如心搏、呼吸停止，建立静脉通道，按医嘱执行治疗，通知麻醉师行气管插管或心肺复苏术，进行心电监护、血氧监测，密切观察生命体征的变化，抢救成功后，记录抢救经过、禁食、卧床休息，观察患者有无肺部感染的征象。

122. 失语症、表达性失语、感觉性失语、传导性失语、命名性失语、完全性失语的定义是什么？

（1）失语症是指脑损害导致的语言交流障碍，包括各种语言符号（口语、文字、手语等）表达或理解能力受损或缺失。患者意识清楚、无精神障碍及严重认知障碍，无视觉、听觉缺损和口、咽喉、舌等发音器官肌肉瘫痪及共济失调，却听不懂别人及自己讲的话，也不能表达，不理解或写不出病前会读、会写的字句等。

（2）Broca's 失语又称运动性失语或表达性失语，口语表达障碍为其突出的临床特点。由语言运动中枢病变引起，为优势半球额下回后端盖部及三角部皮质受损。表现为不能说话、语量少（每分钟讲话字数少于 50 个）、讲话费力、发音障碍、语调障碍和找词困难等。对别人的语言能理解，对书写的词语、句子也能理解，但读出来有困难，也不能流利地诵诗、唱歌。

（3）Wernicke 失语又称感觉性失语或听觉性失语，口语理解严重障碍为其突出特点。系优势半球颞上回后部病变引起。患者发音清晰，语言流畅，但内容不正常；无听力障碍，却不能理解别人和自己所说的话。在用词方面有错误，严重时说出的话，别人完全听不懂。

（4）传导性失语：复述不成比例受损为其最大特点。病变部位位于优势半球缘上回皮质或深部白质内弓状纤维。表现为口语清晰，能自发讲出语义完整、语法结构正常的句子，听力理解正常，但却不能复述自发讲话时轻易说出的词或句，或以错语复述（多

☆☆☆☆

为语音错语，如将"铅笔"说成"先北"）；自发谈话常因找词困难有较多的语音错误而出现中断。命名和朗读中出现明显的语音错语，伴不同程度的书写障碍。

（5）命名性失语又称遗忘性失语，以命名不能为突出特点。病变位于优势半球颞中回及颞下回后部。患者不能说出物件的名称及人名，但可说出该物件的用途及如何使用，但别人提示物件的名称时，能辨别是否正确。

（6）完全性失语又称为混合性失语。病变为优势半球大脑中动脉分布区大面积病灶。特点是所有语言功能均有明显障碍。口语表达障碍明显,多表现为刻板性语言（只能发出无意义的吗、吧、嗒等声音);听理解、复述、命名、阅读和书写均严重障碍,预后差。

123. 何症状提示脑卒中患者下肢深静脉血栓形成？高危人群有哪些？

（1）症状：一侧肢体突然发生肿胀，伴有胀痛、浅静脉扩张、皮肤温度改变，都应怀疑有下肢深静脉血栓形成。

（2）高危人群：瘫痪重、年老、意识障碍、卧床时间长及心房颤动的患者是下肢深静脉血栓的高危人群。

124. 何谓"Homans 征阳性"？

小腿深静脉血栓形成的患者，嘱其下肢伸直，将踝关节过度背屈时，由于腓肠肌和比目鱼肌被动拉长而刺激小腿肌肉内病变的静脉，引起小腿剧痛，即为 Homans 征阳性。

125."疼痛尺评分"的方法是怎样的？

疼痛尺上的刻度 0 ~ 10 代表不同程度的疼痛，0 为无痛，10 为剧痛，让患者自己圈出一个最能代表疼痛程度的数字。疼痛程度分级标准为 0,无痛;1 ~ 3,轻度疼痛;4 ~ 6,中度疼痛;7 ~ 10,重度疼痛。

126. 什么是脑卒中"三偏征"？"三偏征"患者有何安全隐患？

（1）定义：三偏征，又称内囊综合征。由于病变损害内囊后肢及膝部，引起偏瘫、偏身感觉障碍和偏盲。

（2）隐患："三偏征"严重者可能卧床，存在压疮、肺部感染的风险；部分患者可自行行走但行走欠稳，且由于偏盲视野受限存在跌倒、撞伤的风险，由于患者感觉障碍存在烫伤的隐患。

127. 脑卒中引起的头痛有几类？

脑卒中引起的头痛主要包括以下两类。①出血性脑血管疾病（脑出血、蛛网膜下腔出血）引起的头痛；②缺血性脑血管疾病（短暂性脑缺血发作、脑梗死）引起的头痛。

128. 什么是脑卒中后继发性癫痫？

脑卒中后继发性癫痫是指继发于脑卒中，因脑卒中本身导致的癫痫发作。按首次发作时间可分为早期发作和迟发性发作（以下简称早发和迟发），前者指脑卒中后 2 周内出现者，后者指 2 周后出现者。

129. 哪些脑卒中患者易发生继发性癫痫？癫痫发作时的应急预案是怎样的？

（1）易发：出血性脑卒中更易继发癫痫。就病位而言，脑叶和皮质高发，特别是病位在额叶、颞叶者。

（2）应急预案：①迅速判断。根据患者发病时的症状，如突然意识丧失、跌倒，不省人事，强直抽搐，口吐涎沫，两目上视或口中怪叫等，迅速判断是否为癫痫发作。②呼救及请示。迅速按铃呼叫值班医师，值班医师迅速到位，及时请示上级医师。③一般治疗。严密监测生命体征；防治缺氧：保持呼吸道通畅，及时吸痰、吸氧、若气道阻塞症状明显，紧急请麻醉科会诊气管

☆☆☆☆

插管，维持内环境稳定。④尽快终止癫痫发作，如为部分发作，立即给予苯巴比妥肌内注射，并密切观察，如症状仍不能缓解，立即追加苯巴比妥肌内注射，若仍不改善，按癫痫持续状态处理。⑤如发生癫痫大发作，立即给予地西泮（安定）静脉推注，症状缓解后给予苯巴比妥肌内注射、丙戊酸钠维持。如症状不缓解，继续给予地西泮静脉注射，仍不缓解，给予地西泮静脉维持，最后，若仍不能缓解，按癫痫持续状态处理。⑥癫痫持续状态。请麻醉科会诊，行气管插管，建立多条静脉通道，必要时麻醉科会诊行深静脉留置术，并同时给予地西泮静脉注射，并静脉泵入地西泮（追加地西泮最大用量 30mg/kg），如症状缓解，继续地西泮静脉维持，另加脱水药，如不能缓解，请麻醉师行全身麻醉，地西泮静脉维持，另请 ICU 医师会诊，转往监护室。

130. 什么是血管性痴呆？

血管性痴呆是指各种脑血管病（缺血性、出血性及脑缺血缺氧性损害）引起的痴呆的总称。血管性痴呆具有 3 个基本要素，即脑血管病、痴呆（时间超过 6 个月）、痴呆的发生与脑血管病有一定关系。

131. 如何评估脑卒中患者有无认知障碍？

认知障碍的评估主要包括五个方面，即记忆力、注意力、语言能力、执行能力、视空间结构能力。临床上可以用简易精神状态检查（MMSE）对脑卒中患者进行初筛。对初筛异常者进行鉴别诊断。

132. 什么是脑卒中后抑郁？如何判断脑卒中患者出现抑郁状态？

（1）定义：脑卒中后抑郁状态是脑卒中常见的并发症之一，为感觉"情绪低落"的忧伤或郁闷，是对丧失、失望或失败所产

☆ ☆ ☆ ☆

生的一种正常或异常的负性情绪反应。主半球前部包括额叶外侧主要部分或左侧基底节病损可发生抑郁。

（2）判断标准：①可疑诊断。抑郁自评量表（SDS）≥ 41 分，提示可能存在抑郁。②严重程度。汉密顿抑郁量表（HAMD）总分 < 8 分为无抑郁，≥ 8 分为轻度抑郁，≥ 17 分为中度抑郁，≥ 24 分为重度抑郁。

133. 什么是卒中单元?

卒中单元是指为脑卒中患者提供药物治疗、肢体康复、语言锻炼、心理康复和健康教育，改善住院患者的医疗管理模式、提高疗效的系统。卒中单元的核心工作人员包括临床医师、专业护师、物理治疗师、职业治疗师、语言训练师和社会工作者。

134. 什么是脑血管介入治疗? 术前准备、术后观察要点分别是什么?

（1）定义：脑血管介入治疗是利用导管操作技术，在计算机控制的数字减影支持下，对累及神经系统血管内的病变进行诊断和治疗，如脑血管造影、动脉狭窄球囊扩张、置入支架、动脉瘤的介入栓塞，具有创伤小、疗效好、恢复快、直观可靠的特点。

（2）术前准备：①术前准备。配合医师完成各种检查、化验，如心肺功能检查，血、尿、便常规检查，血生化全项，凝血功能化验等，颈部血管彩色 B 超及头部 MIR、MRA 成像弥散检查，手术前根据医嘱给予相应口服药，准备好手术中、手术后药品和用物。②心理支持。由于患者及家属对脑血管介入诊疗新技术认识不足，表现为焦虑、恐惧等负性心理。护士要多与患者沟通，利用掌握的知识有针对性地进行讲解，如简单介绍手术过程、手术方法、注意事项等，解除患者的心理压力。③患者准备。术前 1d 嘱患者沐浴更衣，进行双侧腹股沟区备皮，指导患者适应性训练，如变换体位、床上排尿、排便、吸气、屏气、咳嗽等，对于

☆ ☆ ☆ ☆

有认知功能障碍、不能配合的患者应行留置导尿，术前 4h 禁食、水，建立静脉通道，术前 30min 根据医嘱肌内注射苯巴比妥 0.1g，减少术中不良反应。④物品准备。备好介入治疗所需材料，药品（如肝素、利多卡因）、床边备好监护仪、吸氧、吸痰装置及输液用品。

（3）术后观察要点：密切观察患者，加强监护，给予心电监护，监测生命体征及血氧饱和度，严密观察神志、瞳孔、生命体征及肢体活动情况，及时发现心率、血压变化及神经系统改变症状。包括头痛、肢体抽搐、意识变化。术后平卧，患肢伸直制动 6h，避免术侧肢体髋关节屈曲，防止过度活动造成大出血，绝对卧床休息 24h。术侧肢体绷带固定好，松紧适度，勿脱落。沙袋压迫穿刺点 8h，观察敷料有无渗血，局部有无淤血、肿胀。足背动脉搏动良好，皮肤温度适中，肢端血供正常。观察有无下肢动脉痉挛或栓塞的发生。

135. 静脉溶栓的时间窗是多久？静脉溶栓的适应证、禁忌证有哪些？

（1）溶栓的时间窗：目前认为有效抢救半暗带组织的时间窗用重组组织型纤溶酶原激活剂（rt-PA）为 4.5h 内或尿激酶（UK）为 6h 内。

（2）静脉溶栓的适应证：①年龄 18 ～ 80 岁；②发病 4.5h 内（rt-PA）或 6h 内（尿激酶）；③脑功能损害体征持续存在超过 1h，且比较严重；④脑 CT 已排除颅内出血，且无早期大面积脑梗死影像学改变；⑤患者或家属签署知情同意书。

（3）静脉溶栓的禁忌证：①既往有颅内出血史，包括可疑蛛网膜下腔出血，近 3 个月有颅脑创伤史，近 3 周内有胃肠或泌尿系统出血，近 2 周内进行过大的外科手术，近 1 周内有在不易压迫止血部位的动脉穿刺；②近 3 个月内有脑梗死或心肌梗死史，但不包括陈旧小腔隙梗死而未遗留神经功能体征；③严重心、肝、肾功能不全或严重糖尿病患者；④体检发现有活动性出血或外伤（如骨折）的证据；⑤已口服抗凝药，且凝血酶原时间国际标准化比值（INR）> 1.5；48h 内接受过肝素治疗（APTT 超出正常范围）；⑥血小板计数 < 100×10^9/L，血糖 < 2.7mmol/L；⑦收缩压 > 180mmHg，或舒张 > 100mmHg；⑧妊娠；⑨不合作。

136. 静脉溶栓治疗前完善检查？常见溶栓药物有哪些？

（1）完善检查：①短时间内收集患者的生命体征、症状、体重，并做好记录，配合医师完成 CT、经颅多普勒超声（TCD）等辅助检查。②遵医嘱及时、准确采集血标本，如血、尿、便常规，血型，出凝血时间等。③准备用物：输液泵、监护仪；甘露醇、重组组织型纤维酶原激活剂（rt-PA）等药物。④应用静脉留置针建立可靠的静脉通道（建立 2 条静脉通道，一条用于溶栓药物的输入，另一条用于补液或加用抢救药物），遵医嘱术前用药。⑤心电监护监测心率、血压、血氧饱和度、呼吸等。

（2）常用药物：第一代静脉溶栓药物为尿激酶（UK）、链激酶（SK）；第二代静脉溶栓药物为 rt-PA、重组单链尿激酶原激活物（rut-PA）、乙酰纤溶酶原一链激酶复活物（APSAS）。

137. 什么是 rt-PA？其使用方法是怎样的？

（1）定义：rt-PA 为重组组织型纤溶酶原激活剂。

（2）使用方法：0.9mg/kg（最大剂量为 90mg），静脉滴注，用 0.9% 生理盐水 100ml 稀释药物，药液的 10% 首先直接静脉注射，余下 90% 在 1h 内以输液泵控速内慢慢滴入。

138. 静脉溶栓患者的观察重点、监护和处理分别是什么？

（1）观察重点：①疗效及生命体征观察。观察患者意识、言语、肌力等情况，并及时记录；如发现患者出现肌力下降、意识障碍，应立即报告医师及时处理。②并发症的观察。观察患者出血征

☆ ☆ ☆ ☆

象，如颅内、皮肤、黏膜、泌尿系统、消化系统、生殖系统出血征象。

（2）监护和处理：①尽可能将患者收入重症监护病房或卒中单元进行监护；②定期进行神经功能评估，第 1 小时内 30 分钟 1 次，以后每小时 1 次，直至 24h；③如出现严重头痛、高血压、恶心或呕吐，神经系统有改变时应立即停用溶栓药物并行脑 CT 检查；④定期监测血压，最初 2h 内 15 分钟 / 次，随后 6h 内 30 分钟 / 次，以后每小时 1 次，直至 24h；⑤如收缩压 ≥ 180mmHg 或舒张压 ≥ 100mmHg，增加血压测量次数，并给予降压药物；⑥鼻饲管、导尿管及动脉内测压管应延迟安置；用药 30 分钟内尽量避免插导尿管，24h 内避免插胃管及动脉内测压管；⑦ 24h 内绝对卧床休息；⑧每 4h 监测 1 次凝血功能；⑨给予抗凝药、抗血小板药物前应复查颅脑 CT，用药期间及用药 24h 内应如前述严密监护患者。

139. 脑卒中康复的定义，开始康复的时间？一级、二级、三级康复分别是什么？

（1）定义：脑卒中的康复是指采取一切措施预防残疾的发生和减轻残疾的影响，以便使脑卒中患者重返到正常的社会活动中。

（2）康复的时间：脑卒中患者康复训练开始的时间越早，神经功能恢复的可能性越大，预后就越好。根据世界卫生组织（WHO）提出的标准，当患者生命体征平稳，神经系统症状不再进展 48h 以后即可开始康复治疗。

（3）脑卒中的一级康复：患者早期在医院急诊室或神经内科的常规治疗及早期康复治疗。在急性期最重要的是预防再发脑卒中和并发症，鼓励患者重新开始自理活动，并给予患者及其家属精神支持。一级康复多在发病后 14d 内开始。此阶段多为卧床期，主要进行良肢位摆放，关节被动活动，早期床边坐位保持和坐位平衡训练。

（4）脑卒中的二级康复：脑卒中恢复期的康复，一般在康复中心和综合医院中的康复医学科进行。

（5）脑卒中的三级康复：脑卒中的社区康复，患者经过一段时间的专业康复后，如果可以进行社区生活，就可以考虑让患者出院。康复医师应当准备一份患者诊治经过的总结，明确出院后的康复治疗计划。社区康复医生在二级康复的基础上，根据患者居住环境制订康复计划并负责实施训练。

140. 脑卒中的功能障碍主要包括什么？康复训练的强度应考虑什么？

（1）功能障碍：脑卒中的功能障碍主要包括运动功能障碍、感觉功能障碍、认识障碍、情绪障碍、言语和语言障碍、吞咽障碍、排泄障碍及心肺功能障碍等。

（2）训练强度：脑卒中患者进行康复训练的程度要考虑到患者的体力、耐力和心肺功能情况，在条件许可的情况下，适当的增加训练强度是有益的。

141. 脑卒中会复发吗？为什么要特别强调脑卒中的预防？

（1）复发：脑卒中复发相当普遍，脑卒中复发导致患者已有的神经功能障碍加重，并且死亡率明显增加。首次脑卒中后 6 个月内是脑卒中复发危险性最高的阶段，有研究将脑卒中的早期复发时限定为初次发病后的 90d 内，所以在脑卒中首次发病后有必要尽早开展二级预防工作。

（2）预防：脑卒中是当今严重危害人类健康的主要疾病之一。居死亡原因的第 2 位，脑卒中在临床上也呈现六高特点，即发病率高、患病率高、病死率高、后遗症率（致残率）高、并发症率高、复发率高，幸存者往往遗留躯体功能障碍、视听能力缺失、认知功能下降和人格、情感改变等一系列神经系统功能损害症状，严重影响老年人的健康和生活质量，给个人、家庭乃至社会带来巨

☆ ☆ ☆ ☆ ☆

大的精神压力和沉重的经济负担，因此需特别强调对于脑卒中的预防。

142. 脑卒中的危险因素有哪些？一级、二级、三级预防分别是什么？

（1）危险因素：脑卒中的危险因素分为可干预与不可干预 2 种，不可干预的危险因素包括年龄、性别、种族和家族遗传。随着年龄的增长，脑卒中的危险性持续增加。可干预的主要危险因素包括高血压、心脏病、糖尿病、血脂异常、血液高凝状态、颈动脉狭窄、高同型半胱氨酸血症、代谢综合征等疾病，以及口服避孕药、肥胖、吸烟、嗜酒、缺乏运动、饮食不合理等不健康生活习惯和心理因素等。

（2）脑卒中的一级预防是指通过早期改变不健康的生活方式，积极主动地控制各种危险因素，从而达到使脑卒中不发生或推迟发病的目的。

（3）脑卒中的二级预防是指对脑卒中患者，预防或降低其再次发生脑卒中的危险，减轻残疾程度，控制脑卒中复发。主要针对发生过 1 次或多次脑血管意外的患者，通过寻找意外事件发生的原因，在首次发病已对病因和发病机制评估的基础上，治疗可逆性病因、控制可干预危险因素。

（4）脑卒中的三级预防，即中医所说的既病防变，对脑卒中患者进行干预，防治并发症，减轻残疾程度，提高生活质量。

143. 脑卒中急性期需要做哪些实验室检查？

急性脑卒中需要做的检查：①颅脑 CT；②颅脑 MRI；③经颅多普勒超声（TCD）；④数字减影血管造影（DSA）、磁共振血管成像（MRA）、磁共振动静脉血管造影（MAV）；⑤单光子发射计算机断层成像和正电子发射计算机断层摄影；⑥脑电图；⑦腰穿及脑脊液检查；⑧其他：胸部 X 线检查、心电图、血常规、生化、凝血功能、血脂、血糖、肝功能等。

144. 脑卒中患者为什么要常规检查心电图、胸部 X 线检查?

（1）检查心电图原因：脑血循环障碍引起心电活动异常改变，临床上称为"脑心综合征"。目前对其发生机制尚有争议。颅内压增高时，患者脑部缺血、缺氧加重，自主神经中枢紧张性改变，交感神经与副交感神经活动不平衡，交感神经兴奋性增高，迷走神经兴奋性减低，导致心血管调节紊乱，可引起冠状动脉痉挛；投射纤维与连合纤维激惹脑干诸核，亦可导致交感神经兴奋性增高，引起儿茶酚胺分泌增强。儿茶酚胺在心肌积聚，造成心肌损害。另外其心电图改变还可能与心钠素的释放有关。所以脑卒中患者要常规检查心电图。

（2）胸部 X 线检查原因：大多数脑卒中患者会有不同程度的吞咽困难，从而造成误吸，继而发生肺部感染，所以脑卒中患者需做胸部 X 线检查以了解肺部情况。

145. 脑卒中患者的脑电图有何改变?

脑或脑外疾病使神经组织受压迫、供血不足、瘢痕形成或新陈代谢异常，脑组织病变部位的神经细胞完全死亡时，脑电图可无电活动，神经细胞部分死亡，可出现波幅降低。由于神经细胞树突损害产生持续性除极或轴突侧支抑制系统破坏，引起神经细胞兴奋性异常增高，脑电图可出现高波幅快波或棘波。

146. 肌电图有何临床意义?

肌电图是利用电子仪器记录神经、肌肉生物电活动的一项检查。常用于检测脊髓、神经根病变和肌源性疾病。

147. 什么是脑电地形图? 脑电地形图对脑卒中诊断有何价值?

脑电地形图是在脑电图技术基础上，用计算机对脑电信号进

☆☆☆☆

行二次处理，将曲线波形转变成能够定位和定量的彩色脑波图像。脑波的定量可用数字或颜色来显示，其图像类似二维 CT，使大脑的变化和形态定位相结合，更准确，更直观。脑电地形图能更好地反映大脑功能性损害的范围和程度。

148. 什么是经颅多普勒超声检查？

经颅多普勒超声是利用超声反射的频移信号组成的灰阶频谱来提供脑血管系统血流动力学资料的技术。

149. CT 检查的定义、脑 CT 检查对脑卒中诊断有何意义？

（1）定义：CT 是利用 X 线束围绕身体某一部位做一个断面的扫描，扫描过程中由灵敏的检测器记录下大量信息，经电子计算机高速运算，计算出该段层面各点 X 线吸收系数值，用不同的灰度等级显示身体横断层的解剖结构。由于人体各部分的组织不一样，脑灰质和脑白质、脑室和脑池的 CT 值也不一样，同样，肿瘤、炎症及脑积水等病理改变也就可以清晰地显示出来。

（2）诊断意义：CT 不仅能更准确、更及时迅速地做出颅内血肿的判断，还能诊断脑挫裂伤。根据血肿所在及外形，CT 不难判断其位置、大小、范围和是否多发，并根据密度变化，判断血肿从血凝块至液化再到残留囊腔的过程。

150. 磁共振的原理是什么？磁共振成像检查对脑卒中诊断有何意义？如何判断？

（1）定义：磁共振的原理是基于核物理学中的磁共振理论。物质内奇数质子的原子核是一种旋转着的核磁体，在自由空间内，核磁体的磁矩指向是杂乱无章的。如果外加静磁场，核磁体将会像陀螺一样沿着外加磁场方向运动，此即感应磁场。其强度视单位体积内奇数质子的原子核数目而异，但强度与外加磁场相比是微小的，无法直接检测。如在磁场内再加上一个与核磁体振

☆ ☆ ☆ ☆

动频率相匹配的视频脉冲，形成激励磁场，使已取向核磁体旋转 90°，产生横向磁场，核磁体将会吸收能量，由稳定的低能态跃进到不稳定的高能态，此即核磁共振。

（2）MRI 检查对脑卒中的意义、如何判断：MRI 对脑梗死的检出极为灵敏，动物模型显示，结扎大脑中动脉 30min 后，MRI 即可检出缺血区脑组织水含量的变化和分布，呈现 T_1、T_2 值均延长。无可置疑，MRI 对脑部缺血性损害的检出，优于 CT。MRI 诊断急性颅内出血的可靠性不如 CT。这是因为血肿内血红蛋白会随时间改变发生一系列演变，而且可以重叠，所以，不同时期的脑出血具有不同的信号改变。

151. 脑卒中患者为什么要做腰穿检查？护理应注意什么？

（1）腰穿检查原因：①协助病因诊断，测定脑脊液压力及判断椎管有无阻塞；②测定脑脊液成分；③引流脑脊液，减低颅内压。

（2）护理注意事项

1）术前护理：①了解患者的文化水平、合作程度及是否做过腰椎穿刺检查等，指导患者了解腰椎穿刺的目的、特殊体位、过程与注意事项，消除患者的紧张、恐惧心理，征得患者和其家属的签字；②备好穿刺包、压力表包、无菌手套、所需药物及氧气等；③指导患者排空大小便。

2）术中护理：①指导和协助患者保持腰椎穿刺的正确体位；②观察患者呼吸、脉搏及面色变化，询问有无不适感；③协助患者摆放术中测压体位，协助医师测压；④协助医师留取所需的脑脊液标本，督促标本送检。

3）术后护理：①指导患者去枕平卧 4～6h，告知其卧床期间不可抬高头部，可适当转动身体；②观察患者有无头痛、腰背痛、脑疝及感染等穿刺后遗症。穿刺后头痛最常见，多发生在穿刺后 1～7d，可能为脑脊液放出较多或持续脑脊液外漏导致颅内压降低。应指导患者多饮水，延长卧床休息时间至 24h，遵医嘱

☆ ☆ ☆ ☆ ☆

静脉滴注生理盐水等；③保持穿刺部位纱布干燥，观察有无渗液、渗血，24h 内不宜淋浴。

152. 脑脊液压力正常值、颅内压增高值及低颅压值是多少？

脑脊液压力正常值为 80 ～ 180mmH$_2$O；高于 200mmH$_2$O 为颅内压增高；低于 60mmH$_2$O 为低颅压。

153. 腰椎穿刺术时若需了解椎管内有无梗阻可做什么试验？

测定脑脊液压力后，用手分别压迫患者左、右侧颈静脉，然后同时压迫双侧颈静脉共 15s，此时脑回心的血流受阻，致颅内压上升，测压管水柱上升。若椎管内无梗阻，压双侧颈静脉时测压管水柱立即上升一倍，松压后于 20s 内降至正常。如压双侧颈静脉时测压管水柱不升为椎管完全梗阻，如升降均缓慢为不完全梗阻。

154. 什么是数字减影血管造影？为什么说该检查是诊断脑卒中的金标准？

数字减影血管造影（DSA）是通过导管或穿刺针将含有碘的显影剂注入选定的动脉或静脉，把需要检查部位的影像数据分别输入电子计算机的两个存储器中，然后，随即给予减法指令，电子计算机将从造影后的数据中减去造影前的数据，经模 - 数转换系统，成为只显影血管影像的减影片图像，消除周围软组织和骨质等干扰的一种减影技术。数字减影血管造影可以直观地测定血管狭窄程度和范围，观察侧支循环情况；所显示的病变更为直观，在判断病变供应动脉的来源、数量、引流静脉的去向、病变血管的狭窄程度等方面，优于其他影像学检查，如超声、经颅多普勒、磁共振血管成像（MRA）、螺旋 CT 血管成像（CTA）、磁共振静脉血管成像（MRV）、CT 灌注成像等多种方法。目前临床仍将 DSA 视为诊断脑血管病变的"金标准"。

155. 数字减影血管造影前、后的护理要点是什么?

（1）造影前护理要点：检查前准备应注意以下方面。①应与患者或其家属说明造影的目的、注意事项和造影过程中可能发生的危险和并发症，并让患者或其家属签字；②儿童和烦躁不安的患者应遵医嘱给予镇静药；③完善各种化验检查，如肝功能、肾功能、出血时间、凝血时间、凝血酶原时间等；④检查穿刺部位，清洁穿刺部位的皮肤，按外科术前要求准备皮肤，并洗澡、更换衣服；⑤检查双侧足背动脉、测量小腿周径并记录，以便术后观察对比；⑥检查前 4h 禁食、禁水；⑦术前 30min 肌内注射阿托品、苯巴比妥等。建立静脉通道（左前臂静脉留置针），以利于治疗和麻醉；必要时留置导尿管；准备好药品和影像学资料等。

（2）造影后护理要点：①平卧 8h，卧床 24h，卧床期间需加强生活护理；②多饮水，以促进造影剂排泄；③密切观察患者生命体征变化，发现病情变化及时报告医师；④股动脉造影后，2h 内每 15 分钟观察双侧足背动脉波动及肢体温度、颜色，注意穿刺部位有无出血和血肿，并详细记录；⑤股动脉造影后穿刺点用沙袋加压 6 ～ 8h，24h 后拆除加压绷带；⑥股动脉造影后避免增加腹压动作，如咳嗽及呕吐时协助患者按压穿刺伤口，以免造成穿刺点出血；⑦脊髓动脉造影后患者应适当抬高头部，取头高足低位，防止碘油进入颅内；⑧脊髓碘油造影后观察肢体活动及膀胱功能。

参 考 文 献

[1] 王维治 . 神经病学 . 北京：人民卫生出版社，2005.

[2] 黄如训 . 神经病学 . 北京：高等教育出版社，2010.

[3] 丁白海 . 人体解剖学 . 北京：中国科学技术出版社，2007.

[4] 叶任高，陆再英 . 内科学 . 北京：人民卫生出版社，2004.

[5] 陆在英，钟南山 . 内科学 . 北京：人民卫生出版社，2011.

[6] 黄如训，苏镇培 . 脑卒中 . 第 2 版 . 北京：人民卫生出版社，2012.

[7] 戴红.康复医学.第2版.北京：北京大学医学出版社.

[8] 中国急性缺血性脑卒中诊治指南 2010.中华医学会神经病学分会脑血管病学组.急性缺血性脑卒中诊治指南撰参组.中国全科医学，2011. 14(35)：4013-1047.

[9] 杨莘.神经疾病护理学.北京：人民卫生出版社，2005.

[10] 李丹.内科护理学.北京：高等教育出版社，2005.

[11] 尤黎明，吴瑛.内科护理学.第4版.北京：人民卫生出版社，2010.

[12] 周京华，张静.急危重症护理学.北京：人民卫生出版社，2007.

[13] 孙怡.中风防治 300 问.第2版.北京：金盾出版社，2009

[14] 蒋红.神经外科围手术期的临床护理.上海：复旦大学出版社，2006.

[15] 郎黎薇.神经外科护士临床常见问题与解答.上海：复旦大学出版社，2010.

[16] 蔡业峰.缺血中风诊断与治疗.北京：人民军医出版社，2012.

[17] 王拥军.卒中单元.北京：科学技术文献出版社，2004.

[18] 李秀华.护士临床"三基"实践指南.北京：北京科学技术出版社，2011.

[19] 刘焯霖，梁秀龄，张成.神经遗传病学.北京：人民卫生出版社，1998.

[20] 曲维香.标准护理计划-内科分册.北京：北京大学医学出版社，1999.

[21] 王得新译.哈里森临床神经病学.北京：人民卫生出版社，2010.

[22] 杨莘.神经疾病护理学.北京：人民卫生出版社，2011.

[23] 翁映虹，黄坚红.血管性痴呆的定义及诊断进展.广东医学，2010，31(14)：1881-1882.

[24] 华荣，段艳峰，杨晓.卒中后继发性癫痫发病规律的研究.广东医学，2006，27(12)：1920-1921.

[25] 张敬，朱华清，胡迎娣.脑卒中患者下肢深静脉血栓预防及护理体会.中国实用医药，2011，6(16)：203-204.

[26] 中华医学会神经病学分会脑血管病学组缺血性脑卒中二级预防指南撰写组.中国缺血性卒中和短暂性脑缺血发作二级预防指南 2010.中华神经科杂志，2010，43(2)：154-160.

[27] 张晓丹，王姝梅，秦伟.2011 年美国心脏协会/美国卒中协会脑卒中一级预防指南解读.山东医药，2011，51(20)：3-4.

[28] 张晓丹，王姝梅，秦伟.2011 年美国心脏协会/美国卒中协会脑卒中二级预防指南解读.山东医药，2011，51(20)：5-7.

[29] 中华医学会神经病学分会神经康复学组，中华医学会神经病学分会脑

血管病学组，卫生部脑卒中筛查与防治工程委员会办公室 . 中国脑卒中康复治疗指南 (2011 完全版). 中国康复理论与实践，2012，18(4)：301-308.

[30] 郑亚安 . 最新急性缺血性脑卒中治疗指南的解读 . 临床药物治疗杂志，2011，9(5)：58-62.

[31] 中华医学会神经病学分会脑血管病学组急性缺血性脑卒中诊治指南撰写组 . 中国急性缺血性脑卒中诊治指南 2010. 中华神经内科杂志，2010，43.

[32] Avies 著 . 刘钦刚译 . 循序渐进——成人偏瘫康复训练指南 . 合肥：中国科学技术大学出版社，1996.

[33] Avies 著 . 刘钦刚译 . 循序渐进——偏瘫患者的全面康复治疗 . 第 2 版 . 北京：华夏出版社，2007.

[34] Janet H carr，Roberta B shepherd 著 . 王宁华，黄永禧，黄直译 . 脑卒中康复——优化运动技巧的练习与训练指南 . 北京：北京大学医学出版社，2007.

[35] 大田仁史，三好春树主编；赵红，周宇彤，李玉玲译 . 完全图解现代照护 . 北京：科学出版社，2007.

[36] 尤黎明，吴瑛 . 内科护理学 . 第 6 版 . 北京：人民卫生出版社，2017.

[37] 葛均波，徐永健，王辰 . 内科学 . 第 9 版 . 北京：人民卫生出版社，2019.

[38] 贾建平，陈生弟 . 神经病学 . 第 8 版 . 北京：人民卫生出版社，2018.

第 4 章

血液及风湿科 49 问

1. 血液系统疾病分为哪几类? 常见体征有哪些?

（1）分类：①红细胞疾病。贫血、溶血、红细胞增多症等。②粒细胞疾病。如白细胞减少、粒细胞缺乏、白细胞增多、类白血病反应等。③单核细胞和吞噬细胞疾病。如单核细胞增多症、组织细胞增多症等。④淋巴细胞和浆细胞疾病：各类淋巴瘤，急、慢性淋巴细胞白血病、浆细胞病、多发性骨髓瘤等。⑤造血干细胞疾病：如再生障碍性贫血、阵发性睡眠性血红蛋白尿、骨髓增生异常综合征、急性非淋巴细胞白血病及骨髓增殖性疾病等。⑥脾功能亢进。⑦出血性及血栓性疾病。如血管性紫癜、血小板减少性紫癜、凝血功能障碍性疾病、弥散性血管内凝血以及易栓症和血栓性疾病等。

（2）体征：①出血或出血倾向；②发热；③骨、关节疼痛；④贫血。

2. 贫血按病因与发病机制分哪几类? 按血红蛋白浓度和红细胞形态如何分类?

（1）按病因与发病机制分类：①红细胞生成减少性贫血。红细胞生成主要取决于造血干细胞、造血微环境及其调节、造血原料及利用 3 大因素。②红细胞破坏过多性贫血。③失血性贫血。

（2）按血红蛋白浓度分类：①轻度贫血。血红蛋白 > 90g/L；②中度贫血：血红蛋白在 60 ～ 90g/L；③重度贫血：血红蛋白在 30 ～ 59g/L；④极重度贫血：血红蛋白 < 30g/L。

（3）按红细胞形态分类：①大细胞性贫血；②正常细胞性贫血；③小细胞低色素性贫血。

3. 贫血的临床表现有哪些？缺铁性贫血的临床表现有哪些？

（1）贫血的临床表现：①一般表现为疲乏、困倦、软弱无力为贫血的最常见和出现最早的症状。②神经系统：可出现头晕、头痛、耳鸣、眼花、失眠、多梦、记忆力下降及注意力不集中等症状，严重贫血者可出现晕厥，老年患者尚可出现神志模糊及精神异常的表现。③呼吸系统：多见于中度以上贫血的患者。主要表现呼吸加快及程度不同的呼吸困难。初期症状主要与机体对缺氧的代偿反应有关。④心血管系统：心悸、气促，活动后明显加重，是贫血患者心血管系统的主要表现。这是缺氧状态下机体交感神经活性增强，促使心率加快、心排血量增加、血流加速的结果；⑤消化系统：贫血时消化腺分泌减少甚至腺体萎缩，进而导致消化功能减低、消化不良，出现腹胀、腹痛、食欲缺乏、大便不规律和性状的改变等。⑥泌尿系统：血管外溶血出现无胆红素的尿胆原高；血管内溶血出现血红蛋白尿和含铁血黄素尿，重者甚至可发生游离血红蛋白堵塞肾小管，进而引起少尿、无尿、急性肾衰竭。⑦生殖及内分泌系统：男性由于长期的贫血影响睾酮的分泌，可减弱男性特征；女性因影响雌激素的分泌而导致月经异常。

（2）缺铁性贫血：①缺铁原发病的表现。如消化性溃疡、慢性胃炎、溃疡性结肠炎、克罗恩病、功能性子宫出血，黏膜下子宫肌瘤等疾病的临床表现。②缺铁性贫血的特殊表现。a. 组织缺铁表现为皮肤干燥、角化、萎缩、无光泽、毛发干枯易脱落，指甲扁平、不光滑、薄脆易裂，甚至出现反甲或匙状甲。黏膜损害

☆ ☆ ☆ ☆ ☆

多表现为口角炎、舌炎、舌乳头萎缩，可有食欲缺乏，严重者可发生吞咽困难。b. 神经、精神系统异常。儿童较为明显，如过度兴奋，易激怒，好动，难以集中精力，发育迟缓，体力下降等。

4. 什么是出血性疾病？常见的出血性疾病都有哪些？

（1）定义：由于正常止血机制发生障碍，引起机体自发性出血或轻微损伤后出血不止的一组疾病。

（2）常见的出血性疾病有：特发性血小板减少性紫癜、白血病、血友病、过敏性紫癜、弥散性血管内凝血。

5. 过敏性紫癜、特发性血小板减少性紫癜、白血病的定义分别是什么？

（1）过敏性紫癜：是一种常见的血管变态反应性出血性疾病。主要表现为非血小板减少性皮肤瘀点或紫癜，可伴有腹痛、便血、关节痛、血尿及血管神经性水肿和荨麻疹等过敏表现，多为自限性。

（2）特发性血小板减少性紫癜：又称自身免疫性血小板减少性紫癜，是最常见的一种血小板减少性疾病。主要由于血小板受到免疫性破坏，导致外周血中血小板数目减少。

（3）白血病：是一类起源于造血干细胞恶性克隆性疾病，其克隆中的白血病细胞失去进一步分化成熟的能力，而滞留在细胞发育的不同阶段，在骨髓和其他造血组织中异常增生，并广泛浸润其他组织和器官，而正常造血受抑制，外周血中出现幼稚细胞。

6. 白血病按病程和白细胞的成熟程度分为几类？

①急性白血病：起病急，进展快，病程短，仅为数月，细胞分化停滞在较早阶段，多为原始细胞及早幼细胞；②慢性白血病：起病缓，进展慢，病程长，多为数年，细胞分化停滞在较晚阶段，多为成熟和较成熟的幼稚细胞。

☆ ☆ ☆ ☆

7. 急性白血病的临床表现和治疗原则是什么？

（1）临床表现：贫血、出血、发热、器官和组织浸润。

（2）治疗原则：①支持治疗。纠正贫血、控制出血、防治感染、预防尿酸性肾病。②化学治疗。是指从化疗开始到完全缓解阶段，目的是迅速杀灭大量白血病细胞，使白血病的症状、体征消失，血常规和骨髓穿刺检查达到基本正常。③中枢神经系统白血病的防治。④骨髓造血干细胞移植。⑤细胞因子治疗。

8. 治疗白血病诱导缓解期常用的联合化疗方案是什么？

成人首选长春新碱加柔红霉素、左旋门冬酰胺酶、泼尼松（VALP）方案；儿童急性淋巴细胞白血病首选长春新碱加泼尼松（VD）方案。急性非淋巴细胞白血病标准诱导方案是柔红霉素加阿糖胞苷（DA）也常用高三尖杉酯碱加阿糖胞苷（HA）。

9. 急性白血病常见的护理诊断/问题有哪些？

①有受伤的危险：与血小板减少、白血病细胞浸润有关；②有感染的危险：与正常中性粒细胞减少、化疗有关；③潜在并发症：化疗药物的不良反应；④悲伤：与急性白血病的治疗效果差，死亡率高有关；⑤活动无耐力：与长期应用化疗药，白血病引起的代谢增高及贫血有关。

10. 白血病化疗时应注意什么？发疱性化疗药物外渗怎么处理？

（1）化疗注意事项：①合理使用静脉，首先中心静脉置管如经外周静脉穿刺的中心静脉导管（PICC）、完全植入式静脉输液港，如应用外周浅表静脉应选粗直静脉；②静脉注射时先用生理盐水冲洗，确定在静脉内方可注射药物，推注要慢，边推边抽回血确保针头在血管内，推注完毕用生理盐水冲洗后拔针；③联合化疗时，先输注对血管刺激性小的药物，再输注刺激性及发疱性

☆ ☆ ☆ ☆

药物。

（2）药物外渗的处理：①立即停止输入药物；②回抽：不要拔针，尽量回抽皮下药物；③评估：评估并记录外渗药物的穿刺部位、面积，外渗药液的量，皮肤颜色、温度，疼痛性质；④解毒：局部滴入生理盐水稀释药液或用解毒药；⑤封闭：局部用利多卡因封闭，在疼痛或肿胀区域多点注射，封闭面积大于渗漏区，呈环形封闭，48h内间断局部封闭2～3次；⑥涂抹药物：用50%硫酸镁、中药六合丹、多磺酸粘多糖乳膏或赛肤润液体敷料等涂抹肿胀处，涂抹范围大于肿胀疼痛区，每2小时1次；⑦冷敷：局部24h冰袋间断冷敷；⑧抬高患肢：48h内抬高受累部位，促进药液吸收。

11. 急性白血病患者化疗后饮食上应该注意什么？

急性白血病患者化疗后应给予高热量、富含蛋白质和维生素，适量纤维素，清淡易消化饮食，以半流质为主，少食多餐。

12. 急性白血病的治疗要点是什么？老年急性白血病如何治疗？

（1）治疗要点：①高白细胞血症的紧急处理。②防治感染。是保证急性白血病患者争取有效化疗或骨髓移植，降低死亡率的关键措施之一。③改善贫血：严重贫血者可吸氧，静脉输入浓缩红细胞，维持血红蛋白（Hb）> 80g/L。但白细胞淤滞症时不宜立即输入红细胞，以免进一步加重血液黏稠度。④防治出血：血小板低者可输单采血小板悬液，保持血小板 > 20×10^9/L，并发弥散性血管内凝血(DIC)时，则应做出相应处理。⑤防治尿酸性肾病：由于白血病细胞的大量破坏，尤其是化疗期间，可使血清及尿液中尿酸水平明显升高，尿酸结晶的析出可积聚于肾小管，导致少尿甚至急性肾衰竭。因此，应嘱患者多饮水或给予静脉补液，以保证足够尿量，应碱化尿液和口服别嘌醇。⑥纠正水、电解质及酸碱平衡失调：化疗前及化疗期间均应定期监测水、电解质和酸碱平衡。

（2）老年急性白血病的治疗：60 岁以上的急性白血病患者常由骨髓增生异常综合征转化而来或继发于某些理化因素合并症，耐药、合并重要脏器功能不全、不良核型者较多见，更应强调个体化治疗。多数患者化疗需减量用药，以降低治疗相关死亡率，少数体质好又有较好支持条件的患者，可采用中年患者的化疗方案进行治疗。

13. 中枢神经系统白血病如何防治?

中枢神经系统白血病的防治由于化疗药物难于通过血脑屏障，隐藏在中枢神经系统内的白血病细胞常是白血病复发的根源，尤其是急性淋巴细胞白血病患者。因此，对中枢神经系统白血病的患者需进行药物鞘内注射治疗或脑脊髓放疗。常选用的化疗药物为甲氨蝶呤、阿糖胞苷等，同时应用一定剂量的激素以减轻药物刺激引起的蛛网膜炎。急性淋巴细胞白血病患者，若诊断时脑脊液正常，也需预防性鞘内药物注射。

14. 慢性粒细胞白血病、多发性骨髓瘤（MM）的临床表现是什么?

（1）慢性粒细胞白血病的临床表现：①慢性期 . 早期无症状，随病情发展可出现低热、乏力、多汗或盗汗，消瘦等代谢亢进表现。脾大，多数患者有胸骨中下段压痛，可持续 1 ～ 4 年。②加速期。不明原因的高热、体重下降、虚弱、脾脏迅速肿大，骨关节疼痛以及逐渐出现贫血、出血。③急变期。与急性白血病相似，多数为急粒变，20% ～ 30% 为急淋变。

（2）多发性骨髓瘤

1）骨髓瘤细胞对骨骼及其他组织器官的浸润和破坏表现：①骨痛、骨骼变形和病理性骨折、骨痛是常见的症状，发生率为 75%，随病情的发展而加重。疼痛部位多在腰骶部，其次是胸廓

☆ ☆ ☆ ☆

和肢体。若活动或扭伤后出现剧烈疼痛，可能为病理性骨折，多发生在肋骨、锁骨、下胸椎和上腰椎，可多处骨折同时存在；②肝、脾、淋巴结和肾脏浸润：可见肝、脾轻中度肿大，颈部淋巴结肿大，骨髓瘤肾；③浆细胞性白血病：多发性骨髓瘤也可发展为浆细胞性白血病，大多为 IgA 型，外周血中浆细胞数 $> 2.0 \times 10^9/L$；④神经浸润：临床上以胸椎、腰椎的破坏压缩及压迫脊髓所致的截瘫多见，其次为神经根的损害；⑤髓外骨髓瘤：部分患者仅在软组织出现孤立病变。

2）骨髓瘤细胞分泌大量 M 蛋白引起的表现：①继发感染。是 MM 患者首位致死的原因。其中以细菌性肺炎及尿路感染较常见，严重者可发生败血症而致患者死亡。亦可见真菌、病毒感染。病毒感染以带状疱疹多见。②高黏滞综合征。表现为头晕、眩晕、眼花、耳鸣、视力障碍，并可突发晕厥、意识障碍，可有手指麻木、冠状动脉供血不足、慢性心力衰竭。③贫血。贫血常为首发症状。疾病早期贫血轻，后期贫血严重。出血则以鼻出血和牙龈出血较为多见，皮肤紫癜也可发生。主要原因为血小板减少和功能异常，凝血障碍及血管壁损伤。④淀粉样变性和雷诺现象。少数患者可发生淀粉样变性，主要表现为舌肥大、皮肤苔藓样变、心脏扩大、腹泻或便秘、肝肾功能损害及外周神经功能病变等。如果 M 蛋白为冷球蛋白，则引起雷诺现象。

3）肾损害：临床上主要表现为蛋白尿（60% ～ 80%）、管型尿及急、慢性肾衰竭（50%）。其中肾衰竭是本病仅次于感染致死原因。

15. 多发性骨髓瘤的定义、病因与发病机制分别是什么？

（1）定义：是恶性浆细胞病中最常见的一种类型。骨髓中有大量的异常浆细胞（或称骨髓瘤细胞）克隆性增殖，引起广泛溶骨性骨骼破坏、骨质疏松，血清中出现单克隆免疫球蛋白（M 蛋白），正常的多克隆免疫球蛋白合成受抑制，尿中出现本周蛋白，引起不同程度的肾损害，血、免疫功能异常。

（2）病因与发病机制：迄今尚未明确。可能与病毒感染（人类疱疹病毒 8 型）电离辐射、接触工业或农业毒物、慢性抗原刺激及遗传因素有关。进展性骨髓瘤患者骨髓中细胞因子白细胞介素 6（IL-6）异常升高，表示以 IL-6 为中心的细胞因子网络失调可引起骨髓瘤细胞增生。现认为 IL-6 作为 MM 细胞极为重要的生长因子，与骨髓瘤疾病的形成与恶化密切相关。

16. 多发性骨髓瘤一般分为哪几型？护理措施是什么？

（1）分型：多发性骨髓瘤分为孤立型、多发型、弥漫型、髓外型、白血病型几种类型。

（2）护理措施

1）疼痛：骨骼疼痛与浆细胞浸润骨骼和骨髓及病理性骨折有关。①疼痛评估：从患者的主观描述及客观表现中评估疼痛的程度、性质及患者对疼痛的体验与反应。②心理、社会支持。③缓解疼痛：a. 协助患者采取舒适的卧位，可适当按摩病变部位，以降低肌肉张力，增加舒适，但避免用力过度，以防病理性骨折；b. 指导患者采用放松、臆想疗法、音乐疗法等，转移对疼痛的注意力；c. 指导患者遵医嘱使用镇痛药，并密切观察镇痛效果。

2）躯体活动障碍：与骨痛、病理性骨折或胸、腰椎破坏压缩，压迫脊髓导致瘫痪有关。①活动与生活护理：保持床铺干燥平整，协助患者定时更换体位，保持舒适的床上活动，避免长久卧床而加重骨骼脱钙。截瘫患者保持肢体于功能位，定时按摩肢体。鼓励患者咳嗽和深呼吸。协助患者洗漱、进食、大小便及个人卫生，每天用温水擦洗全身皮肤，保持皮肤清洁干燥，预防压疮的发生。②饮食护理：进食高热量、高蛋白、富含维生素易消化食品，每天饮水 2000～3000ml，多摄取粗纤维食物，预防便秘。

3）潜在并发症：化疗药物不良反应。

☆ ☆ ☆ ☆

17. 多发性骨髓瘤的免疫球蛋白分型？实验室检查及健康指导分别是什么？

（1）免疫球蛋白分型：① IgG 型。最常见，占 50% ～ 60%，有 4 种亚型。易感染，但高钙血症和淀粉样变较少见。IgG3 亚型易导致高黏滞综合征。② IgA 型。占 25%，高钙血症明显，淀粉样变，出现凝血异常及出血倾向机会较多，预后较差。③ IgD 型：少见，癌细胞分化较差，易并发浆细胞性白血病，几乎 100% 发生肾损害，生存期短，预后差。④ IgM 型国内少见，易发生高黏滞血症或雷诺现象。⑤轻链型占 20%，80% ～ 100% 有本周蛋白尿。病情进展快。骨质破坏严重，易发生肾衰竭和淀粉样变性，预后很差。⑥ IgE 型很罕见。⑦非分泌型占 1% 以下，多见于年轻人；血与尿中均无 M 蛋白，骨髓中幼稚浆细胞增多，有溶骨改变或弥漫性骨质疏松。

（2）实验室检查：①血常规。正常细胞性贫血，可伴有少数幼粒、幼红细胞。晚期有全血细胞减少，血中出现大量骨髓瘤细胞。②骨髓象。主要为浆细胞异常增生（至少占有核细胞数的 15%），并伴有质的改变。骨髓瘤细胞大小形态不一，成堆出现。鉴于浆细胞瘤灶呈散在分布，最好自骨压痛处或多部位穿刺取材，以提高阳性率。③血液生化检查。单克隆免疫球蛋白血症的检查。蛋白电泳出现 M 蛋白；免疫电泳发现重链；血清免疫球蛋白定量测定发现 M 蛋白增多，正常免疫球蛋白减少、血钙、血磷的测定，IL-6 和 C 反应蛋白（CRP）、其他：血沉显著增快。④ X 线检查。当 30% ～ 50% 的骨矿物质密度丢失后，溶骨性损害可在 X 线片上显示。

（3）健康指导：①疾病知识指导。患者易出现病理性骨折故应注意卧床休息，使用硬板床或硬床垫，适度活动可促进肢体血液循环和血钙在在骨骼的沉积，减轻骨骼的脱钙。注意劳逸结合，尤其是中老年患者避免过度劳累做剧烈运动和快速转体等动作。

☆ ☆ ☆ ☆

②用药指导与病情监测。遵医嘱用药，有肾损害者避免应用损伤肾功能的药物，病情缓解后仍需定期复查与治疗。若活动后出现剧烈疼痛，可能为病理性骨折，应立即就医注意预防各种感染。一旦出现发热等症状，应及时就医。

18. 什么是淋巴瘤？临床表现是什么？

（1）定义：淋巴瘤起源于淋巴结和淋巴组织，其发生大多与免疫应答过程中淋巴细胞增殖分化产生的免疫细胞恶变有关，是免疫系统的恶性肿瘤。

（2）临床表现：①淋巴结肿大；②全身症状：发热、皮肤瘙痒、乏力、盗汗、消瘦；③组织器官受累。

19. 淋巴瘤的病理分类是什么？

组织病理学上淋巴瘤分成霍奇金病（HD）和非霍奇金淋巴瘤（NHL）两大类，分别占我国全部淋巴瘤的 10%～30% 和 70%～90%。

NHL 依据细胞来源分为三种基本类型：B 细胞、T 细胞和 NK/T 细胞 NHL。临床上大多数 NHL 为 B 细胞，占总数的 70%～85%。其病理组织高度不均一，缺乏 R-S 细胞，有许多亚型。当前国内 NHL 的病理分类以美国国立癌症研究所国际工作分型（IWF）为基础，再加以免疫分类。

与 HD 比 NHL 常发展迅速，原发结外淋巴组织多见，而且不是沿淋巴结区依次转移，往往呈跳跃性播散，越过临近淋巴结向远处淋巴结转移，有多中心起源倾向。

20. 外周中心静脉导管（PICC）定义是什么？ PICC 导管如何维护？

（1）定义：指经外周静脉穿刺置入中心静脉导管，导管尖端最佳位置为上腔静脉的中下 1/3，可用于输注各种药物、输液营

☆ ☆ ☆ ☆

养支持治疗及输血等，也可用于血液样本采集。PICC 留置时间可长达 1 年，能为患者提供中长期的静脉输液治疗，减少频繁静脉穿刺给患者带来的痛苦。

（2）PICC 导管的维护：①定期更换导管接头。②正确进行 PICC 的冲管与封管。③穿刺部位敷料的更换，保持穿刺部位的清洁干燥，穿刺后第 1 个 24h 更换敷料。④指导患者保护导管，适度抬高置管的肢体；穿刺部位保持干燥，尤其是淋浴时，避免盆浴；避免置管侧肢体提重物、过度外展、屈伸、旋转运动而增加对血管内壁的机械性刺激；输液或卧床时避免压迫置管侧肢体导致血流缓慢；当置管侧肢体出现酸胀、疼痛等不适时，应立即告知医护人员，或到医院就诊。若发生导管折断，立即按住血管内导管残端，尽快到就近医院急诊处理。

21. 外周穿刺中心静脉导管的适应证是什么？

①需长期输液治疗或反复输注刺激性药物，如肿瘤化疗；②需长期、反复输血或血制品或采血；③需长期输注高渗性液体或高黏稠度液体，如长期胃肠外营养；④应用输液泵或压力输液治疗；⑤缺乏外周静脉通路。

22. 完全植入式静脉输液港的定义、禁忌证、术后观察、注意事项、健康教育分别有哪些？

（1）定义：又称植入式中心静脉导管系统，是一种可以完全植入体内的闭合输液系统。输液港经手术安置于皮下，只需使用无损伤针穿刺输液港底座，即可建立输液通路，减少反复穿刺的痛苦和难度。术后不影响患者的正常生活，并且并发症比 PICC 少。

（2）禁忌证：①植入部位近期有感染；②已知或怀疑有菌血症或败血症；③对输液港材料过敏；④患者体形不适宜任意规格植入式输液港的尺寸；⑤预定的植入部位曾经做放射治疗或行外科手术；⑥患有严重肺部阻塞性疾病；⑦有严重出血倾向。

☆ ☆ ☆ ☆

（3）术后观察

1）常规观察：①注意观察伤口有无肿胀、渗血、感染；观察注射座有无翻转；局部皮肤有无疼痛不适，置管侧肢体有无麻木、肿胀及活动异常；纱布敷料每 2 天更换一次。②穿刺针置入后要通过抽回血方式方能使用，如术后出现回抽无回血或回血不畅，应通知医师，由医师判断导管位置，不见顺畅回血不得通过穿刺针给药。③对于既往输液港使用良好的患者出现回抽无回血，考虑可能因导管末端贴于血管壁，让患者活动上肢或更换体位；若是静脉导管头端开口处形成纤维蛋白沉积物，可注入少量生理盐水后再抽回血，回血顺畅后再使用。④需要定期化疗的患者，建议每次化疗前通过 X 线检查确定导管尖端位置再行化疗。

2）术后并发症的观察：①输液港的入路主要有颈内静脉、锁骨下静脉，肺尖部无肌肉组织遮挡，损伤后易出现气胸，症状为术后呼吸困难，胸痛，并逐渐加重，注意观察临床症状，必要时行胸部 X 线片或 CT 检查。损伤血管可合并血气胸。②导管尖端位置过深或过浅，会有心律失常表现，如心悸。③如出现颈部或置入侧手臂肿胀，考虑有血栓形成可能。④导管夹闭综合征，由于解剖位置的原因，导管经第 1 肋骨和锁骨之间的狭窄间隙进入锁骨下静脉时，受第 1 肋骨和锁骨挤压而产生狭窄或夹闭而影响输液，严重时可导致损伤或断裂。主要表现为回抽、冲洗及注射困难。⑤导管堵塞，分为血栓性和非血栓性堵塞，表现为输液速度缓慢，不能抽回血。⑥导管相关性感染，输液后出现发热、寒战或低血压等菌血症、败血症的表现。⑦导管移位，输液时局部肿胀，通过 X 线检查了解导管脱出情况，一般应去除输液港或重新植入。

（4）注意事项：①必须使用无损伤针穿刺输液港，7d 更换。②冲洗导管、静脉注射给药时必须使用 10ml 以上的注射器，防止小注射器的压强过大，损伤导管、瓣膜或导管与注射座连接处；③每次给药后都以标准方式冲洗导管；④抽血、输血、输高黏滞

☆ ☆ ☆ ☆

性药物后应立即用脉冲手法冲洗导管后再接其他液体输液。

（5）健康教育：①保持局部皮肤清洁干燥，观察输液港周围皮肤有无发红、肿胀、灼热感、疼痛等炎性反应；②不影响从事一般性日常工作，家务劳动，轻松运动；③避免使用同侧手臂提过重的物品(< 2.5kg)、过度活动等。不用这一侧手臂做引体向上、托举哑铃、打球、游泳等活动度较大的体育锻炼；④严禁高压注射造影剂，防止导管破裂；⑤治疗间歇期每4周对静脉输液港进行冲管、封管等维护一次，建议患者回医院维护。

23. 干细胞移植的分类与适应证分别是什么

（1）分类：①按造血干细胞取自健康供体还是患者本身，HSCT 被分为异体 HSCT 和自体 HSCT. ②按造血干细胞采集部位的不同可分为骨髓移植（BMT）、外周血干细胞移植（PBSCT）和脐血移植（CBT）。其中 PBSCT 以采集 HSC 较简便，供体无须住院且痛苦少。③其他按供受者有无血缘关系而分为有血缘移植和无血缘移植。按人白细胞抗原配型相合的程度，分为 HLA 相合与部分相合。

（2）适应证：①恶性疾病。急性白血病、慢性粒细胞白血病、恶性淋巴瘤、多发性骨髓瘤、慢性淋巴细胞白血病。②非恶性疾病。急性再生障碍性贫血实施异体造血干细胞移植的时机选择与疗效有着密切关系。年龄小，疗效好；移植前输血越少，移植后无病生存率越高。

24. 造血干细胞移植（HSCT）的定义、分类是什么?

（1）定义：造血干细胞移植指对患者进行全身照射、化疗和免疫抑制预处理后，将正常供体或自体的造血细胞经血管输注给患者，使其重建正常的造血和免疫功能。造血细胞包括造血干细胞和祖细胞。造血干细胞具有增殖、多向分化及自我更新能力，维持终身持续造血。

（2）分类：①按造血干细胞取自健康供体还是患者本身，HSCT 被分为异体 HSCT 和自体 HSCT。异体 HSCT 又分为异基因移植和同基因移植。后者指遗传基因完全相同的同卵孪生之间的移植，供受者间不存在移植物被排斥和移植物抗宿主病等免疫学问题。②按造血干细胞采集部位的不同可分为骨髓移植、外周血干细胞移植（PBSCT）和脐血移植。其中 PBSCT 以采集造血干细胞（HSC）较简便，供体无须住院且痛苦少，受者 HSC 植入率高、造血重建快、住院时间短等特点，为目前临床上最常用的方法之一，逐步取代了骨髓移植。③其他按供受者有无血缘关系而分为有血缘移植和无血缘移植。按人白细胞抗原配型相合的程度，分为人类白细胞抗原（HLA）相合与部分相合。

25. 造血干细胞移植（HSCT）后的并发症应如何观察？

①感染：感染是 HSCT 最常见的并发症之一，也是移植成败的关键。感染率高达 60% ～ 80%；②出血：预后处理后血小板极度减少是导致患者出血的主要原因，且移植后血小板的恢复较慢。每天监测血小板计数，观察有无出血倾向；③移植物抗宿主病（GVHD）：是异基因 HSCT 后最严重的并发症；④化疗药不良反应的预防与护理。

26. 骨髓穿刺术如何定义？

骨髓穿刺术是采集骨髓液的一种常用临床技术。临床上骨髓穿刺液常用于血细胞形态学检查，也可用于造血干细胞培养、细胞遗传学分析及病原生物学检查等；可协助临床诊断、观察疗效和判断预后；还可为骨髓移植提供骨髓。

27. 血小板计数的安全值是什么？

①口腔科：常规口腔检查 $\geq 10 \times 10^9/L$，拔牙或补牙 $\geq 30 \times 10^9/L$；②手术：小手术 $\geq 50 \times 10^9/L$，大手 $\geq 80 \times 10^9/L$；③产科：

☆ ☆ ☆ ☆

正常阴道分娩 ≥ 50×10^9/L，剖宫产 ≥ 80×10^9/L；④其他：对必须服用阿司匹林等非甾体抗炎药物、华法林等抗凝药物者，应维持在 > 50×10^9/L。

28. 哪些药物可以引起血小板减少？

（1）抗肿瘤化疗药：都可以引起血小板减少，如环磷酰胺（CTX）、甲氨蝶呤（MTX）、5-氟尿嘧啶、阿糖胞苷、依托泊苷（VP-16）等。

（2）解热镇痛药：氨基比林、保泰松、阿司匹林、水杨酸钠、吲哚美辛等。

（3）镇静、安眠、抗惊厥药：苯妥英钠、苯巴比妥、地西泮。

（4）抗生素：头孢菌素、青霉素、链霉素、磺胺、利福平、红霉素等。

（5）磺胺衍生物：氯磺丙脲、甲磺丙脲、甲苯磺丁脲。

（6）其他：氯奎、地高辛、异烟肼、百日咳菌苗、破伤风类毒素、奎宁、奎尼丁等。

29. 高白细胞血症的紧急处理是什么？

高白细胞血症（ > 100×10^9/L）不仅会增加患者的早期死亡率，而且也会增加髓外白血病的发病率和复发率。当循环血液中白细胞极度高（ > 200×10^9/L）时还可发生白细胞淤滞症，表现为呼吸窘迫、低氧血症、头晕、言语不清、反应迟钝、脑出血及阴茎异常勃起等。一旦出现可使用血细胞分离机，单采清除过高的白细胞，同时给予化疗药物和碱化尿液，应预防高尿酸血症、酸中毒、电解质平衡紊乱和凝血异常等并发症。

30. 化疗药物如何分类？化疗患者漱口液的选择与含漱方法是什么？

（1）化疗药物的分类：根据化疗药物外渗对皮下组织损伤的

☆ ☆ ☆ ☆

程度可分为 3 类：①发疱性化疗药物。一旦渗到血管外，短时间内可发生红、肿、热、痛，甚至皮肤及组织坏死，也可导致永久性溃烂，如多柔比星、表柔比星、柔红霉素、放线菌素 D、丝裂霉素、氮芥、长春新碱、长春碱、长春地辛、诺维苯、安吖啶、美登素等。②刺激性化疗药物。可引起轻度组织炎症和疼痛，一般不会导致皮下组织坏死，如达卡巴嗪（DTC）和足叶乙苷（VP-16）等。③非刺激性化疗药物。对皮肤及组织无明显的刺激，如 5- 氟尿嘧啶（5-FU）、顺铂（DDP）、甲氨蝶呤（MX）等。

（2）漱口液的选择与含漱方法：一般情况下可选用生理盐水、复方硼砂含漱液（朵贝液）等交替漱口；若疑为厌氧菌感染可选用 1%～ 3% 过氧化氢溶液；真菌感染可选用 1%～ 4% 的碳酸氢钠溶液、制霉菌素溶液（制霉菌素片剂 250 万 U 研磨至细粉加入无菌蒸馏水 250ml）或 1：200 的氯己定溶液。每次含漱时间为 15～ 20min，至少每天 3 次。

31. 什么是维甲酸综合征?

维甲酸综合征是采用维甲酸治疗急性早幼粒细胞白血病过程中最严重的不良反应，好发于治疗前后白细胞总数较高或明显增高的患者。机制未明，可能与维甲酸诱导大量白血病细胞分化或细胞因子的大量释放和黏附、分子表达增加有关。多见于首次治疗后 2 ～ 21d 发病，中位发病时间为 7d。主要临床表现有发热、体重增加、身体下垂部位皮肤水肿、间质性肺炎、胸腔积液、呼吸窘迫、肾功能损害，偶见低血压、心包积液或心力衰竭，严重时需辅助机械通气。主要死因是弥漫性肺间质性炎症引起的呼吸衰竭。

32. 风湿病的分类、特点、常见症状分别是什么?

（1）分类：①弥漫性结缔组织病；②脊柱关节病；③退行性变；④与代谢和内分泌相关的风湿病；⑤感染相关的风湿病；⑥肿瘤

☆ ☆ ☆ ☆

相关的风湿病；⑦神经血管疾病；⑧骨及软骨病变；⑨非关节性风湿病；⑩其他有关节症状的疾病。

（2）特点：①多为慢性起病，病程较长，甚至终身；②病程中发作与缓解交替出现；③同一疾病的临床表现个体差异很大；④有较复杂的生物化学及免疫学变化；⑤治疗效果有较大的个体差异。

（3）常见症状：①关节疼痛与肿胀。关节及周围肌肉、软组织、神经的疼痛是风湿性疾病的主要症状。②关节僵硬与活动受限。③皮肤损害。常见的皮损有皮疹、红斑、水肿、溃疡等，多由血管炎性反应引起。

33. 风湿病的主要临床表现、病情变化、身体评估分别是什么?

（1）临床表现：关节疼痛、肿胀、活动障碍是否呈进行性加重。

（2）病情变化：一般情况如体重、营养状况、食欲、睡眠及大小便有无异常等。

（3）身体评估：①全身状况。生命体征、精神状态、营养状况，有无消瘦、发热等。②皮肤和黏膜：皮肤有无红斑、皮疹或破损，有无口腔黏膜溃疡、皮下结节和雷诺现象等。③肌肉、关节及脊柱。有无肌肉萎缩和肌力减退；脊柱及关节有无红、肿、热、压痛、活动受限及畸形等。④其他。有无发音困难、眼部异常及视力变化，有无肝脾大等。

34. 类风湿血管炎的定义、血液检查特点、健康指导及心理护理分别是什么?

（1）定义：类风湿血管炎：是关节外损害的病理表现，多影响中小血管，可发生于任何部位。90% 的类风湿血管炎可出现皮肤损害。体检可见指甲下或指端出现的小血管炎，其表现和滑膜炎的活动无相关性。少数引起局部组织的缺血性坏死。眼受累多为巩膜炎，严重者因巩膜软化而影响视力。

☆ ☆ ☆ ☆

（2）血液检查特点：有轻、中度贫血，活动期患者血小板增高，白细胞计数及分类正常。活动期可有红细胞沉降率升高、C 反应蛋白增高。

（3）健康指导：①疾病知识指导．帮助患者及其家属了解疾病的性质、病程和治疗方案。避免感染、寒冷、潮湿、过劳等各种诱因，注意保暖。强调休息和治疗性锻炼的重要性，养成良好的生活方式和习惯，在疾病缓解期每天有计划地进行锻炼，增强机体的抗病能力，保护关节功能，延缓关节损害的进程。②用药指导与病情监测。指导患者用药方法和注意事项，遵医嘱用药，不要自行停药、换药、增减药量，坚持按规则治疗，减少复发。严密观察疗效及不良反应，定期检测血常规、尿常规及肝、肾功能等，一旦发现严重的不良反应，应立即停药并及时就医。

（4）心理护理：患者因病情反复发作、顽固性关节疼痛、疗效不佳等原因，常表现出情绪低落、忧虑、孤独，对生活失去信心。护士在与患者的接触中要态度和蔼，采取疏导、解释、安慰、鼓励等方法做好心理护理。

35. 类风湿关节炎的休息与卧位应该注意哪些？晨僵患者如何护理？

（1）注意事项：急性活动期除关节疼痛外，常伴有发热、乏力等全身症状应卧床休息，以减少体力消耗，保护关节功能，避免脏器受损，但不宜绝对卧床。限制受累关节活动，保持关节功能位，如肩关节不要处于外旋位，肩两侧可顶枕头等物品，双臂间置枕头维持肩关节外展位；双手掌可握小卷轴，维持指关节伸展；髋关节两侧放置靠垫，预防髋关节外旋；平卧者膝下放 1 个平枕，使膝关节保持伸直位；足下放置足板，定时给予按摩和被动运动，防止足下垂。每天至少俯卧位 2 ～ 3 次，每次 30min，以预防髋关节屈曲挛缩，足部伸出床外，全身肌肉放松，利用自身肌肉伸直膝关节和髋关节。由于膝、腕、指、趾关节不易做到维持功能位，尤其夜间休息时，肌肉处于松弛状态，容易加重畸形，可以借助可塑夹板固定。每晚临睡时绑上夹板，晨起先卸掉夹板，在床上适当活动，日常梳洗、早餐后，再把夹板绑上，每天应放开 2～3 次，让关节适当活动。

（2）晨僵护理：鼓励患者早晨起床后行温水浴，或用热水浸泡僵硬的关节，然后活动关节。夜间睡眠戴弹力手套保暖，可减轻晨僵的程度。

36. 系统性红斑狼疮的定义及临床表现是什么？

（1）定义：是一种具有多系统损害表现的慢性自身免疫病。患者血清内可以产生以抗核抗体为代表的多种自身抗体，通过免疫复合物等途径，损害各个系统、脏器和组织。

（2）临床表现：①全身症状主要包括发热、疲倦、乏力、体重下降等。②皮肤与黏膜：约80%的患者有皮肤损伤。蝶形红斑是系统性红斑狼疮（SLE）最具特征性的皮肤改变，表现为鼻梁和双颧颊部呈蝶形分布的红斑。还可见广泛或局限性斑丘疹，多见于日晒部位。约30%的患者在急性期出现口腔溃疡，可有轻微疼痛，偶见于鼻黏膜。③肌肉骨骼：最常见于指、腕、膝关节肿痛，伴红肿者少见，常出现对称性多关节肿痛。④肾：狼疮性肾炎是 SLE 最常见和严重的临床表现，可表现为急性肾炎，急进性肾小球肾炎、隐匿性肾炎、慢性肾炎和肾病综合征，以慢性肾炎和肾病综合征较常见。⑤心血管系统：心包炎、心肌炎、心内膜炎、心肌缺血。⑥肺与胸膜：胸膜炎、狼疮性肺炎、肺间质性改变、弥漫性肺泡出血。⑦神经系统：神经精神症状如头痛、记忆性减退，脊髓损伤表现为截瘫、大小便失禁等。⑧消化系统：消化道症状有呕吐、腹泻等，肝损害致血清转氨酶升高，急腹症有胰腺炎、肠穿孔等。⑨眼：主要包括结膜炎、葡萄膜炎、眼底病变和视神经损害等。如出血、视盘水肿，主要与视网膜血管炎有关。

☆ ☆ ☆ ☆

37. 系统性红斑狼疮如何评价?

　　①患者能自觉避免各种加重皮肤损害的因素;②疼痛程度减轻或消失,皮损面积逐渐缩小或愈合;③能自觉配合口腔护理,保持口腔清洁,口腔溃疡逐渐愈合;④能遵守饮食限制的要求,避免各种加重肾损害的因素;⑤能接受患病的事实,情绪稳定,主动配合治疗。

38. 系统性红斑狼疮的护理诊断、护理目标是什么?

　　(1) 护理诊断:①皮肤完整性受损。与疾病所致的血管炎性反应等因素有关。②疼痛。慢性关节疼痛与自身免疫反应有关。③口腔黏膜受损。与自身免疫反应、长期使用激素等因素有关。④潜在并发症。慢性肾衰竭。⑤焦虑。与病情反复发作、迁延不愈、面容毁损及多脏器功能损害有关。⑥有感染的危险。与免疫功能缺陷引起机体抵抗力下降有关。⑦潜在并发症。狼疮脑病、多器官功能衰竭。

　　(2) 护理目标:①患者皮肤受损减轻或修复。②患者主诉疼痛减轻或消失。③口腔黏膜溃疡逐步愈合。④患者学会避免加重肾损害的护理方法。⑤能接受患病的事实,生理和心理上舒适感有所增加。

39. 皮肤损害的护理评估、护理诊断是什么?

　　(1)皮肤损害的护理评估:①病史。了解皮肤损害的起病时间,演变特点;有无日光过敏、口眼干燥,胸痛等。②身体评估。评估生命体征;皮损的部位、形态、面积大小和表面情况;有无指尖和肢体的溃疡;肢体末梢的颜色和温度,皮肤有无苍白、发绀等。③实验室及其他检查。原发疾病的相关检查,尤其是免疫学检查、皮肤狼疮带试验、肌肉活检等。

　　(2) 护理诊断:①皮肤完整性受损。与血管炎性反应及应用

☆ ☆ ☆ ☆

免疫抑制剂等因素有关。②组织灌注无效。外周组织与肢端血管痉挛、血管舒缩功能调节障碍有关。

40. 皮肤损害的护理目标与评价是什么?

（1）护理目标：①患者受损皮肤面积缩小或完全修复。②学会自我护理皮肤的方法。③外周血管灌注量得到改善，手指和足趾颜色正常。

（2）护理评价：①患者能说出皮肤防护及避免血管收缩的方法，皮肤受损面积缩小并逐渐愈合。没有出现新的皮肤损伤。②末梢血液循环良好,手指和足趾皮肤颜色正常,雷诺现象发作频率降低。

41. 关节疼痛定义、护理诊断、护理目标及评价分别是什么?

（1）定义：关节疼痛是关节受累最常见的首发症状，也是风湿病患者就诊的主要原因。评估关节疼痛的起病形式、部位、性质等特点有助于诊断和鉴别诊断。疼痛的关节均可有肿胀和压痛，都为关节腔积液或滑膜增生所致，是滑膜炎或周围组织炎的重要体征。

（2）护理诊断：①疼痛。慢性关节疼痛与局部炎性反应有关。②躯体活动障碍。与关节持续疼痛有关。③焦虑。与疼痛反复发作、病情迁延不愈有关。

（3）护理目标：①患者学会应用减轻疼痛的技术和方法。②关节疼痛减轻或消失。③最大程度地保持躯体活动水平。④焦虑程度减轻，生理和心理上舒适感有所增加。

（4）评价：①患者能正确运用减轻疼痛的技术和方法，主动配合休息、药物治疗等；②疼痛减轻或消失；③能认识到焦虑所引起的不良影响，并能够运用适当的应对技术，焦虑程度减轻，舒适感有所增加。

☆ ☆ ☆ ☆

42. 强直性脊柱炎的病因与发病机制、病理改变、观察要点及饮食护理分别是什么？

（1）病因与发病机制：本病是一组多基因遗传病，与 MHCI 类基因 HLAB27 呈强关联。某些微生物（如泌尿生殖道沙眼衣原体、某些肠道病原体）与易感者自身组织具有共同抗原，可引发异常免疫应答，造成组织损伤而引起疾病。

（2）病理改变：病变部位主要见于滑膜以及关节囊、韧带或肌腱的骨附着点。基本病变是局部复发性、非特异性炎症、纤维化以至骨化。初期主要表现为局部淋巴细胞、浆细胞及少数多核白细胞浸润。炎症过程引起附着点侵蚀，附近骨髓炎症、水肿乃至造血细胞消失，进而肉芽组织形成，最后受累部位钙化、新骨形成。在此基础上又发生新的附着点炎症、修复，如此多次反复，出现椎体方形变、韧带钙化、脊柱"竹节样"变、胸廓活动受限等临床表现。骶髂关节是本病最早累及的部位，其后由于病变发展逐渐累及脊柱、中轴骨骼及四肢大关节，以椎间盘纤维环及其附近结缔组织纤维化和骨化，终致脊柱骨性强直或驼背固定。还可累及跟腱、跖筋膜、胸肋连接等部位。炎症还可累及其他组织和脏器，以虹膜炎较为多见，主动脉根炎较少见。淀粉样变性和骨折属继发性病变。肺纤维化、心肌及传导系统病变、前列腺炎等与本病关系尚不确定。

（3）观察要点：躯体活动障碍与骶髂关节及脊柱附着点炎症有关。注意观察并评估晨僵及腰痛等症状严重程度及持续时间；注意活动受限的部位、范围；是否伴有发热、咳喘、呼吸困难等症状，如果发现应警惕脏器受累。

（4）饮食护理：冬季寒冷地区患者可适当服用姜汤用以驱寒防湿。多食用含有丰富的植物蛋白和微量元素的食物，如大豆、黑豆、黄豆等，有促进肌肉、骨骼、关节、肌腱的代谢，帮助修复病损的作用。

☆ ☆ ☆ ☆

43. 强直性脊柱炎关节检查方法、血液检查指标、非药物与药物治疗要点分别为何?

（1）关节检查方法：① Schober 试验常用于腰椎活动度检查。方法：患者直立，在背部正中线髂嵴水平作一标记为 0，向下作 5cm 标记，向上作 10cm 标记。让患者弯腰（保持双腿直立），测量上下两个标记间距离，增加少于 4cm 者为阳性。②胸廓活动度检查：患者直立，用刻度软尺测其第 4 肋间隙水平（女性乳房下缘）深呼气、吸气之胸围差，< 2.5cm 为异常，提示胸廓活动度降低。③枕墙距检查：患者直立，足跟、臀、背贴墙，收颏，眼平视，测量枕骨结节与墙之间的水平距离，正常为 0。颈部活动受限或胸椎后凸畸形者距离增大。

（2）特异性指标：血液检查无特异性指标，活动期可有红细胞沉降率、C 反应蛋白、免疫球蛋白（尤其是 IgA）升高。

（3）治疗要点：非药物治疗是延缓疾病发展及促进康复的有效措施。包括患者健康指导、功能锻炼及理疗等。其中水疗、超短波等物理治疗方法，可起到解除肌肉痉挛改善血液循环及消炎镇痛的作用。

（4）药物治疗：①非甾体抗炎药（NSAID）。为缓解关节疼痛、晨僵及改善关节活动度的一线用药。对此类药物反应良好是本病的特点。常用药物有双氯芬酸、萘丁美酮、塞来昔布等，应避免同时服用 2 种以上的同类药物，具体用法可参照 RA 的治疗。②缓解病情抗风湿药。用于控制病情的活动及病变的发展。常用药物有柳氮磺吡啶、甲氨蝶呤，也可试用硫唑嘌呤和沙利度胺等，但金制剂和青霉胺对本病无效。③糖皮质激素不作为首选。急性葡萄膜炎、肌肉、骨骼炎症可局部使用激素。小剂量激素也可用于对 NSAID 治疗不耐受者。④生物制剂疗效确切，可显著改善病情及各项炎性实验指标。主要包括重组人可溶性肿瘤坏死因子受体融合蛋白（如依那西普）、抗肿瘤坏死因子的单克隆抗体（如英夫利昔单抗和阿达木单抗）等。⑤其他。上述治疗疗效欠佳、有禁忌证或不耐受且疼痛剧烈者，可考虑服用对乙酰氨基酚和阿片类镇痛药。焦虑、抑郁者可试用抗焦虑或抑郁类药物。

44. 强直性脊柱炎的影像学检查有哪些？

影像学检查是诊断的关键依据，有助于病变严重程度的分级与判断。主要包括 X 线片、CT 和 MRI 等。X 线片经济实惠，用途广；CT 检查能发现骶髂关节轻微的变化，利于早期诊断；MRI 检查能显示软骨变化，因此能比 CT 更早发现骶髂关节炎。

45. 特发性炎症性肌病的分类、临床表现是什么？

（1）分类：①多发性肌炎（PM）；②皮肌炎（DM）；③无肌病性皮肌炎；④儿童皮肌炎；⑤恶性肿瘤相关 DM 或 PM；⑥其他结缔组织病伴发 DM 或 PM；⑦包涵体肌炎。

（2）临床表现：主要临床表现是对称性四肢近端肌无力，全身症状可有发热、关节痛、乏力、畏食和体重减轻。

46. 诊断多发性肌炎（PM）/皮肌炎（DM）的要点是什么？

①四肢对称性近端肌无力；②肌酶谱升高；③肌电图示肌源性改变；④肌活检异常；⑤皮肤特征性表现。

47. 特发性炎症性肌病（IIM）的常用护理诊断/问题、健康指导、治疗要点是什么？

（1）护理诊断/问题

1）躯体活动障碍：与肌无力、肌萎缩和关节疼痛有关。①病情观察：IIM 主要累及肌肉组织，应注意评估患者的肌力情况。注意观察疼痛肌肉的部位、关节症状、是否伴有发热、呼吸困难、心律失常等，若有明显异常应做好急救准备。②休息与活动：急性期有肌痛、肌肉肿胀和关节疼痛者，应绝对卧床休息，以减轻

☆ ☆ ☆ ☆

肌肉负荷和损伤。病情稳定后，有计划地进行锻炼，活动量由小到大，对肌无力的肢体应协助其被动活动。③饮食护理：对吞咽困难者给予半流或流质饮食，少量缓慢进食，以免呛咳或引起吸入性肺炎，必要时给予鼻饲。

2）皮肤完整性受损：与血管炎性反应、免疫功能缺陷引起皮肤损害有关。局部皮肤护理：本病急性期患者皮肤红肿，局部要保持清洁干燥，避免擦伤。有水疱时可涂用炉甘石洗剂；有渗出时可用3%硼酸溶液湿敷；伴感染者，根据情况对症消炎、清创换药处理。

（2）健康指导：①疾病知识指导向患者及其家属说明本病的有关知识，使患者正确对待肌病，做好长期治疗的思想准备。合理安排生活，劳逸适度。避免一切诱因，如感染、寒冷、创伤、情绪受挫等；有皮损者避免日光照射；育龄女性患者应避孕，以免病情复发或加重；避免一切免疫接种。②用药指导与病情监测。患者出院后，应继续执行治疗方案，按规则服药，不要因为症状减轻就停止服药。定期门诊随访。告知患者及家属病情危重的征象，如呼吸肌、咽肌无力等，一旦发生病情变化，应及时就医。

（3）治疗要点：治疗首选糖皮质激素，重症可用甲泼尼龙静脉输液，一般患者可口服泼尼松 1 ～ 2mg/（kg·d），经 1 ～ 4 周可见病情改善，治疗 3 ～ 6 个月后，缓慢减量，治疗时间常需一年以上，约90%的患者病情明显改善，50% ～ 75%的患者可完全缓解，但易复发，重症或对糖皮质激素反应不佳者，应加用甲氨蝶呤或硫唑嘌呤，皮肤损害者可加用羟氯喹。危重患者可用大剂量免疫球蛋白静脉冲击治疗。

48. 特发性炎症性肌病皮肤完整性受损的护理措施是什么？

本病急性期患者皮肤红肿，局部要保持清洁干燥，避免擦伤，有水疱时可涂用炉甘石洗剂；有渗出时可用3%硼酸溶液湿敷；伴感染者，根据情况对症消炎、清创换药处理。

49. 特发性炎症性肌病的疾病知识指导是什么？如何进行用药指导与病情监测？

（1）疾病知识指导：向患者及其家属说明本病的相关知识，使患者正确对待疾病，做好长期治疗的思想准备。合理安排生活，劳逸适度，避免一切诱因，如感染、寒冷、创伤、情绪受挫等；有皮损者避免日光照射；育龄女性患者应避孕，以免病情复发或加重；避免一切免疫接种。

（2）用药指导与病情观察：患者出院后，应继续执行治疗方案，按规则服药，不要因为症状减轻就停止服药。定期门诊随访，告知患者及家属病情危重的征象，如呼吸肌、咽肌无力等，一旦发生病情变化，应及时就医。

参 考 文 献

[1]　李建勇，郑红，黄敏 . 血液疾病手册 . 北京：科学出版社，2016.
[2]　尤黎明，吴瑛 . 内科护理学 . 第 5 版 . 北京：人民卫生出版社，2012.
[3]　丁淑贞 . 血液内科临床护理 . 北京：中国协和医科大学出版社，2016.
[4]　朱霞明，童淑萍 . 血液系统疾病护理实践手册 . 北京：清华大学出版社，2016.

第 5 章
心血管内科 174 问

☆☆☆☆
☆☆☆☆

1. 何为心源性哮喘？心源性呼吸困难有哪几种表现？

（1）心源性哮喘的定义：患者夜间入睡后因突然胸闷、气急而憋醒，被迫坐起，呼吸深快．轻者数分钟至数十分钟后症状逐渐缓解，重者可伴有咳嗽、咳白色泡沫痰、气喘、发绀、肺部哮鸣音。

（2）心源性呼吸困难的表现：①劳力性呼吸困难；②夜间阵发性呼吸困难；③端坐呼吸。

2. 心源性水肿的特点是什么？

心源性水肿的特点有下垂性、凹陷性水肿，常见于卧床患者的腰骶部、会阴或阴囊部。非卧床患者的足踝部、胫前水肿，重者可延及全身，甚至出现胸腔积液、腹水。

3. 心源性呼吸困难患者 24h 输液总量应控制在多少？输液速度是多少？

24h 输液总量为 1500ml，输液速度为 20 ～ 30 滴 / 分。

4. 急性心肌梗死与急性主动脉夹层的胸痛特点分别是什么？

（1）急性心肌梗死胸痛的特点：疼痛多无明显诱因，程度较重，持续时间较长，伴有心律、血压的改变，含服硝酸甘油多不能缓解。

（2）主动脉夹层胸痛的特点：可出现胸骨后或心前区撕裂样剧痛或烧灼痛，疼痛可向背部放射。

5. 何为阿 - 斯综合征?

阿 - 斯综合征是指任何原因的心排血量突然锐减而引起的急性脑缺血综合征。心脏供血暂停 3s 以上即可发生神志丧失；5s 以上可发生晕厥；超过 10s 可出现抽搐。

6. 心源性晕厥的病因是什么?

①严重心律失常；②器质性心脏病。

7. 心力衰竭按发病缓急、发生的部位及生理功能是如何分类的?

心力衰竭按发病缓急可分为慢性心力衰竭和急性心力衰竭；按发生的部位可分为左心衰竭、右心衰竭和全心衰竭；按生理功能可分为收缩性心力衰竭和舒张性心力衰竭。

8. 心力衰竭的诱因有哪些? 药物治疗有哪些?

（1）心力衰竭的诱因：①感染；②心律失常；③生理或心理压力过大；④妊娠和分娩；⑤血容量增加；⑥其他如不恰当停用利尿剂等。

（2）药物治疗：①利尿剂；②肾素 - 血管紧张素 - 醛固酮系统抑制剂：血管紧张素转化酶抑制剂（ACEI），血管紧张素Ⅱ受体阻滞剂（ARB），醛固酮受体拮抗剂；③β受体阻滞剂；④正性肌力药物：洋地黄类药物；非洋地黄类正性肌力药物；⑤肼屈嗪和硝酸异山梨酯。

9. 哪种体液因子成为心力衰竭临床诊断、疗效判断和预后的重要指标?

脑钠肽（BNP）是主要由心室肌细胞分泌的心脏激素，其分

☆ ☆ ☆ ☆ ☆

泌量亦随心室充盈压的高低变化。由于 BNP 分泌量增加的幅度与心力衰竭的严重程度呈正相关，目前已成为心力衰竭临床诊断、病情及疗效判断和预后估计的重要指标。

10. 左心衰竭与右心衰竭的症状分别为何？

（1）左心衰竭：①呼吸困难，表现为劳力性呼吸困难，夜间阵发性呼吸困难或端坐呼吸；②咳嗽、咳痰和咯血；③疲倦、乏力、头晕、心悸；④尿量变化及肾功能损害。

（2）右心衰竭：①消化道症状为胃肠道及肝淤血引起的腹胀、食欲缺乏、恶心、呕吐等；②呼吸困难；③水肿；④颈静脉征；⑤肝淤血肿大；⑥心脏右心室显著扩大，三尖瓣关闭不全。

11. 6 分钟步行试验将心力衰竭划分为哪 3 个等级？

①轻度心力衰竭：步行 426 ～ 550m；②中度心力衰竭：步行 150 ～ 425m；③重度心力衰竭：步行 < 150m。

12. 洋地黄类药物中毒如何处理？

①立即停用洋地黄；②低血钾者可口服或静脉补钾，停用排钾利尿剂；③纠正心律失常，一般禁用电复律。

13. 急性左心衰竭的临床表现？什么患者禁用吗啡？

（1）临床表现：突发严重呼吸困难，呼吸频率可达 30 ～ 40 次/分，端坐呼吸，咳嗽，咳粉红色泡沫样痰，有窒息感、极度烦躁不安，恐惧，面色灰白或发绀，大汗，皮肤湿冷，肺水肿。早期血压可一过性升高，如不能及时纠正，血压可持续下降直至休克。听诊两肺布满湿啰音和哮鸣音，心率快。

（2）什么病患者禁用吗啡：呼吸衰竭，昏迷，严重休克者禁用吗啡。

14. 心律失常的分类是什么?

①按发生机制分为冲动形成异常和冲动传导异常 2 大类；②按发生部位分为室上性心律失常和室性心律失常；③按其发生时心率的快慢分为快速性心律失常和缓慢性心律失常。

15. 窦性心律的心电图特点是什么?

窦性心律的心电图特点是 P 波在 Ⅰ、Ⅱ、aVF 导联直立，aVR 导联倒置，PR 间期为 0.12 ~ 0.20s。

16. 窦性心动过速的病因是什么? 临床表现是什么? 治疗手段有哪些?

(1) 病因：①生理性窦性心动过速常见于健康人吸烟、饮咖啡或浓茶、体力活动或情绪激动等情况时；②病理性心动过速常见于发热、甲状腺功能亢进、贫血、休克、心肌缺血、充血性心力衰竭以及应用肾上腺素、阿托品等药物时。

(2) 临床表现：心悸，通常逐渐开始与终止，刺激迷走神经后逐渐减慢。

(3) 治疗手段：①针对病因和去除诱发因素,如治疗心力衰竭、控制甲状腺功能亢进等；②必要时用 β 受体阻滞剂，如美托洛尔、非二氢吡啶类钙通道阻滞剂，如地尔硫䓬，可用于减慢心率。

17. 窦性心动过缓的病因是什么? 如何治疗?

(1) 病因:常见于健康年轻人、运动员、睡眠状态,窦房结病变、急性下壁心肌梗死亦常发生窦性心动过缓，其他原因包括：颅内疾病、严重缺氧、甲状腺功能减退、阻塞性黄疸，以及应用 β 受体阻滞剂、非二氢吡啶类钙通道阻滞剂、洋地黄、胺碘酮或拟胆碱药等。

(2) 治疗：①无症状的窦性心动过缓通常无须治疗；②有

☆☆☆☆

低心排血量综合征症状：可用阿托品、异丙肾上腺素、麻黄碱；
③症状不缓解者可考虑心脏起搏治疗。

18. 窦性停搏的病因有哪些？症状有哪些？心电图特点是什么？

（1）病因：窦性停搏或窦性静止是指窦房结在一个不同长短的时间内不能产生冲动，见于：①迷走神经张力增高或颈动脉窦过敏均可发生窦性停搏；②急性下壁心肌梗死致窦房结变性与纤维化、脑血管病变、应用洋地黄药物或乙酰胆碱等药物。

（2）症状：一旦窦性停搏时间过长而无逸搏，患者可发生头晕、黑矇、晕厥、严重者可发生阿 - 斯综合征，甚至死亡。

（3）心电图特点：PP 间期延长的间期内无 P 波，或 P 与 QRS 波群均不出现，长的 PP 间期与基本的窦性 PP 间期无倍数关系，长时间的窦性停搏后，低位的潜在起搏点如房室交界区或心室可发出单个逸搏或出现逸搏性心律控制心室。

19. 病态窦房结综合征的症状、病因、心电图特点分别是什么？

（1）症状：可出现与心动过缓有关的心、脑等脏器供血不足的症状①发作性头晕、黑矇、心悸、乏力和运动耐力下降，严重者可出现心绞痛、心力衰竭、短暂意识障碍或晕厥，甚至猝死；②如有心动过速发作，则可出现心悸、心绞痛等症状。

（2）病因：引起窦房结功能减退的原因较多。如：硬化与退行性变、淀粉样变性、甲状腺功能减退、纤维化与脂肪的浸润等均可损害窦房结。

（3）心电图特点：①非药物引起的持续而显著的窦性心动过缓（50 次 / 分以下）；②窦性停搏与窦房传导阻滞；③窦房传导阻滞与房室传导阻滞并存；④心动过缓 - 心动过速综合征（慢 - 快综合征）；⑤房室交界区性逸搏心律。

20. 房性心律失常分类是什么？

①房性期前收缩；②房性心动过速；③心房扑动；④心房颤动。

21. 房性期前收缩的临床表现、治疗措施分别有哪些？

（1）临床表现：房性期前收缩指激动起源于窦房结以外心房任何部位的一种主动性异位心律。患者一般无明显症状，频发房性期前收缩可出现胸闷、心悸症状。

（2）治疗措施：通常无须治疗，治疗措施①戒除烟酒、咖啡及浓茶；②当有明显症状或因房性期前收缩触发室上性心动过速时，应给予 β 受体阻滞剂、普罗帕酮、胺碘酮等药物治疗。

22. 房性期前收缩的心电图特点是什么？

①房性期前收缩的 P 波提前发生，与窦性 P 波形态不同；②其后多见不完全性代偿间歇；③下传的 QRS 波群形态通常正常；④少数无 QRS 波群发生，称阻滞或未下传的房性期前收缩；⑤部分出现宽大畸形的 QRS 波群，称室内差异性传导。

23. 房性心动过速分类有哪些？

①自律性房性心动过速；②折返性房性心动过速；③紊乱性房性心动过速。

24. 自律性房性心动过速病因是什么？临床表现有哪些？

（1）病因：①心肌梗死、慢性阻塞性肺疾病、大量饮酒、代谢障碍；②洋地黄中毒，特别是在低血钾时洋地黄中毒；③常见于无器质性心脏病的儿童或青少年。

（2）临床表现：①胸闷、心悸；②发作呈短暂、间歇或持续发生；③当房室传导比例发生变化时，听诊心律失常。

☆☆☆☆

25. 自律性房性心动过速心电图的特点是什么？如何治疗？

（1）自律性房性心动过速心电图：①心率通常为150～200次/分；②P波形态与窦性P波者不同；③常有二度Ⅰ型或Ⅱ型房室传导阻滞；④P波之间的等电位线存在；⑤刺激迷走神经不能终止心动过速；⑥发作开始时心率逐渐加速。

（2）治疗：①房性心动过速合并房室传导阻滞时，心室率通常不快，无须紧急处理。②若由洋地黄中毒所致，心室率>140次/分，或伴严重心力衰竭、休克时应紧急处理。③非洋地黄中毒引起者，应针对原发病因治疗；洋地黄、β受体阻滞剂、非二氢吡啶类钙通道阻滞剂可减慢心室率；未能恢复窦性心律者可加用Ⅲ类抗心律失常药物；药物治疗无效者，考虑射频导管消融治疗。

26. 紊乱性房性心动过速病因是什么？心电图特征有哪些？如何治疗？

（1）病因：①慢性阻塞性肺疾病；②慢性心力衰竭的老年人；③洋地黄中毒；④低钾血症者。

（2）心电图特征：①3种或3种以上形态各异的P波，PR间期各不相同；②心房率100～130次/分；③多数P波能下传心室，部分过早发生而受阻；④心室律不规则，可发展为心房颤动。

（3）治疗：①治疗原发病；②盐酸维拉帕米片（异搏定）和胺碘酮；③补充钾和镁。

27. 心房扑动的病因有哪些？临床表现有哪些？心电图特点是什么？

（1）病因：①多见于有器质性心脏病者；②心房增大者；③偶见于无器质性心脏病者。

（2）临床表现：患者症状主要与心房扑动的心室率相关。

☆ ☆ ☆ ☆

①心室率不快时，患者可无症状；②心房扑动伴有极快的心室率，可诱发心绞痛和充血性心力衰竭；③心房扑动往往有不稳定倾向，可恢复窦性心律或进展为心房颤动，但亦可持续数月或数年；④心房扑动患者也可发生心房血栓，进而引起体循环栓塞。

（3）心电图特点：①窦性 P 波消失，代之以振幅、间距相同的有规律的锯齿状扑动波，称为 F 波，扑动波之间的等电线消失，频率为 250 ～ 350 次 / 分；②心室律规则或不规则，取决于房室传导比例是否恒定，扑动波多以 2 ：1 及 4 ：1 交替下传；③ QRS 波群形态正常，当出现室内差异性传导，原先有束支阻滞或经房室旁路下传时，QRS 波群增宽，形态异常。

28. 心房颤动（简称房颤）有哪些分类？临床表现有哪些？心电图特征是什么？

（1）分类：房颤分为首次诊断房颤、阵发性房颤、持续性房颤、长期持续性房颤及永久性房颤。

（2）临床表现：房颤症状的轻重受心室率快慢的影响：①心室率不快时，患者可无症状；②心室率超过 150 次 / 分，可发生心绞痛与充血性心力衰竭；③房颤并发体循环栓塞的风险较大，栓子多来自左心耳部；④心脏听诊第一心音强弱不等，心律绝对不齐；⑤脉搏短绌。

（3）心电图特征：① P 波消失，代之以大小不等、形态不一、间隔不均的基线颤动波，称 f 波，f 波频率为 350 ～ 600 次 / 分；②心室率极不规则；③ QRS 波群形态通常正常，当心室率过快，伴有室内差异性传导时 QRS 波群增宽变形。

29. 房室交界区性心律失常有哪些分类？

①交界区性期前收缩；②与交界区相关的折返性心动过速；③预激综合征。

☆ ☆ ☆ ☆

30. 阵发性室上性心动过速的病因有哪些？临床表现有哪些？心电图特征是什么？如何治疗？

（1）病因：①通常无器质性心脏病表现；②可发生于不同年龄与性别的患者。

（2）临床表现：①阵发性室上性心动过速突发突止，持续时间不等；②常见心悸、头晕、胸闷；③少见晕厥、心绞痛、心力衰竭、休克；④症状轻重取决于发作时心室率快慢及持续时间；⑤心律绝对规则。

（3）心电图特征：①心率 150 ～ 250 次 / 分，节律规则；② QRS 波群形态与时限正常；③ P 波不易辨认，与 QRS 波群保持恒定关系；④起始突然，反复发作，常由房性期前收缩触发。

（4）治疗

【急性期】

1）刺激迷走神经手法：①诱导恶心；② Valsalva 动作；③按压颈动脉窦；④按压眼球；⑤面部浸冰水。

2）药物治疗：①首选腺苷；②维拉帕米；③地尔硫䓬；④洋地黄（伴心力衰竭者）；⑤普罗帕酮、艾司洛尔。

3）食管心房调搏与同步直流电复律。

【预防复发】①洋地黄；②长效钙通道阻滞剂；③ β 受体阻滞剂、普罗帕酮；④导管射频消融：创伤小、见效快。

31. 预激综合征临床表现有哪些？心电图特征是什么？如何治疗？

（1）临床表现：预激综合征本身不引起症状但可发生房室折返性心动过速、心房颤动、心房扑动，频率过快的心动过速可导致室颤或心力衰竭、低血压。

（2）心电图特征：①窦性心律的 P-R 间期缩短，小于 0.12s；②某些导联的 QRS 波群时限超过 0.12s,QRS 波群起始部粗钝（称

☆ ☆ ☆ ☆

δ 波），终末部分正常；③继发性 ST-T 改变，与 QRS 波群主波方向相反。

（3）治疗

1）药物治疗：①房颤（Af）伴预激综合征禁用利多卡因、维拉帕米（异搏定）、洋地黄。②正向房室折返性心动过速首选腺苷、异搏定。

2）射频导管消融治疗。

32. 心房颤动应如何治疗？

（1）积极寻找和治疗基础心脏病，控制诱发因素。

（2）控制心室率：应用 β 受体阻滞剂，钙通道阻滞剂、洋地黄。

（3）转复并维持窦性心律治疗：将房颤转复为窦性心律的方法包括药物复律，电复律及射频导管消融治疗：①胺碘酮、普罗帕酮、索他洛尔；②电复律（持续发作伴血流动力学障碍者首选）。

（4）抗凝治疗：华法林是房颤抗凝治疗的有效药物。

（5）射频导管消融术。

33. 房室结内折返性心动过速的临床表现有哪些？心电图特征是什么？如何治疗？

（1）临床表现：①心动过速突发突止，持续时间长短不一；②发作时患者常有心悸、头晕、胸闷，少见有晕厥、心绞痛、心力衰竭、休克；③症状轻重取决于发作时心室率快慢及持续时间；④听诊心律绝对规则。

（2）心电图特征：①心率 150 ～ 250 次 / 分，节律规则；② QRS 波群形态与时限正常，但发生室内差异性传导或束支传导阻滞时，QRS 波形态异常；③ P 波为逆行性（Ⅱ、Ⅲ、aVF 导联倒置），常埋于 QRS 波群内或位于其终末部分，P 波与 QRS 波群保持恒定关系；④起始突然，通常由一个房性期前收缩触发，其下传的 PR 间期显著延长，随之引起心动过速发作。

☆ ☆ ☆ ☆

（3）治疗：急性发作期

1）若患者心功能、血压正常，可刺激迷走神经，如诱导恶心、Valsalva 动作、按压颈动脉窦、将面部浸于冰水内。

2）药物治疗：①首选腺苷；②维拉帕米；③地尔硫䓬。

3）洋地黄类（伴心衰者）。

4）β 受体阻滞剂与普罗帕酮。

5）食管心房调搏术。

6）以上治疗无效或当患者出现严重心绞痛、低血压、心力衰竭应施行同步直流电复律。

7）射频导管消融术：创伤小、见效快、应优先考虑应用。

34. 室性期前收缩如何治疗？病因有哪些？室性心律失常的分类有哪些？

（1）治疗

1）无器质性心脏病：①如无明显症状不必治疗；②如有明显症状应减轻焦虑，避免诱因；③药物：β 受体阻滞剂、普罗帕酮等；④频发室性期前收缩：射频导管消融术。

2）急性心肌梗死、心肌病并发室性期前收缩：胺碘酮、β 受体阻滞剂等。

3）急性肺水肿或严重心力衰竭并发室性期前收缩：应针对改善血流动力学障碍，注意有无洋地黄中毒或电解质紊乱。

（2）病因：①正常人与各种心脏病患者；②心肌炎、缺血、缺氧、麻醉和手术；③洋地黄、奎尼丁、三环类抗抑郁药物中毒；④电解质紊乱、精神不安、过量吸烟、饮酒、咖啡。

（3）室性心律失常分类：①室性期前收缩；②室性心动过速；③心室扑动与心室颤动。

35. 室性期前收缩的临床表现是什么？心电图特征是什么？

（1）临床表现：一般表现为心悸、心跳或"停跳感"，可伴有

☆ ☆ ☆ ☆

头晕、乏力、胸闷等症状，严重器质性心脏病者，长时间频发室性期前收缩可产生心绞痛、低血压或心力衰竭等。

（2）心电图特征：①提前发生的 QRS 波群，时限常超过 0.12s、宽大畸形；② ST 段和 T 波的方向与 QRS 主波方向相反；③室性期前收缩与其前面的窦性搏动之间期恒定，后可出现完全性代偿间歇。

36. 室性心动过速的病因有哪些？临床表现有哪些？心电图特点是什么？

（1）病因：①器质性心脏病。冠心病最常见，其次是心肌病、心力衰竭等。②其他。代谢障碍、电解质紊乱、长 QT 综合征等，偶可发生于无器质性心脏病者。

（2）临床表现：室性心动过速的临床症状视发作时心室率、持续时间、基础心脏病变和心功能状况不同而异：①非持续性室性心动过速（发作持续时间 < 30s，能自行终止）通常无症状；②持续性室性心动过速（发作持续时间 > 30s，需药物或电复律方能终止）常伴有血流动力学障碍与心肌缺血、临床症状包括气促、少尿、低血压、晕厥、心绞痛等。

（3）心电图特点：① 3 个或 3 个以上的室性期前收缩连续出现，通常起始突然；② QRS 波群畸形，时限超过 0.12s，ST-T 方向与 QRS 波群主波方向相反；③心室率一般为 100 ～ 250 次 / 分，心律规则或略不规则；④心房独立活动，P 波与 QRS 波群无固定关系，房室分离；⑤心室夺获或室性融合波。

37. 各种房室传导阻滞心电图特征是什么？

（1）一度长：一度房室传导阻滞 P-R 间期延长，> 0.20s。

（2）二度漏：二度 I 型房室传导阻滞 P-R 间期逐渐延长，直至脱落一个 QRS 波。二度 II 型房室传导阻滞 P-R 间期固定，成比例脱落 QRS。

☆☆☆☆

（3）三度自顾自：①心房与心室活动各自独立、互不相关。②心房率快于心室率。③心室起搏点位于房室束及其附件，心室率 40 ～ 60 次 / 分。QRS 波群正常；位于室内传导系统远端，心室率＜ 40 次 / 分，QRS 波群增宽。

38. 尖端扭转型室性心动过速如何治疗？

努力寻找和去除导致 QT 间期延长的病变和停用有关药物，治疗可试用镁盐、异丙肾上腺素，亦可使用临时心房或心室起搏。禁用 I A 类或Ⅲ类抗心律失常药物（如普鲁卡因胺、胺碘酮、索他洛尔）可使 QT 间期更加延长。

39. 房室传导阻滞的病因、分类、临床表现、治疗分别是什么？

（1）病因：①迷走神经张力增强；②器质性心脏病，如急性心肌梗死，冠状动脉痉挛等；③电解质紊乱、药物中毒。

（2）分类

1）不完全性：①一度房室传导阻滞；②二度 I 型房室传导阻滞（文氏现象）；③二度Ⅱ型房室传导阻滞（莫氏现象）。

2）完全性：三度房室传导阻滞。

（3）临床表现：①一度房室传导阻滞通常无症状；②二度房室传导阻滞可引起心搏脱漏，可有心悸症状；③三度房室传导阻滞，症状包括疲倦、乏力、头晕、晕厥、心绞痛、心力衰竭、心室率过慢者可诱发阿 - 斯综合征，严重者可猝死。

（4）治疗：①一度或二度 I 型房室传导阻滞，心室率不太慢者无须特殊治疗；②二度Ⅱ型房室传导阻滞或三度房室传导阻滞者，如心率慢，伴有明显症状者，甚至发生阿 - 斯综合征，应给予心脏起搏治疗；③阿托品、异丙肾上腺素仅适用于无心脏起搏条件的应急情况。

☆ ☆ ☆ ☆

40. 心脏性猝死的临床分期是什么?

　　①前驱期:此期的患者可能出现胸痛,气促,疲乏,心悸等症状;②终末事件期:典型表现有严重胸痛,急性呼吸困难,突发心悸或晕厥等;③心搏骤停期:意识丧失是该期的特征;④生物学死亡期:心搏骤停发生后,大部分患者将在 4 ～ 6min 开始发生不可逆的脑损伤,随后经数分钟过渡到生物学死亡。

41. 二度Ⅰ型房室传导阻滞、二度Ⅱ型房室传导阻滞心电图特
　　点有哪些?

　　(1) 二度Ⅰ型:① P 波规律出现,PR 间期逐渐延长,RR 间期逐渐缩短,直至 P 波下传受阻,脱漏一个 QRS 波群;②脱落后的第一个 PR 间期最短;③心室脱漏造成的 RR 间距小于两个 RR 间距之和。

　　(2) 二度Ⅱ型:① PR 间期固定不变;②数个 P 波之后有一个 QRS 波群脱漏,形成不同比例之房室传导阻滞;③ 2 个以上 QRS 波脱落为高度房室传导阻滞。

42. 心搏骤停、心脏性猝死分别是什么? 区别是什么?

　　(1) 心搏骤停定义:心搏骤停指心脏射血功能突然终止,心搏骤停发生后,由于脑血流突然中断,10s 左右患者即可出现意识丧失,如能(在 4 ～ 6min)及时救治,患者可以存活,否则将导致生物医学死亡。

　　(2) 心脏性猝死定义:指急性症状发作后 1h 内发生的以意识骤然丧失为特征,由于心脏原因引起的生物学死亡。

　　(3) 区别:心搏骤停与心脏性猝死的区别在于前者通过紧急救治有逆转的可能性,而后者是生物学功能不可逆转的心搏停止。

☆☆☆☆

43. 住院患者发生心搏骤停如何处理？心搏骤停的临床表现是什么？

（1）处理：①识别心搏骤停。轻拍肩部并呼出"你怎么样了"判断呼吸运动，大动脉有无搏动，突发意识丧失无法呼吸或无法正常呼吸，视为心搏骤停，呼叫和立即开始心肺复苏（CPR）。②摆放体位：去枕后仰卧，解开衣领口。③胸外按压。④开放气道。通常采用仰头抬颏法开通气道。⑤人工呼吸。开放气道后，在确保气道通畅的同时，立即开始人工通气，气管插管是建立人工通气的最好方法。⑥除颤。室颤是心搏骤停常见和可以治疗的初始心率，不管是院外因室颤心搏骤停还是监护中的患者，迅速除颤是首选的治疗方法。⑦尽早开通静脉通路。给予药物治疗。⑧心肺复苏过程中必须持续监测心电图，血压，血氧饱和度等。

（2）临床表现：①突然面色苍白，意识丧失；②大动脉搏动消失；③呼吸断续，叹息样或短促痉挛性呼吸，随后呼吸停止；④瞳孔散大；⑤皮肤苍白或明显发绀，大小便失禁。

44. 初级心肺复苏包括什么？高级心肺复苏定义是什么？包括什么？

（1）初级心肺复苏：包括胸外心脏按压，开通气道，人工呼吸，除颤，前三者被简称为 CAB 三部曲。

（2）高级心肺复苏：即高级心血管生命支持，以生命支持为基础，应用辅助设备，特殊技术等建立更有效的通气和血液循环。

（3）高级心肺复苏包括：气管插管与给氧，除颤，电复律，心脏起搏，药物治疗；在复苏过程中必须持续监测心电图，血压，血氧饱和度等，必要时进行有效血流动力学监测（动脉血气分析，动脉压，肺动脉压）。

45. 脑复苏的主要措施包括什么?

（1）降温：密切观察体温变化，积极采取降温、退热措施；

（2）脱水：选用利尿剂；

（3）防治抽搐：应用冬眠药物，如异丙嗪稀释后静脉输液或地西泮静脉注射；

（4）高压氧治疗；

（5）促进早期脑血流灌注，如抗凝以疏通微循环。

46. 胸外心脏按压的部位、按压深度和按压频率是什么?

胸外心脏按压的正确部位是胸骨中下 1/3 交界处，成人胸骨下压至少 5cm，按压频率在 100 ～ 120 次 / 分。

47. 人工呼吸的频率是多少，按压与人工呼吸之比是多少？

每次吹气应持续 1s 以上，胸外按压与人工呼吸之比为 30 ： 2，通气频率为 10 ～ 12 次 / 分。

48. 室颤的首选治疗方法是什么？ CPR 的首选药物是什么?

室颤的首选治疗方法是电除颤；CPR 的首选药物是肾上腺素。

49. 心脏瓣膜病最常受累的部位是哪儿?

心脏瓣膜病最常受累的部位在二尖瓣。

50. 二尖瓣狭窄最常见的病因是什么? 临床表现是什么? 体征为何?

（1）病因：风湿热。

（2）临床表现：①呼吸困难是最常见的早期症状，多为劳力性呼吸困难；②咳嗽多在夜间睡眠或劳动后出现；③咯血；④血栓栓塞；⑤其他症状：左心房显著扩大、左肺动脉扩张。

☆☆☆☆

（3）体征：二尖瓣重度狭窄者常呈"二尖瓣面容"，口唇及双颊发绀；心前区隆起，心尖部可触及舒张期震颤；典型体征是心尖部可闻及舒张期隆隆样杂音。

51. 二尖瓣狭窄的并发症、治疗方法分别有哪些？

（1）并发症：①心房颤动；②右心衰；③急性肺水肿：急性肺水肿为重度二尖瓣狭窄的严重并发症；④血栓栓塞；⑤肺部感染；⑥感染性心内膜炎。

（2）治疗方法：一般治疗①有风湿活动者，应给予抗风湿治疗；②呼吸困难者应减少体力活动，限制钠盐摄入，口服利尿剂；③无症状者：避免激烈体力活动。

（3）并发症治疗：①心房颤动。治疗目的为控制心率，恢复和保持窦性心律，预防血栓栓塞，心房颤动伴心室率时可先静脉注射毛花苷丙，若不能满意的控制心室率，应联合经静脉使用美托洛尔或钙通道阻滞剂，如出现心绞痛、休克及晕厥等应行电复律。②右心衰竭时，限制钠盐摄入，应用利尿剂。③急性肺水肿时，避免使用扩张小动脉的血管扩张药物，应使用扩张静脉系统药物，减轻心脏前负荷为主的硝酸酯类药物。④预防血栓。如无抗凝禁忌证，应长期使用华法林。⑤介入和手术治疗为本病的有效方法，当二尖瓣口有效面积小于 $1.5cm^2$ 时，伴有症状，尤其是症状进行性加重时，应用介入或手术方法扩大瓣口面积。

52. 二尖瓣狭窄患者血栓栓塞最常出现的部位是哪儿？

二尖瓣狭窄患者最常出现的栓塞部位是脑栓塞。

53. 二尖瓣关闭不全包括哪4个部分？X线检查结果显示什么？诊断要点？心电图特点？如何治疗？

（1）二尖瓣包括瓣叶、瓣环、腱索、乳头肌4个部分，其中任何一个发生结构异常或功能失调，均可导致二尖瓣关闭不全。

　　(2) X 线显示：慢性重度反流常见左心房，左心室增大，左心衰时可见肺淤血和间质性肺水肿征。

　　(3) 诊断要点：心尖区典型收缩期杂音伴 X 线或心电图示左心房和左心室增大。

　　(4) 心电图特点：左心房增大，可出现"二尖瓣型 P 波"，P 波宽度大于 0.12s，伴切迹，QRS 波群示电轴右偏和右心室肥厚。

　　(5) 治疗：①内科治疗。预防风湿活动和感染性心内膜炎，针对并发症治疗。②外科治疗。瓣膜修补和人工瓣膜置换术。

54. 风湿性二尖瓣狭窄的患者最常见的心律失常是什么？

　　最常见的心律失常是心房扑动。

55. 中、重度二尖瓣狭窄导致左心房明显增大时，患者 X 线检查心影呈什么形态？

　　左心房明显增大时，患者心影呈梨形（二尖瓣型心脏）。

56. 二尖瓣狭窄的可靠检查方法是什么？诊断要点是什么？症状、体征是什么？

　　(1) 检查方法：超声心动图。

　　(2) 诊断要点：①根据临床表现及心尖区有舒张期隆隆样杂音伴 X 线或心电图示左心房增大，可诊断二尖瓣狭窄；②超声心动图检查可明确诊断。

　　(3) 症状：①急性。轻者可仅有轻微劳力性呼吸困难，重者可很快发生急性心力衰竭，甚至急性肺水肿、心源性休克。②慢性。轻度二尖瓣关闭不全者可持续终身没有症状，重度二尖瓣关闭不全者，由于心排血量减少，可表现为疲乏无力，活动耐力下降，同时肺静脉淤血导致程度不等的呼吸困难，发展至晚期则出现右心衰竭的表现。

　　(4) 体征：心尖搏动呈高动力型，向左下移动，心尖区可闻

☆ ☆ ☆ ☆

及全收缩期高调一贯型吹风样杂音，向左腋下和左肩胛下区传导，可伴震颤。

57. 主动脉瓣关闭不全 X 线检查结果如何？

X 线检查显示左心室增大，升主动脉继发性扩张明显。

58. 临床上常见的联合瓣膜病是什么？

联合瓣膜病是指二尖瓣狭窄伴主动脉瓣关闭不全。

59. 主动脉瓣狭窄定义、临床表现、体征分别是什么？

（1）定义：指主动脉瓣病变引起的主动脉瓣开放受限，狭窄，导致左心室到主动脉内的血流受阻。

（2）临床表现：①呼吸困难，劳力性呼吸困难为晚期患者常见的首发症状；②黑矇为首发症状，头晕甚至晕厥；③心绞痛。

（3）体征：心尖搏动相对局限，持续有力，呈抬举样心尖搏动，主动脉瓣第一听诊区可闻及粗糙而响亮的吹风样收缩期杂音；在胸骨右缘第 1 ～ 2 肋间听诊最清楚，并向颈部传导，伴有震颤。

60. 主动脉瓣关闭不全的治疗方法、临床表现、体征、诊断要点分别是什么？

（1）治疗方法：人工瓣膜置换术。

（2）临床表现：①最先症状表现为与心搏量减少及脉压增大有关的心悸，心前区不适，头部动脉强烈搏动感；②晚期因持续容量负荷增加而并发左心衰时，可出现心源性呼吸困难；③急性重度主动脉瓣关闭不全患者可出现突发呼吸困难，不能平卧，大汗，频繁咳嗽，重者可出现烦躁不安，神志模糊，甚至昏迷。

（3）体征：①慢性。面色苍白，头随心搏摆动，心尖搏动明显向左下移动，第一心音减弱，主动脉瓣区舒张期杂音，为一高

☆ ☆ ☆ ☆

调递减型叹气样杂音，坐位前倾和深呼气时易听到，可出现周围血管征。②急性。重者可出现面色灰暗，唇甲发绀，脉搏细弱，血压下降等休克表现。

（4）诊断要点：有典型主动脉瓣关闭不全的舒张期杂音伴周围血管征，可诊断为主动脉关闭不全，超声心动图可明确诊断。

61. 主动脉瓣狭窄的诊断要点、治疗方法是什么？

（1）诊断要点：典型主动脉瓣区射流样收缩期杂音，较易诊断主动脉瓣狭窄，确诊有赖于超声心动图。

（2）治疗方法：①内科治疗。预防感染性心内膜炎，中度及重度者避免剧烈体力活动，心力衰竭患者慎用利尿剂，出现房颤尽早电复律，ACEI 及 β 受体拮抗剂不适用于主动脉瓣狭窄患者。②手术治疗。人工瓣膜置换术（为治疗成人主动脉瓣狭窄的主要方法），直视下主动脉瓣分离术，经皮主动脉瓣球囊成形术，经皮主动脉瓣置换术（TAVI）。

62. 心脏瓣膜病患者体温过高如何护理？

心脏瓣膜病患者体温过高与风湿活动、并发感染有关。①病情观察：测量体温，每 4 小时测量一次，注意观察热型，协助诊断。观察有无风湿活动表现，皮肤环形红斑、皮下结节、关节红肿及疼痛不适等。体温超过 38.5℃时给予物理降温或遵医嘱给予药物降温，30min 后测量体温，并记录降温效果。②休息与活动：卧床休息，限制活动量，以减少机体消耗。协助生活护理，出汗多的患者应勤换衣裤、被褥，防止受凉。待病情好转，实验室检查正常后，再逐渐增加活动。③饮食：给予高热量，高蛋白，高维生素的清淡、易消化饮食，以促进机体恢复。④用药护理：遵医嘱给予抗生素及抗风湿药物治疗。

☆ ☆ ☆ ☆

63. 针对心脏瓣膜病的潜在并发症——心力衰竭、栓塞，分别应如何护理?

（1）心力衰竭：①避免诱因。积极预防和控制感染，纠正心律失常，避免劳累和情绪激动等诱因，以避免发生心力衰竭。②心力衰竭的观察与护理，监测生命体征，评估患者有无呼吸困难，乏力，食欲缺乏，少尿等症状，检查有无肺部湿啰音、肝大、下肢水肿等体征，一旦发生则按心力衰竭进行护理。

（2）栓塞：①评估栓塞的危险因素；②休息与活动：左心房内有巨大的：附壁血栓的，应绝对卧床休息，以防止血栓脱落，造成其他部位栓塞，病情允许时，应鼓励并协助患者翻身活动，下肢按摩及用温水泡脚或下床活动，防止下肢深静脉血栓形成；③遵医嘱用药：应用抗心律失常、抗血小板聚集药物，预防附壁血栓形成和栓塞；④栓塞的观察与处理：密切观察有无栓塞征象，一旦发生，立即报告医师，给予抗凝或溶栓等处理。

64. 什么是冠心病? 冠心病的分型? 主要危险因素是什么?

（1）定义：由于冠状动脉粥样硬化导致血管狭窄、阻塞或因冠状动脉功能性改变导致心肌缺血缺氧或坏死而引起的心脏病。

（2）分型：急性冠脉综合征和慢性冠心病。

（3）主要危险因素：年龄、性别、血脂异常、高血压、吸烟、糖尿病和糖耐量异常。

65. 心绞痛分为哪几类? 什么是稳定型心绞痛?

（1）分类：稳定型心绞痛、不稳定型心绞痛。

（2）稳定型心绞痛：在冠状动脉狭窄的基础上，由于心肌负荷的增加而引起心肌急剧的、短暂的缺血与缺氧的临床综合征。

66. 稳定型心绞痛的临床表现、疼痛的性质、发作的时间、发作时的体征是什么？

（1）临床表现：发作性胸骨后压榨性疼痛，放射至心前区和左上肢尺侧。

（2）疼痛性质：压迫样、憋闷感或紧缩样感，也可有烧灼感偶伴濒死感。

（3）发作时间：逐渐加重，持续 3 ～ 5min，休息或含服硝酸甘油可缓解，可数天或数周发作 1 次，也可 1d 内发作多次。

（4）发作时体征：面色苍白，冷汗、心率增快、血压升高，心尖听诊"奔马律"。

67. 稳定型心绞痛严重程度共分几级？ 分级标准（CCS）如何？

稳定型心绞痛共分为 4 级，分级标准如下。

（1）Ⅰ级：一般体力活动不受限，仅在强、快或持续用力时发生心绞痛。

（2）Ⅱ级：日常体力活动受限，快步、饭后、寒冷或刮风中、精神应急或醒后数小时发作。

（3）Ⅲ级：日常体力活动明显受限，平地步行 200m，登楼一层即发作。

（4）Ⅳ级：轻微活动或休息时即可发作。

68. 稳定型心绞痛发作时如何治疗？ 舌下含服硝酸甘油的起效时间是多久？

（1）心绞痛发作时治疗：①休息；②药物治疗。

（2）舌下含服硝酸甘油起效时间：0.3 ～ 0.6mg，1 ～ 2min 起效，30min 后作用消失；连续使用不超过 3 次，每次间隔 5min。

☆ ☆ ☆ ☆

69. 硝酸酯类药物的作用是什么?

可扩张冠状动脉,增加冠状动脉血流量,扩张外周血管,减轻心脏负荷。

70. 稳定型心绞痛缓解期如何治疗?

(1) 缓解期的治疗:缓解期一般不需要卧床休息,应尽量避免各种已知的可以改变的诱因。

(2) 药物治疗:以减轻症状、改善缺血的药物和改善预后的药物为主。如:①阿司匹林或氯吡格雷。②β受体阻滞剂:美托洛尔、阿替洛尔、比索洛尔等。③调血脂药物:洛伐他汀、辛伐他汀等。④血管紧张素转化酶抑制剂:卡托普利、伊那普利、福辛普利等。⑤硝酸酯制剂:硝酸异山梨酯、5 单硝酸异山梨酯、硝酸甘油等。⑥钙通道阻滞剂:维拉帕米、硝苯地平缓释剂、地尔硫䓬等。⑦代谢性药物:曲美他嗪等。

(3) 非药物治疗:运动锻炼疗法、血管重建治疗、增强型体外反搏等。

71. 服用阿司匹林后的不良反应是什么?

阿司匹林主要的不良反应为胃肠道出血或对阿司匹林过敏。

72. 常见的调血脂药物、β受体阻滞剂及其作用是什么?

(1) 调血脂药物:他汀类药物,如阿托伐他汀、辛伐他汀、瑞舒伐他汀等,其作用是延缓斑块进展,使斑块稳定。

(2) β受体阻滞剂:美托洛尔(倍他乐克)、阿替洛尔、比索洛尔(康忻)等,其作用如下。

1) β受体阻断作用:①抑制心脏;②血管和血压;③支气管;④抑制代谢。

2) 内在拟交感活性。

3）细胞膜稳定作用。

73. ACEI 的常见不良反应有哪些?

①咳嗽；②低血压；③高钾血症；④急性肾功能不全；⑤血管性水肿；⑥胎儿畸形。

74. 常用的钙通道阻滞剂有哪些?

①氨氯地平：扩张冠状动脉及周围血管；②地尔硫䓬：用于心绞痛的治疗；③维拉帕米：治疗肥厚型心肌病和室上性心律失常。

75. 稳定型心绞痛非药物治疗方法是什么?

①运动锻炼疗法；②血管重建治疗；③增强型体外反搏。

76. 心绞痛患者的运动强度是多少?

稳定型心绞痛患者每天有氧运动（步行、慢跑）30min，每周运动不少于 5d。

77. 不稳定型心绞痛与稳定型心绞痛的差别是什么?

主要在于冠状动脉内不稳定的斑块继发的病理改变，如斑块内出血、斑块纤维帽出现裂隙、冠状动脉痉挛导致缺血性心绞痛，劳力负荷终止后胸痛不缓解。

78. 不稳定型心绞痛的临床表现、治疗要点有哪些?

（1）临床表现：① 1 个月内心绞痛疼痛频率增加、程度加重、时限延长、诱因改变、硝酸酯类的药物缓解作用减弱，1 个月之内新发生的较轻负荷所诱发的心绞痛；②休息或轻微活动即可诱发心绞痛，表现 ST 段抬高的变异型心绞痛。

（2）治疗要点：①一般处理为卧床，监护、氧气吸入；②镇痛：

☆☆☆☆

应用镇静药，酌情选用 β 受体阻滞剂或钙通道阻滞剂；③抗凝：有促发心肌梗死的危险，不推荐；④其他病情严重者急诊冠脉造影。

79. 何种原因可出现继发性不稳定型心绞痛?

由于贫血、感染、甲亢、心律失常等原因诱发的心绞痛。

80. 不稳定型心绞痛的临床诊断分几组? 每组心电图特征是什么?

（1）低危组：ST 段下移 ≤ 1mm，胸痛间期心电图正常。

（2）中危组：T 波倒置 > 0.2mV，或有病理性 Q 波。

（3）高危组：伴有一过性 ST 段改变，持续性室性心动过速或新出现束支传导阻滞。

81. 心绞痛患者应给予的护理措施是什么?

心绞痛患者的护理措施：休息、心理护理、给氧、疼痛观察、用药观察、减少或避免诱因。

82. 心绞痛患者怎么制订活动计划?

心绞痛发作时立即停止活动，平时适当体力劳动和体育锻炼，避免竞赛活动和屏气用力动作，避免精神紧张。

83. 心绞痛患者护理诊断、健康指导有哪几方面?

（1）护理诊断：①疼痛：胸痛；②活动无耐力。

（2）健康指导：①疾病知识指导。合理膳食、戒烟限酒、适当运动、自我心理调节。②用药指导。遵医嘱服药、不得擅自停药、常备急救药。③病情监测指导。

84. 什么是心肌梗死? 急性心肌梗死的临床表现有哪些?

（1）定义：冠状动脉血供急剧减少或中断，心肌持久缺血导

☆ ☆ ☆ ☆

致心肌细胞死亡。

（2）临床表现：持续性胸骨后剧烈疼痛、发热、白细胞计数和血清心肌坏死标志物增高、心电图进行性改变。

85. 心肌梗死的症状、并发症有哪些？患者应做哪些检查？心电图有什么改变？

（1）症状：①疼痛。最早出现；程度剧烈、持续时间长、服药和休息不缓解。②胃肠道症状：恶心、呕吐、上腹胀痛。③心律失常。室性心律失常最多、室颤是急性心肌梗死早期院前死亡的主要原因。④低血压和休克。⑤心力衰竭。

（2）并发症：①乳头肌功能失调或断裂；②心脏破裂；③栓塞；④心室壁瘤；⑤心肌梗死后综合征。

（3）检查：①心电图；②超声心动图；③放射性核素检查；④实验室检查。

（4）心电图改变：① ST 段抬高性心肌梗死（MI）。ST 段抬高呈弓背向上、病理性 Q 波、T 波倒置。②非 ST 段抬高的 MI。无病理性 Q 波 ST 段压低 $\geqslant 0.1mV$、T 波倒置。

86. 心肌梗死患者实验室检查包括哪些项目？

（1）血液检查：发病 24 ～ 48h 后血液中白细胞计数增高至 $(10 \sim 20) \times 10^9 /L$，中性粒细胞增多，红细胞沉降率增快，C 反应蛋白增高。

（2）血清心肌坏死标志物：对心肌坏死标志物的测定应综合评价，建议于入院即刻、2 ～ 4h、6 ～ 9h、12 ～ 24h 测血清心肌坏死标志物。①心肌肌钙蛋白是诊断心肌坏死最特异和敏感的首选指标。②肌酸激酶同工酶对判断心肌坏死的临床特异性较高。③肌红蛋白：有助于早期诊断，但特异性较差。

☆ ☆ ☆ ☆

87. 血清心肌坏死标志物包含哪些项目？

①肌钙蛋白：首选指标；②肌酸激酶同工酶（CK-MB）：早期诊断急性心肌梗死（AMI）；③肌红蛋白。

88.AMI 的诊断标准是什么？

①缺血性胸痛的临床病史；②心电图的动态改变；③血清心肌坏死标志物浓度的动态改变。

89. 心肌梗死的一般治疗包括哪些？治疗原则包括哪 7 条？

（1）一般治疗：①休息；②给氧；③监测；④阿司匹林。

（2）治疗原则：①一般治疗；②解除疼痛；③再灌注心肌；④消除心律失常；⑤控制休克；⑥治疗心力衰竭；⑦其他治疗。

90. 心肌梗死发生后如何应用溶栓药物阿司匹林？

阿司匹林抗血小板聚集，为溶栓治疗前常规用药。无禁忌证者口服水溶性阿司匹林或嚼服肠溶性阿司匹林，一般首次剂量 150 ～ 300mg，每天 1 次；3 天后 75 ～ 150mg，每天 1 次，长期维持。

91. 解除心肌梗死疼痛的药物有哪些？最有效的疗法是什么？

（1）解除心肌梗死疼痛可用哌替啶、可待因、罂粟碱、硝酸甘油、硝酸异山梨酯。

（2）最有效的疗法为心肌梗死再灌注治疗。

92. 再灌注心肌最佳时间是发病后多久？有哪 3 种方法？

（1）再灌注时间：发病后 3 ～ 6h（最多 12h）。

（2）方法：①经皮冠脉介入术（PCI）；②溶栓疗法；③急诊行主动脉 - 冠状动脉旁路移植术。

☆ ☆ ☆ ☆

93. 溶栓疗法适应证、禁忌证分别是什么？接诊后多长时间进行溶栓？溶栓药物有哪些？

（1）适应证：① 2 个或 2 个以上相邻导联 ST 段抬高；② ST 显著抬高的 MI 患者年龄＞ 75 周岁；③ ST 段抬高的 MI 发病时间已达 12 ～ 24h。

（2）禁忌证：① 1 年内发生过缺血性脑卒中或脑血管事件；② 2 ～ 4 周有活动性内脏出血；③未控制的重度高血压或慢性重度高血压病史；④疑有主动脉夹层；⑤出血性疾病或有出血倾向者。

（3）时间：接诊后 30min 内进行溶栓治疗。

（4）溶栓药物：非特异性和特异性纤溶酶原激活剂。

94. 主动脉 – 冠状动脉旁路移植术最佳时间段是什么？

心肌梗死患者介入治疗失败或溶栓治疗无效，有手术指征者，争取 6 ～ 8h 施行主动脉 - 冠状动脉旁路移植术。

95. 心肌梗死并发心律失常有哪 5 种类型？

①室性期前收缩或室性心动过速；②室颤或持续多形性室性心动过速；③缓慢性心律失常；④二度或三度房室传导阻滞；⑤室上性快速心律失常。

96. 室性期前收缩或室性心动过速应用哪种抗心律失常药物？

利多卡因可以用于治疗室性期前收缩或室性心动过速。

97. 发生心室颤动或持续多形性室性心动过速时的治疗方法是什么？

可以用电除颤或同步直流电复律治疗。

☆ ☆ ☆ ☆

98. 发生缓慢性心律失常的治疗药物是什么?

阿托品可以治疗缓慢性心律失常。

99. 二度或三度房室传导阻滞伴有血流动力学障碍的治疗方法是什么?

宜用临时起搏器治疗。

100. 发生室上性快速心律失常,药物治疗不能控制时的治疗方法是什么?

可采取同步直流电复律。

101. 心肌梗死并发休克的治疗方法是什么?

为降低心肌梗死并发症心源性休克的死亡率,可以用主动脉内球囊反搏术辅助循环,选择性动脉造影,行经皮冠脉介入术(PCI)或行主动脉 - 冠状动脉旁路移植术。

102. 心肌梗死并发心力衰竭时应用的治疗方法是什么?

心肌梗死并发心力衰竭时,主要以治疗急性左心衰竭,应用利尿剂为主,也可选用血管扩张剂减轻左心室的前、后负荷。24h内不宜用洋地黄制剂,有右心室梗死的患者慎用利尿剂。

103. 心肌梗死发生后 24h 内不宜用哪种药物?

发生心肌梗死后 24h 内不宜使用洋地黄制剂。

104. 右心室梗死的患者应慎用哪类药物?

右心室梗死的患者应慎用利尿剂。

105. 心肌梗死抗凝疗法常用的抗凝药物有哪些？

常用的抗凝药物有肝素或低分子肝素，口服阿司匹林或氯吡格雷。

106. 心肌梗死的抗凝疗法是什么？

抗凝疗法多用于溶栓治疗前后，对防止梗死面积扩大及再梗死有积极疗效。有出血倾向、活动性溃疡病、新近手术创面未愈合、血压过高及严重肝肾功能不全者禁用抗凝治疗。先用肝素或低分子肝素，继而口服阿司匹林或氯吡格雷。具体用法：①用 rt-PA 前先用肝素 60U/kg（最大量 4000U）静脉注射，继以 12U/（kg·h）（最大 1000U/h）持续静脉滴注，至少应用 48h，之后改为皮下注射 7500U，每 12 小时 1 次，连用 3～5d。②用尿激酶或链激酶时，一般在溶栓结束后 12h，皮下注射肝素 7500U，每 12 小时 1 次，共 3～5d。

107. β 受体阻滞剂最适用于哪种类型的心肌梗死？

前壁心肌梗死。

108. 极化液疗法的作用是什么？

可促进心肌摄取和代谢葡萄糖，促进钾离子进入细胞内，恢复心肌细胞膜极化状态，利于心肌收缩，减少心律失常。

109. 心肌梗死发生后询问病史内容包括哪些？

①本次发病特点与目前状态；②患病及治疗经过；③危险因素评估；④心理 - 社会状况。

110. 对心肌梗死患者进行身体评估包括哪 3 项？

①一般状态；②生命体征；③心脏听诊。

☆ ☆ ☆ ☆

111. 下壁心肌梗死者应在常规 12 导联基础上加做哪种导联心电图？

应增加做右胸导联心电图。

112. 心肌梗死的常用护理诊断是什么？胸痛时的护理措施是什么？

（1）心肌梗死的常用护理诊断有①疼痛:胸痛；②活动无耐力：与心肌氧的供需失调有关；③有便秘的危险：不习惯床上排便有关；④潜在并发症：猝死、心力衰竭。

（2）胸痛时的护理措施是①休息；②饮食；③给氧；④心理护理；⑤镇痛治疗的护理；⑥溶栓治疗的护理。

113. 患者心肌梗死发病后多长时间应绝对卧床休息？

患者发病后在 12h 内应绝对卧床休息。

114. 心肌梗死镇痛治疗时应用吗啡或哌替啶的注意事项是什么？

应注意有无呼吸抑制等不良反应。

115. 心肌梗死治疗中给予硝酸酯类药物时收缩压控制在多少？

收缩压应控制在 100mmHg 以上。

116. 判断溶栓是否成功的指标有哪 4 项？哪两项是重点？

（1）判断溶栓是否成功的指标有：①胸痛 2h 内基本消失；②心电图 ST 段于 2h 内回降 > 50%；③ 2h 内出现再灌注性心律失常；④肌钙蛋白（cTnI 或 cTnT）峰值提前至发病后 12h 内。

（2）其中的重点是：①心电图 ST 段于 2h 内回降 > 50%；② cTnI 或 cTnT 峰值提前至发病后 12h 内。

117. 心肌梗死患者最易并发的心力衰竭是哪种?

心肌梗死患者最易并发的心力衰竭是急性左心衰竭。

118. 冠心病二级预防 ABCDE 原则，ABCDE 分别代表什么?

A. 抗血小板聚集、抗心绞痛治疗；B. β 受体阻滞剂、控制血压；C. 控制血脂水平、戒烟；D. 控制饮食、治疗糖尿病；E. 鼓励有计划、适当的运动锻炼、普及有关冠心病的知识。

119. 急性心肌梗死患者的预后如何?

急性心肌梗死患者的预后与梗死范围的大小、侧支循环建立情况以及治疗是否及时、恰当有关。随着诊疗技术的进展，急性期病死率已经大大下降，采用监护治疗后病死率由过去的 30% 降至 15%，采用溶栓治疗后进一步降至 8%，住院 90min 内实施介入治疗后病死率则降至 4%。患者死亡多发生在第 1 周内，数小时内发生严重心律失常、心力衰竭或心源性休克者病死率高。

120. 肾脏的并发症包括什么?

①高血压肾病；②慢性肾衰竭。

121. 影响原发性高血压的因素是什么?

①遗传因素；②环境因素；③精神应激；④肥胖。

122. 高血压发病机制主要体现在哪几个环节? 遗传方式如何?

(1) 高血压发病机制：①交感神经系统活动亢进；②肾性水钠潴留；③肾素 - 血管紧张素 - 醛固酮系统激活；④细胞膜离子转运异常；⑤胰岛素抵抗。

(2) 遗传方式：①主要基因显性遗传；②多基因关联遗传。

☆☆☆☆

123. 高血压的心血管危险因素包括什么?

①高血压水平;②男性 > 55 岁女性 > 65 岁;③吸烟;④糖耐量受损、空腹血糖异常;⑤血脂异常;⑥早发心血管病家族史;⑦腹型肥胖;⑧高同型半胱氨酸 > 10μmol/L。

124. 原发性高血压导致受损的靶器官有哪些?

①心脏并发症;②肾脏并发症;③脑血管并发症;④血管。

125. 心脏并发症包括哪些?

①高血压性心脏病;②急性左心衰;③冠心病。

126. 高血压急症包括什么? 高血压其他并发症包括哪些?

(1) 高血压急症:①高血压脑病;②颅内出血;③脑梗死;④急性左心衰;⑤急性冠状动脉综合征;⑥主动脉夹层动脉瘤;⑦子痫。

(2) 高血压其他并发症:①眼底改变,视力及视野异常;②鼻出血;③主动脉夹层。

127. 根据血压升高水平分几级?

①Ⅰ级(轻度):血压 140 ～ 159/90 ～ 99mmHg;②Ⅱ级(中度):血压 160 ～ 179/100 ～ 109mmHg;③Ⅲ级(重度):血压 ≥ 180/110mmHg。

128. 高血压的非药物治疗包括哪些?

①控制体重;②减少食物中的钠盐摄入量;③减少食物中饱和脂肪酸的含量和脂肪总量;④戒烟限酒;⑤适当运动;⑥减少精神压力、保持心理平衡。

☆ ☆ ☆ ☆

129. 高血压患者心血管风险水平分几层?

根据血压水平、心血管危险因素、靶器官损害、伴临床疾病，高血压分为低危、中危、高危、很高危。

130. 降压药分为几类? 降压药适用范围有哪些?

（1）分类：①利尿剂；② β 受体阻滞剂；③钙通道阻滞药；④血管紧张素转化酶抑制剂；⑤血管紧张素 Ⅱ 受体拮抗剂；⑥ α 受体阻滞剂。

（2）适用范围：①高危、很高危或 3 级高血压患者；②确诊的 2 级高血压患者；③ 1 级高血压患者，在生活方式干预数周后，血压仍≥ 140/90mmHg。

131. 应用降压药物的原则是什么? 高血压急症常用的降压药物有哪些?

（1）降压药的应用原则：应用降压药物治疗应遵循以下原则①小剂量开始；②优先选择长效制剂；③联合用药：以增加降压效果、减少不良反应，在低剂量单药治疗疗效不满意时，可以采用 2 种或多种降压药物联合治疗；④个体化用药：根据患者具体情况和耐受性及个人意愿，或长期承受能力，选择适合患者的降压药物。

（2）高血压急症的常用降压药：①硝普钠；②硝酸甘油；③尼卡地平；④地尔硫䓬；⑤拉贝洛尔。

132. 原发性高血压常见护理诊断 / 问题有哪些?

①疼痛：头痛，与血压升高有关；②有受伤的风险，与头晕、视物模糊，意识改变或发生直立性低血压有关；③潜在并发症：高血压急症。

☆ ☆ ☆ ☆

133. 高血压的定义、原发性高血压治疗目的、原发性高血压最严重的并发症是什么?

(1) 高血压的定义: 收缩压 ≥ 140mmHg 和 (或) 舒张压 ≥ 90mmHg。

(2) 治疗目的: ①降低病死率; ②降低心脑血管并发症。

(3) 最严重的并发症: 脑出血。

134. 高血压发病机制中占主导地位的是什么?

发病机制占主导地位的是高级神经中枢功能失调,引起交感神经系统活性亢进,儿茶酚胺浓度升高导致高血压。

135. 高血压患者的钠盐摄入量是多少?

高血压患者应限制钠盐摄入量,每日钠盐摄入量应低于 6g。

136. 什么是病毒性心肌炎?病毒性心肌炎临床表现是什么?病毒性心肌炎分哪 2 种?

(1) 定义: 指病毒感染引起的,以心肌非特异性间质性炎症为主要病变的心肌炎。

(2) 临床表现: ①病毒感染症状; ②心脏受累症状; ③主要体征。

(3) 分类: ①无症状的心肌局灶性炎症; ②心肌弥散性炎症所致的重症心肌炎。

137. 病毒性心肌炎血清柯萨奇病毒 IgM 抗体滴度如何变化?

血清柯萨奇病毒 IgM 抗体滴度明显增高。

138. 引起心肌炎常见病毒有哪些?典型病变有哪些?

(1) 常见病毒: ①柯萨奇病毒; ②孤儿 (ECHO) 病毒;

③脊髓灰质炎病毒。

（2）典型病变：①心肌间质增生；②水肿；③充血；④内有大量炎性细胞浸润。

139. 病毒性心肌炎的治疗要点有哪些？急性期治疗关键是什么？潜在并发症有哪些？

（1）治疗要点：①急性期应卧床休息；②补充富含维生素和蛋白质的清淡食物。

（2）急性期治疗关键：抗病毒治疗。

（3）潜在并发症：①心律失常；②心力衰竭。

140. 心肌病的定义、健康指导、分类分别是什么？

（1）定义：由于遗传、感染等不同原因引起的以心肌结构及功能异常为主的一组心肌疾病。

（2）健康指导：①疾病知识指导：轻体力劳动，避免劳累，保持空气流畅，阳光充足，防寒保暖，避免情绪激动、激烈的运动，有晕厥或猝死家族史者避免独自外出；②饮食指导：给予高蛋白、高维生素富含纤维素的清淡食物，以促进新陈代谢，增强机体抵抗力。

（3）分类：①扩张型心肌病；②肥厚性心肌病；③限制型心肌病；④致心律失常型右心室心肌病；⑤未定型心肌病。

141. 扩张型心肌病定义、临床表现、主要体征分别是什么？

（1）定义：多种原因导致左心室、右心室或双心腔扩大，以心肌收缩功能减退为主的病理性特征，常并发心力衰竭、心律失常的心肌病。

（2）临床表现：起病缓慢，早期无症状，患者气急时出现端坐呼吸，水肿等，常出现心律失常或发生栓塞及猝死。

（3）主要体征：①心脏明显扩大；②奔马律；③肺循环和体

☆ ☆ ☆ ☆

循环淤血。

142. 肥厚型心肌病临床表现、潜在并发症分别是什么？

（1）临床表现：劳累性呼吸困难，胸痛、心悸、头晕及晕厥，起立或运动易诱发症状加重后猝死。

（2）潜在并发症：心律失常，易发生多形性室上性心律失常、室性心动过速、心室颤动、心房颤动等，心脏猝死是青少年和运动员猝死的常见原因。

143. 感染性心内膜炎周围体征是什么？

①皮肤黏膜出现瘀点；②指甲下线状出血；③ Osler 结节；④ Roth 斑；⑤詹韦（Janeway）损害。

144. 感染性心内膜炎定义、最常见受累部位、常见病原体分别包括什么？

（1）定义：指各种病原微生物经血流侵犯心内膜（心瓣膜）或邻近的大血管内膜所引起的一种感染性炎症。

（2）常见部位：心瓣膜受累最常见。

（3）常见病原体：金黄色葡萄球菌、链球菌属、肠球菌属。

145. 感染性心内膜炎发病与何因素有关？

①瓣膜内皮细胞受损；②短暂菌血症。

146. 感染性心内膜炎临床表现、并发症、最重要诊断方法分别是什么？

（1）临床表现：①发热；②心脏杂音；③周围体征；④动脉栓塞；⑤感染的非特异性症状。

（2）并发症：①心脏并发症；②细菌性动脉瘤；③迁移性脓肿；④神经系统并发症；⑤肾脏并发症。

☆ ☆ ☆ ☆

（3）诊断方法：血培养。

147. 感染性心内膜炎主要诊断标准、最基本的检查方法、首选药物是什么？

（1）诊断标准：① 2 次血培养阳性；②超声心动图发现赘生物、脓肿或人工瓣膜裂开。

（2）检查方法：超声心动图。

（3）首选药物：青霉素。

148. 急性心脏压塞表现是什么？

心动过速、血压下降、脉压变小和静脉压明显上升。

149. 缩窄性心包炎的常见症状是什么？

疲乏及劳力性呼吸困难。

150. 心包疾病分型、护理措施分别是什么？

（1）分型：急性心包炎、慢性心包积液、粘连性心包炎、亚急性渗出性缩窄性心包炎、慢性缩窄性心包炎。

（2）护理措施：①一般护理。协助患者取舒适卧位，保持环境安静，限制探视，衣着应宽松，以免妨碍胸廓运动，控制输液速度，胸闷气急者予以吸氧。②心包穿刺术的配合与护理。③疼痛的护理：观察疼痛的部位、性质及有无心包摩擦音，遵医嘱应用非甾体解热镇痛药。④饮食护理。进食高热量、高蛋白、高维生素的易消化饮食，限制钠盐摄入。

151. 心包穿刺术的配合与护理是什么？

①术前：备齐物品及药品，向患者讲解手术的意义和必要性，开放静脉通路，准备抢救药品和器械。②术中：嘱患者勿剧烈咳嗽或深呼吸，如有不适立刻报告医护人员；严格无菌操作，过程

中随时夹闭胶管，防止空气进入心包腔；抽液缓慢，每次不超过300ml，记录抽液量、性状，按要求送检；密切观察患者的反应和主诉，如有异常，及时协助医师处理。③术后：拔除穿刺针后穿刺部位覆盖无菌纱布，用胶布固定；穿刺后2h内持续心电、血压监护，嘱患者休息；心包引流者做好管路护理，每天心包抽液量 < 25ml 时拔除导管。

152. 纤维蛋白性心包炎的主要症状、典型体征是什么？

（1）主要症状：心前区疼痛，性质尖锐，与呼吸运动有关，常因咳嗽、变换体位或吞咽动作而加重。

（2）典型体征：心包摩擦音，多位于心前区，以胸骨左缘第3、第4肋间最为明显，坐位时身体前倾、深呼吸或将听诊器胸件加压更易听到。

153. 渗出性心包炎最突出的症状是什么？

渗出性心包炎最突出的症状是呼吸困难。

154. 起搏器组成、适应证分别是什么？心脏起搏器的益处有哪些？

（1）起搏器组成：由脉冲发生器和起搏电极导线组成。

（2）适应证

1）永久起搏器：①有临床症状的完全或高度房室传导阻滞（AVB）；②伴有症状的束支和分支水平阻滞，间歇性二度Ⅱ型AVB；③病窦综合征或 AVB，有明显症状或无明显症状，但逸搏心律 < 40 次 / 分或心脏停搏时间 > 3s；④窦房结功能障碍或AVB 的患者，必须采用减慢心率药物治疗时；⑤反复发生的颈动脉窦性晕厥和血管迷走性晕厥；⑥药物治疗效果不满意的顽固性心力衰竭（心脏再同步起搏治疗）。

2）临时起搏器：适用于急需起搏、AVB 有可能恢复，超速

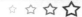

抑制治疗，异位快速心律失常或需"保护性"应用的患者。

（3）心脏起搏器的益处：①消除或减轻症状，提高生活质量；②延长生命。

155. 起搏器术后如何锻炼、术后护理分别是什么？

（1）术后锻炼：术后早期进行肢体功能锻炼有利于局部血液循环，有利于切口愈合。应说服患者，消除其顾虑，一般在拆线后即可开始锻炼计划。早期可能会有轻微的切口疼痛，这属正常现象，在出院后仍应锻炼，应循序渐进，不可操之过急，逐渐加大幅度做抬臂，扩胸或"爬墙"等运动，直到手臂可举过头顶摸到对侧耳垂。尽早恢复正常肢体功能，是提高患者术后生活质量的保证。

（2）术后护理

1）休息与活动：平卧或略向左侧卧位 1 ～ 3d，勿剧烈咳嗽。

2）监测：12h 监测，出院前拍片。

3）伤口护理：①加压 6h，定期更换敷料；②术后 7d 拆线，观察伤口；③不穿过紧的内衣；④常规应用抗生素。

156. 起搏器的功能及种类有哪些？工作原理是什么？

（1）起搏器的功能及种类

1）根据起搏器电极导线植入的部位分为：①单腔起搏器：只有一根电极导线置于一个心腔；②双腔起搏器：两根电极导线分别置于心房和心室，进行房室顺序起搏；③三腔起搏器：双房＋右室，右房＋双室。

2）根据心脏起搏器应用的方式分为：临时心脏起搏、植入式心脏起搏。

（2）工作原理：电极和脉冲发生器组成一个完整的起搏系统，由脉冲发生器发生的脉冲传送至电极，从而刺激心脏收缩。

☆ ☆ ☆ ☆

157. 心导管检查的定义、适应证、禁忌证分别是什么?

（1）定义：是通过心导管插管术进行心脏各腔室、瓣膜与血管的构造及功能的检查。

（2）适应证：①需做血流动力学检测者；②先天性心脏病；③心内电生理检查；④室壁瘤需了解瘤体大小与位置以决定手术指征；⑤静脉及肺动脉造影；⑥选择性冠状动脉造影术；⑦心肌活检术。

（3）禁忌证：①感染性疾病，如感染性心内膜炎、败血症等；②严重心律失常及严重的高血压未加控制者；③电解质紊乱、洋地黄中毒；④有出血倾向者；⑤外周静脉血栓性静脉炎者；⑥严重肝肾损害者。

158. 心导管检查的术前准备、术后护理是什么?

（1）术前准备：①帮助患者解除思想顾虑和精神紧张，保证充足睡眠；②指导患者完成必要的实验室检查；③根据需要行术区备皮及清洁皮肤；④检查足背动脉搏动情况并标记；⑤训练患者床上排尿；⑥术前排空膀胱，衣着舒适；⑦术前饮食清淡，不宜过饱。

（2）术后护理：①卧床休息；②肢体制动，观察动脉、静脉穿刺点有无出血与血肿，足背动脉搏动情况，比较两侧肢端的颜色、温度、感觉与运动功能情况；③监测患者生命体征，观察术后并发症。

159. 射频导管消融术的适应证、禁忌证分别有哪些? 术后护理、术后注意事项是什么?

（1）适应证：①房室折返型心动过速。房室间存在着先天性"旁路"。②房室结折返型心动过速。房室结形成"双径路"，电流在适宜条件下，在两条径路形成的折返环快速运行，引起心动过速。

③心房扑动。心房扑动是心房存在大环路,电流在环路上不停地转圈,心房跳动 250～350 次 / 分,心室一般在 150 次 / 分。④房性心动过速。房速是左心房或右心房的某一局部有异常快速发放电流的"兴奋点"或者在心房内有小折返运动。⑤室性期前收缩。主要用于临床症状明显的单源性的频发室性期前收缩;常由于心室"兴奋灶"引起。⑥室性心动过速。包括特发性、束支折返性和瘢痕性室速等。⑦心房颤动。房颤是最常见的持续性心律失常, 研究发现房颤的触发是因为与心房相连的大静脉上的"心肌袖"发放快速电冲动,另外房颤的持续与心房自身重构也有关。

(2) 禁忌证:①感染性疾病, 如感染性心内膜炎、败血症、肺部感染等;②严重心律失常及严重高血压未加控制者;③电解质紊乱及洋地黄中毒;④有出血倾向者, 现有出血性疾病或正在进行抗凝治疗者;⑤外周静脉血栓性静脉炎者;⑥严重肝肾损害者。

(3) 术后护理:①患者回病房后, 立即接上心电监护仪,监测心率, 心律, 血压的变化并做好记录;②卧床休息, 术肢制动,保持术肢伸直, 但足背关节可做伸屈活动沙袋加压伤口 8h, 观察有无出血与血肿, 如有异常立即通知医师, 检查足背动脉搏动,比较术肢的颜色, 温度, 感觉, 嘱咐患者不要抓穿刺部位, 保持穿刺部位无菌, 避免感染;③监测患者的一般状况及生命体征。观察术后并发症, 如心律失常、空气栓塞、出血、感染等, 如患者出现头晕、心悸、四肢麻木、呼吸困难、感觉异常等症状要告知医师;④嘱患者适量饮水, 稀释血液, 防止静脉血栓形成。常规应用抗生素预防感染。心理护理,24h 内可能会有胸部隐痛不适,告诉患者是正常反应, 不要担心, 保持情绪稳定。

(4) 术后注意事项:①射频导管消融术后患者须按照医嘱卧床静养, 静脉穿刺处沙袋压迫 6h, 动脉穿刺处沙袋压迫 8～12h,并患肢制动 (限制不动), 注意观察是否出血;②卧床期间饮食宜选择易于消化的食物;③射频导管消融术后应密切观察患者心率和心律情况, 如有不适及时向医师汇报, 必要时进行心电图、心

☆☆☆☆

脏超声和 X 线胸片等检查；④射频导管消融术后患者会存在一定的不适，此时不需要进行特殊治疗；⑤术后 1 周后可恢复正常活动；⑥出院后如有复发，应及时前往医院接受治疗；⑦射频导管消融术后需要抗凝治疗，一般需要用 1～3 个月的抗凝药物，具体视患者的心律、年龄和全身情况而定，其他药物需遵医嘱和患者具体情况而定。

160. 心脏电复律定义、适应证、禁忌证分别是什么？

（1）定义：心脏电复律是指在短时间内向心脏通以高压强电流，使心肌瞬间同时除极，消除异位性快速心律失常，使之转复为窦性心律的方法。

（2）适应证：①心室颤动和扑动；②心房颤动和扑动伴血流动力学障碍者；③药物及其他方法治疗无效或有严重血流动力学障碍的阵发性室上性心动过速、室性心动过速、预激综合征伴快速心律失常者。

（3）禁忌证：①病史多年，心脏明显增大及心房内有新鲜血栓形成或近 3 个月有栓塞史；②伴高度或完全性房室传导阻滞的心房颤动或扑动；③伴病态窦房结综合征的异位性快速心律失常；④洋地黄中毒、低钾血症暂不宜电复律。

161. 直流电非同步电除颤、直流电同步电复律分别适用于什么？

（1）非同步电除颤：心室颤动与扑动。
（2）同步电复律：除心室颤动与扑动以外的快速型心律失常。

162. 电复律前、电复律后护理分别是什么？

（1）电复律前：①向患者介绍电复律的目的和必要性、大致过程、可能出现的不适和并发症，取得其合作；②遵医嘱做好各项术前检查，如血电解质等；③遵医嘱停用洋地黄药物24～48h，改善心功能、纠正低钾血症和酸中毒的药物，心房颤动患者给予抗凝治疗；④电复律前 1 ～ 2d 口服奎尼丁，预防心律转复后复发，服药前做心电图（ECG）。

（2）电复律后：①患者卧床休息 24h，清醒后 2h 内避免进食，以免恶心、呕吐；②持续心电监护 24h，注意心律、心率的变化。

163. 主动脉内球囊反搏术疗效满意的临床表现是什么？

患者神志清醒、尿量增加、中心静脉压和左心房压在正常范围内、升压药物剂量大幅度减少甚至完全撤除，反搏时可见主动脉收缩波降低，舒张波明显上升是反搏辅助有效的最有力根据。

164. 主动脉内球囊反搏术后若出现主动脉破裂如何处理？

立即终止主动脉内球囊反搏，撤出主动脉内球囊反搏（IABP）球囊导管。

165. 什么是经皮穿刺球囊二尖瓣成形术？适应证和禁忌证是什么？

（1）定义：经皮穿刺球囊二尖瓣成形术，是缓解单纯二尖瓣狭窄的首选方法，可获得与外科二尖瓣次分离术相似的效果。

（2）适应证：①中度至重度二尖瓣狭窄，瓣叶较柔软，无明显钙化，心功能Ⅱ～Ⅲ级者；②外科二尖瓣分离术后再狭窄。

（3）禁忌证：①二尖瓣狭窄，伴有中度至重度的二尖瓣反流及主动脉瓣病变；②左心房血栓或近期（半年内）有体循环栓塞史；③严重的瓣下结构病变，二尖瓣有明显钙化，为相对禁忌证；④有风湿活动。

166. 经皮穿刺球囊二尖瓣成形术的方法？介入指征是什么？

（1）方法：经皮穿刺将球囊导管从股静脉送入右心房，通过房间隔穿刺送入左心房并到达二尖瓣口，稀释造影剂向球囊内快速加压充盈，膨胀的球囊将粘连狭窄的二尖瓣交界部分离。

（2）介入指征：狭窄程度以跨瓣压差 ≥ 50mmHg 为介入指征，目前趋向将指征降为 ≥ 40mmHg。

167. 经皮穿刺球囊肺动脉瓣成形术是治疗什么病的首选治疗方法？

经皮穿刺球囊肺动脉瓣成形术是治疗单纯肺动脉瓣狭窄的首选治疗方法。

168. 冠状动脉造影术的意义、适应证分别是什么？

（1）冠状动脉造影术的意义：可以提供冠状动脉病变的部位、性质、范围、侧支循环状况等的准确资料，有助于选择最佳治疗方案，是诊断冠心病最可靠的办法。

（2）适应证：①对药物治疗中心绞痛仍较重者，明确动脉病变情况以及考虑介入治疗或旁路移植手术；②胸痛疑似心绞痛仍较重者；③中老年患者心脏增大，心力衰竭、心律失常，疑有冠心病而无创性检查未能明确诊断者；④心肌梗死后再发心绞痛或运动试验阳性者；⑤急性冠脉综合征拟行急诊手术者。

169. 如何评定冠状动脉狭窄的程度？

常用 TIMI 试验所提供的分级标准：

（1）0 级：无血流灌注，闭塞血管远端无血流。

（2）Ⅰ级：造影剂部分通过，冠状动脉狭窄远端不能完全充盈。

（3）Ⅱ级：冠状动脉狭窄远端可完全充盈，但显影慢，造影剂消除也慢。

（4）Ⅲ级：冠状动脉远端显影剂完全而且迅速充盈和消除，同正常冠状动脉血流。

☆ ☆ ☆ ☆

170. 经皮冠状动脉介入治疗的定义、适应证、术前护理、术后护理分别是什么?

(1) 定义：是用心导管技术疏通狭窄甚至闭塞的冠状动脉管腔，从而改善心肌血流灌注的一组治疗技术；包括经皮冠状动脉腔内成形术（PTCA），冠状动脉内支架置入术、冠状动脉内旋切术、旋磨术和激光成形术等；其中 PTCA 和冠状动脉内支架置入术是目前冠心病治疗的重要手段。

(2) 适应证：①稳定型心绞痛经药物治疗后仍有症状的患者；②有轻度心绞痛症状或无症状但有心肌缺血明确的客观证据，狭窄病变显著，病变血管供应中到大面积存活心肌的患者；③介入治疗后心绞痛复发，管腔再狭窄的患者；④急性心肌梗死。

(3) 术前护理：①术前指导。进行呼吸、闭气、咳嗽训练以便于术中顺利配合手术。②术前口服抗血小板聚集药物。③对于已经服用华法林的患者，术前应停用 3d，并且 INR < 1.8。④非术侧上肢留置静脉套管针。⑤其他：为了减少造影剂的肾毒性作用，有肾损害者应适当补液和利尿，做好紧急血透的准备。

(4) 术后护理：心电、血压监护 24h，严密观察有无心律失常、心肌缺血、心肌梗死等急性期并发症. 对血压不稳定者应每 15 ~ 30 分钟测量 1 次，直至血压稳定后改为每小时测量 1 次。①即刻做 12 导联心电图，与术前对比，有症状再复查；②经桡动脉穿刺者，除急诊外，如无特殊病情变化，不强调严格卧床休息，但仍需注意病情观察；③术后鼓励患者多饮水，以加速造影剂的排泄。指导患者合理饮食，少食多餐，避免过饱，保持大便通畅，卧床期间加强生活护理，满足患者生活需要；④抗凝治疗的护理：术后常规给予低分子肝素皮下注射，注意观察有无出血倾向，如伤口渗血、牙龈出血、鼻出血、血尿、血便、呕血等。

☆ ☆ ☆ ☆

171. 如何做血管通畅（ALLen）试验？

　　拟行桡动脉穿刺者，术前行 ALLen 试验，即同时按压桡动脉和尺动脉，嘱患者连续伸屈手掌五指至掌面苍白时松开压迫的尺动脉，如 10s 内掌面颜色恢复正常，提示尺动脉和桡动脉之间循环良好，可行桡动脉介入治疗。

172. PCI 穿刺血管损伤的并发症有哪些？

　　穿刺血管损伤的并发症：①术区出血或血肿；②腹膜后出血或血肿；③假性动脉瘤和动 - 静脉瘘；④穿刺动脉血栓形成或栓塞；⑤骨 - 筋膜室综合征。

173. 先天性心血管病治疗包括哪 3 种方法？

　　①房间隔缺损（ASD）封闭术；②室间隔缺损（VSD）封闭术；③动脉导管未闭（PDA）封堵术。

174. 先天性心血管病手术后如何护理？

　　①检查尿常规、血常规、出凝血时间，以观察有无溶血；②检查术后并发症，如残余分流、溶血、血栓与栓塞、出血、封堵器脱落、房室传导阻滞或束支传导阻滞、感染性心内膜炎等；③术后第 2 天行胸部 X 线检查、超声心动图检查观察封堵器的位置和残余分流情况；④抗凝治疗：ASD 和 VSD 患者术后遵医嘱进行 3 ～ 6 个月的抗凝治疗；⑤复查：术后 3 ～ 6 个月或根据医嘱进行复查。

参 考 文 献

[1] 尤黎明，吴瑛 . 内科护理学 . 第 6 版 . 北京：人民卫生出版社，2017.
[2] 葛均波 . 内科学 . 第 9 版 . 北京：人民卫生出版社，2018.

第 6 章
乳腺肿瘤科 18 问

1. 乳房的组织结构是怎样的?

乳房由腺体、输乳管、脂肪组织和纤维组织构成。

2. 乳头溢液如何分类?

乳头溢液可分为血性、浆液性、水样、乳汁样、黏稠、脓性液体。

3. 乳腺癌早期、中晚期临床表现分别是什么?

(1) 早期临床表现:①乳腺肿块;②单侧乳头溢液。

(2) 中晚期临床表现

1) 乳房外形改变:①酒窝征;②橘皮样变;③乳头位置改变;④乳房发育较差或萎缩时,乳腺肿块较大,局部明显凸出。

2) 局部晚期表现:①癌块固定;②卫星结节;③皮肤溃疡。

4. 紫杉醇类药物过敏反应的表现是什么? 应怎样处理? 如何进行过敏反应的预处理?

(1) 表现:表现为支气管痉挛性呼吸困难、荨麻疹、低血压,严重者出现过敏性休克,甚至死亡。几乎所有的反应都发生在用药后最初的 10min。

☆☆　☆　☆

（2）处理：①立即停药，临床抢救跟进（必要时心肺复苏）；②氧气吸入；③行过敏性休克治疗，0.1% 肾上腺素 0.5～1mg 静脉注射，地塞米松 10mg 静脉注射，多巴胺、间羟胺各 40～60mg 静脉滴注，必要时加尼可刹米 0.375g，根据病情可重复使用，若出现全身发痒则给予异丙嗪 50mg 肌内注射；④严密观察患者 72h。

（3）预处理：①输注前按医嘱使用脱敏药物，给药前 12h 和 6h 口服地塞米松抗过敏；给药前 30min 给予镇吐药，抗过敏药和抗组胺药。②输注时采用一次性非聚氯乙烯材料的输液瓶和输液管。③输注时给予心电监护，测量血压、脉搏、呼吸，嘱患者在输注过程中，若有不适，及时告诉医护人员，在输入药物后的 10min，应缓慢滴注（每分钟 10～20 滴），若无不良反应，10min 后将滴速调至每分钟 35～45 滴，输注结束时，观察有无异常反应，若有不适，要及时联系医务人员作必要处理。

5. 何谓内分泌治疗？哪些患者适合内分泌治疗？服用内分泌药物治疗期间有何注意事项？

（1）内分泌治疗的定义：内分泌治疗能抑制一部分乳腺癌细胞的生长，防止癌症的复发。它的原理是不让癌细胞获得生长过程中所需的激素，可通过阻断雌激素产生，或通过与雌激素竞争癌细胞上的受体来抑制肿瘤的生长。内分泌治疗常应用于晚期及复发的乳腺癌患者，亦可作为手术后的辅助治疗。

（2）适合内分泌治疗的患者：并不是所有乳腺癌患者都可以用内分泌治疗，只有激素依赖型肿瘤才考虑内分泌治疗。所以乳腺癌治疗前一定要检测患者的雌激素受体。雌激素受体和（或）孕激素受体阳性的患者，对内分泌治疗效果比较理想，有效率可达 50%～60%；雌激素受体阴性者内分泌治疗的有效率很低，一般不采用此治疗手段。

（3）注意事项：①按时服药，乳腺癌术后预防复发转移的辅助药物他莫昔芬（三苯氧胺）服药期为 5 年，甚至更长时间。服药期间应定期检查肝功能；②服用芳香化酶抑制药的患者，应遵医嘱定期到医院检查骨密度，常规补钙。建议服药前检查 1 次，以后根据患者的骨密度及年龄情况，每 6 ～ 12 个月检查 1 次；③由于内分泌药物干扰了本身的激素代谢，可能会引起月经失调或者可逆闭经，还可能引起身体发胖、出汗、潮热等症状，一般不影响治疗。

6. 他莫昔芬（三苯氧胺）怎样服用？有何不良反应？

（1）服用方法：口服，每天 20mg。三苯氧胺正常使用时间为 5 年。它的主要不良反应为子宫内膜增厚，当子宫内膜增厚超过 1cm 时应停药。

（2）不良反应：①内分泌代谢。面部潮红、潮热，体重增加。少见月经紊乱，性功能减退。②胃肠道。常见恶心、呕吐。③国外报道，个别可发生胆汁淤积、肝酶增高、脂肪肝、肝衰竭、肝炎。④心血管系统。罕见血栓发生，个别发生心肌梗死。⑤中枢神经系统。罕见头痛、记忆减退、压抑、眩晕、精神错乱、晕厥、小脑功能障碍、错觉、无力、嗜睡。⑥血液系统。国外有暂时的血小板、白细胞减少及贫血的报道。⑦呼吸系统。罕见肺栓塞。⑧生殖泌尿系统。少见外阴瘙痒。少数绝经期前的妇女可发生卵巢囊肿。罕见子宫内膜瘤、子宫内膜增生、内膜息肉。⑨皮肤。少见皮肤红斑和干燥。⑩视力。有时可发生视物模糊、视敏度降低、角膜混浊、视网膜病变等；⑪肌肉 / 骨骼。治疗初期，骨和肿瘤疼痛可能出现一过性加剧，继续治疗可逐渐减轻。

7. 乳腺癌靶向治疗的常用药物有哪些？乳腺癌钼靶所见主要有哪些？

（1）常用药物：①曲妥珠单抗（赫赛汀）。用于 HER-2 过度表达乳腺癌的治疗。它是一种人源化单克隆抗体，该抗体是第一

☆ ☆ ☆ ☆

个用于临床的靶向治疗药物，主要用于治疗 HER-2 阳性的转移性乳腺癌。②拉帕替尼。用于 HER-2 过度表达乳腺癌的治疗。它是一种口服的小分子表皮生长因子酪氨酸激酶抑制药，对于乳腺癌转移有一定的治疗作用。③贝伐单抗。用于晚期乳腺癌的治疗。它是抑制血管内皮生长因子，在乳腺癌的发生、发展及预后方面起重要作用。

（2）乳腺癌钼靶 X 线片所见：在 X 线片上常表现为一密度增高而边缘模糊的阴影。肿瘤影像的大小常小于临床触诊所测得的面积，这是因为体表测量包括了癌瘤周围反应性增厚的软组织。在 X 线片上，肿瘤周围也常见到增粗的血管影像。另外，有些癌组织坏死后，会产生钙质沉着，在 X 线片上呈小片针尖样、泥沙样、且少数为颗粒状钙化点。

8. 乳腺癌疼痛的原因有哪些？ 如何自我护理？ 适合哪些运动？ 如何预防骨质疏松？

（1）原因：①骨转移及相关并发症（包括脊髓压迫）是乳腺癌患者最常见的疼痛原因；②当癌细胞浸润系膜、胸膜、腹膜、脏器包膜等可导致疼痛；③化疗后综合征所致疼痛，如长春碱类及紫杉醇类治疗后出现的手足多发性神经病变，化疗后患者免疫功能低下出现的皮肤带状疱疹等。

（2）患者自我护理：晚期乳腺癌患者，疼痛直接影响患者的生活质量，及时的抗肿瘤治疗，镇痛药的合理应用可以有效地控制 90% 以上的乳腺癌相关疼痛。控制疼痛是提高患者生活质量的关键。护士应指导患者学会配合治疗疼痛。①向医师诉说自己的感受，不要忍耐。②配合医师对疼痛进行准确的计划。③主动参与制订控制疼痛的计划。④不要害怕药物成瘾。大量临床研究表明，用阿片类药物治疗癌性疼痛，很少出现成瘾。⑤按时用药并遵守药物的使用方法。⑥多吃蔬菜、水果，预防便秘。⑦适当运动，定时变换体位以缓解疼痛。⑧放松心情，可通过听音乐、看电视或和朋友聊天来转移分散注意力。⑨镇痛无效时要及时告诉医师或护士。

（3）适合的运动：乳腺癌患者宜选择自己比较喜欢且比较温和的运动，如游泳、慢跑、步行、骑自行车、健身操、非激烈性的舞蹈、家用健身器材等比较温和的运动。其中，游泳运动需借助水的浮力和阻力，可改善身体的灵活性和力量，让全身得到锻炼，特别是蛙泳，运动幅度及姿势对乳腺癌患者的康复很有益处。

（4）预防骨质疏松：①建立合理的饮食结构。多食用含钙和维生素 D 丰富的食物，如牛奶、奶制品、大豆、豆制品、虾皮等。②适度运动。打太极拳、散步等。增加户外运动，接受紫外线照射，有利于皮肤合成维生素 D，促进钙质在骨骼中沉积，达到预防骨质疏松症的作用。③药物治疗。增加钙片、维生素 D 的补充。双膦酸盐是破骨细胞的有效抑制药，雷洛昔芬为选择性雌激素受体调节药，可用于预防和治疗绝经后妇女的骨质疏松，能降低椎骨骨折的发生。④对症治疗。疼痛明显或有骨折的患者应卧硬板床休息，给予消炎镇痛药并对症处理，也可结合中药热敷、理疗。⑤戒烟限酒。

9. 与乳腺生理变化有关的内分泌激素有哪些？

卵巢激素、孕激素、脑垂体激素（包括：催乳素、促性腺激素、促甲状腺激素、生长激素和促肾上腺皮质激素）、肾上腺皮质激素、甲状腺激素、胎盘激素、胰岛素等。

10. 乳腺体检重点部位是哪些？乳腺增生性病变包括哪些？

（1）乳腺体检重点部位：①乳房的外形。是否对称，局部是否隆起。②皮肤。有无酒窝征、水肿、静脉扩张、红肿、卫星结节及破溃。③乳头两侧是否等高，有无上移、回缩甚至固定，有无脱屑、糜烂等。④腋窝淋巴结是否增大。⑤锁骨上淋巴结是否肿大。

☆ ☆ ☆ ☆

（2）乳腺增生病变部位：乳腺囊性增生症、乳腺小叶增生、乳腺腺病、乳腺纤维腺病。

11. 哪些情形属于乳腺癌前病变？导致乳腺癌的因素有哪些？

（1）乳腺癌前病变：不典型导管上皮增生、不典型小叶增生、乳头状瘤病。

（2）导致乳腺癌的因素：化学因素致癌、物理因素致癌、病毒因素致癌、内分泌因素致癌、微量元素缺失致癌和饮食因素。

12. 哪些男性易患"男性乳腺肥大症"？

男性乳腺肥大症几乎可见于任何年龄，相对 10～16 岁的男童和 50 岁以上的老年人发病较高，常见发病的有青春期、药物性、肝病及营养不良，还有甲状腺功能低下及睾丸疾病等。

13. 什么是新辅助化疗？

新辅助化疗又称术前化疗、诱导化疗、初始化疗等，是指在手术前给予全身化疗药物的治疗。新辅助化疗并不是一种新的方法，而是指在全身化疗的时间上与辅助化疗不同，是指不可手术的晚期乳腺癌，通过化疗缩小肿瘤，达到可手术的目的；或者使肿瘤缩小，再施行保留乳房的根治手术。

14. PICC 适应证、并发症、生活指导及注意事项有哪些？

（1）适应证：①有缺乏血管通路倾向、需长期静脉输液的患者；②需反复输血或血制品、胃肠外营养的患者；③输注强刺激性药物的患者（如化疗药）；④输注高渗透性药物的患者（如 20% 甘露醇）；⑤早产儿、低体重新生儿、家庭病床的患者。

（2）并发症：①静脉炎；②静脉血栓的形成；③纤维蛋白鞘形成；④导管破损、断裂或裂管；⑤感染；⑥疼痛；⑦导管堵塞、拔管困难；⑧导管脱出；⑨穿刺处渗液、渗血；⑩穿刺处皮肤过敏或皮炎。

（3）生活指导：①可以做一般家务，如煮饭、洗碗、扫地、拖地等。②可以做一般的活动：带管的手臂可以弯曲、伸展，但避免过度频繁弯曲、伸展；避免过度用力提重物（不能超过 3.6 kg）；避免做大范围手臂旋转活动，如游泳、打球、托举哑铃等持重锻炼。③可以淋浴：用保鲜膜在穿刺导管的肘部缠绕 2 ～ 3 圈，在用胶带固定保鲜膜上下边缘，将手臂放在墙上成 90°。淋浴后应检查敷贴是否有进水或松动，如有应及时更换。避免盆浴及泡浴。

（4）注意事项：①输液期间进餐、如厕时保持输液通畅，避免导管回血引起堵塞（保持穿刺局部与心脏在同一水平线，液体高度距离穿刺点至少 100cm 以上），注意不能自行调节输液速度，如液体速度增快或减慢及时通知医务人员。②注意衣服袖口不宜过紧，以免穿脱衣服时把导管带出。③注意置管手臂不可测血压及减慢穿刺，防止损伤导管。

15. 药物外渗与药物渗出的区别、相关的危险因素有哪些？

（1）药物外渗与药物渗出的区别：①药物外渗是指静脉输液过程中，腐蚀性药物渗漏到静脉管腔以外的周围组织；②药物渗出是指由于输液管理疏忽造成的非腐蚀性的药物或溶液渗出到血管外周围组织。

（2）药物渗漏的相关危险因素：①静脉穿刺在活动部位（如手腕、肘窝）；②通过外周静脉导管输入高浓度液体（如抗生素和皮质类固醇）；③当前患者处于感染状态；④第一次穿刺后，继续使用外周导管进行穿刺；⑤患者无力或难以主诉疼痛或其他不适感；⑥患者神经状态或认知改变（如情绪激动、神志不清、镇静）；⑦血管、皮肤和皮下组织随年龄增长出现退行性改变；⑧患有引起血管变化或血液循环受损的疾病（如糖尿病、淋巴水肿、系统性红斑狼疮、雷诺病、周围神经病、外周血管疾病）；⑨使用改变疼痛感（如麻醉剂）或抑制炎症反应（如类固醇）药物；⑩有肥胖或多次静脉穿刺史造成外周静脉穿刺困难；⑪周导管留置时间超过 24h；⑫选用长度不足留置导管的深静脉；⑬发疱剂药物的静脉注射或输注时间过长。

16. 常用高渗药物、发疱剂、刺激性药物有哪些?

（1）高渗药物：复方氨基酸、脂肪乳、50% 葡萄糖、甘露醇、5% 碳酸氢钠、转化糖、3% 氯化钠等。

（2）发疱剂：依托泊苷、长春新碱、多西他赛、表柔比星、长春瑞滨、达卡巴嗪、多柔比星等。

（3）刺激性药物：博来霉素、顺铂、环磷酰胺、氟尿嘧啶、卡铂、吉西他滨、紫杉醇、伊立替康、奥沙利铂、甲氨蝶呤等。

17. 化疗给药方法和途径有哪些?

①静脉给药；②肌内注射和皮下注射；③口服；④腔内化疗；⑤鞘内化疗；⑥动脉内化疗；⑦膀胱内灌注；⑧局部涂抹。

18. 化疗药物外渗的临床表现根据症状和体征分为哪 3 期? 出现外渗时如何处理?

（1）分期：Ⅰ期,局部组织炎性反应期；Ⅱ期,静脉炎性反应期；Ⅲ期，组织坏死期。

（2）处理方法：①立即停止静脉输液，患肢制动。保留针头，抽吸出残留在针头、输液管中的药物，然后拔掉针头，避免外渗部位受压；使用相应的拮抗药在外渗周围组织行局部皮下封闭注射。若无相应拮抗药，可拔除针头，直接用 2% 普鲁卡因 2ml+0.9% 氯化钠注射液 5 ～ 10ml 或 50 ～ 100mg 氢化可的松行局部皮下封闭注射。②冷敷：冰袋 24h 冷敷，持续 3d，冷敷过程中防止冻伤。③药物湿敷：33% 硫酸镁、喜疗妥局部湿敷。④中药湿敷：金黄散、六神丸＋蜂蜜局部湿敷。⑤抬高患肢，若有溃疡、坏死者行清创换药，必要时植皮。

参 考 文 献

[1]　姜永亲，强万敏. 乳腺癌患者护理 446 问. 北京：人民军医出版社，2013.

[2]　中国抗癌协会乳腺癌诊治指南与规范 (2017 版). 中国癌症杂志，2017，27(9)：695-759.

[3]　胡雁，陆箴琦. 实用肿瘤护理. 上海：上海科学技术出版社，2013.

[4]　输液治疗实践标准. 2016 版. 输液治疗护理杂志. 美国静脉输液护理学会（INS）.

第 7 章

☆☆☆☆

胃肠肿瘤科 14 问

☆☆☆☆

1. 胃癌的病因、转移途径、大体分型、组织学分型、组织学分级、综合治疗及临床表现有哪些?

（1）病因：①饮食因素；②遗传因素；③免疫因素；④癌前病变。

（2）转移途径：①直接播散；②淋巴结转移；③血行转移；④种植转移。

（3）大体分型：①早期胃癌；②中晚期胃癌（息肉型，局限溃疡型，浸润溃疡型，弥漫浸润型）。

（4）组织学分型：①腺癌；②腺鳞癌；③鳞状细胞癌；④类癌；⑤未分化癌；⑥未分类癌。

（5）组织学分级：① GX：分级无法评估；② G1：高分化；③ G2：中分化；④ G3：低分化；⑤ G4：未分化。

（6）综合治疗：①术后辅助化疗。②术后辅助化、放疗③术前新辅助化疗。④免疫治疗及其他转移性胃癌的治疗。

（7）临床表现：早期可无任何症状和体征,常在查体时被发现。一旦出现临床症状,大多属于中、晚期胃癌。①症状：上腹部不适、疼痛、食欲缺乏、消瘦、乏力、恶心、呕吐。胃癌转移导致的症状,如腹水、呕血、黑粪；②体征：可有消瘦,贫血、腹部压痛,约 1/3 的患者上腹部可扪及质地坚硬、形状不规则、固定的肿块。

晚期有恶病质、黄疸、腹水、左锁骨上淋巴结肿大。

2. 胃癌临床治疗原则、护理要点、护理措施有哪些?

（1）治疗原则：①无远处转移的患者，首选手术治疗；②无远处转移的患者，评估为不可手术切除的，在放疗的同时用氟尿嘧啶增敏，治疗结束后进行疗效评价，如肿瘤完全或大部分缓解，可予以观察或行手术切除。如肿瘤残存或出现远处转移，可考虑全身化疗；③有远处转移的患者，以全身化疗为主。不能耐受化疗的给予支持治疗；④中、晚期患者可辅以中药和免疫治疗。

（2）护理要点：①出血的护理。②营养失调护理：由于肿瘤慢性消耗、食欲缺乏，化疗导致患者恶心、呕吐、营养失调。主要表现为消瘦、体重进行性下降，皮肤弹性差、黏膜干燥。③疼痛护理：主要由肿瘤浸润性或膨胀性生长等引起。表现为开始仅有上腹部饱胀不适，进食后加重，继之有隐痛不适，偶呈节律性溃疡样胃痛，最后疼痛持续而不能缓解。肿瘤浸润胰腺可出现剧烈、持续性、放射性上腹部疼痛。④活动无耐力的护理：由于疲乏、营养失调、疼痛等引起。主要表现：眩晕、眼花、四肢无力。活动后感气促、呼吸困难、胸闷、胸痛、出汗多等。活动量减少，活动持续时间缩短。日常生活自理能力下降，表现为下床活动、如厕等行动困难。⑤心理护理：由疾病晚期、预感绝望引起。主要表现：沉默寡言，拒绝进食，伤心哭泣。有自杀念头，拒绝与人交谈和交往。不能配合治疗和护理。⑥放、化疗的护理。

（3）护理措施：①给予高蛋白、易消化饮食，避免过冷、过热、粗糙坚硬、辛辣食物及刺激性饮料，如浓茶、咖啡等，增加食物的色、香、味，以增进食欲。②及时发现出血征象：如黑粪、呕血等，监测生命体征、尿量、血红蛋白、血细胞比容等指标。③提供安静的休养环境，给予舒适体位，保证患者得到充足休息。④观察患者疼痛部位、性质、持续时间及伴随症状，分散患者的注意力，如听音乐、看书报等；对慢性疼痛遵循三阶梯镇痛原则，

☆ ☆ ☆ ☆

遵医嘱给予镇痛治疗，观察镇痛药物的疗效及不良反应，针对副作用给予对症处理。⑤给予耐心、细致的护理，关心体贴患者，取得患者的信赖，维护并尊重患者的尊严。⑥鼓励患者重新树立生活的勇气，配合治疗与护理，鼓励家属成员间进行交流、沟通，陪伴患者，提供必要的家庭与心理支持。

3. 肠癌的常见病因、分型、组织学分类、好发的部位有哪些?

(1) 常见病因：①高脂肪低纤维素饮食；②结肠炎；③结肠腺瘤；④遗传因素；⑤其他因素（血吸虫病，盆腔放射，环境因素，吸烟等）。

(2) 分型

1) 早期肠癌：①扁平型：多为黏膜内癌；②息肉隆起型：多为黏膜内癌；③扁平隆起型：多累及黏膜下层；④扁平隆起溃疡型：累及黏膜下层。

2) 中晚期肠癌：①肿块型：预后较好；②溃疡型：预后较差；③浸润型：预后较差。

(3) 组织学分类：①腺癌：占 4/5；②黏液癌：占 1/5；③未分化癌：占约 2%；④其他：鳞癌、鳞腺癌、小细胞癌等。

(4) 好发部位：肠癌是常见的恶性肿瘤，包括结肠癌和直肠癌。肠癌的发病率从高到低依次为直肠、乙状结肠、盲肠、升结肠、降结肠及横结肠。

4. 结肠癌、直肠癌的治疗原则、临床表现有哪些?

(1) 结肠癌的治疗原则：0 期不需要化疗，Ⅰ期一般不需要化疗，有淋巴结侵犯应辅助化疗，Ⅱ期术后辅助化疗，Ⅲ期术后常规化疗，Ⅳ期以全身化疗为主，必要时辅助其他局部治疗手段。

(2) 结肠癌的临床表现：排便习惯及粪便形状的改变，排便次数增加、腹泻、便秘、粪便中带有脓血或黏液。右半结肠肠腔较大，粪便稀薄，肿瘤以肿块多见，贫血、腹部肿块等为主要表现。

☆ ☆ ☆ ☆

左半结肠肠腔较小，肿瘤多为浸润型，引起环状狭窄，左半结肠癌以肠梗阻、便秘、腹泻、便血等为主要表现。

（3）直肠癌的治疗原则：0 期不需要化疗，I 期一般不需要化疗，有淋巴结侵犯应辅助化疗，Ⅱ期术后辅助化疗或放疗、化疗同步。Ⅲ期术后同步放、化疗，随后应行辅助化疗，Ⅳ期以全身化疗为主，必要时辅助其他局部治疗手段。

（4）直肠癌的临床表现：排便习惯改变和少量便血，患者便意频繁、便前肛门下坠感、里急后重、排便不尽感等。待癌肿表面破溃继发感染时，大便表面带血及黏液，严重时出现脓血便。癌肿增大可使肠管狭窄，初时大便变形、变细。随着癌肿增大出现不完全性肠梗阻征象。晚期癌肿侵犯膀胱，可有尿频、尿痛、血尿、排尿困难；癌肿侵及骶前神经时，出现骶尾部持续性剧烈疼痛。肝转移可引起肝大、黄疸、腹水等。

5. 肠癌护理要点、护理措施有哪些?

（1）护理要点：①观察生命体征变化，观察粪便的颜色、形状、性质、量及有无腹泻、便秘，评估有无出血情况。②肠梗阻的观察及护理。③营养失调的护理：主要表现为消瘦、体重进行性下降、皮肤弹性差、黏膜干燥。出现面色苍白、头晕、血红蛋白减少等贫血的症状和体征。④疼痛护理：右侧结肠癌，表现为右腹钝痛，或同时涉及右上腹、中上腹。左侧结肠癌常并发肠梗阻，有腹绞痛，伴有腹胀、肠鸣音亢进与肠型。晚期常有腰骶部持续性疼痛。⑤知识宣教及心理护理。

（2）护理措施

1）保持排便通畅，预防便秘。①多饮水；②饮食调节：多食含纤维素的食物，适量服用酸奶，增加肠道益生菌；③养成规律排便习惯；④遵医嘱应用麻仁润肠丸等缓泻药物；⑤遵医嘱应用乳果糖等强效泻药；⑥必要时灌肠；⑦应用镇痛药者，考虑减少阿片类药物剂量，合用其他镇痛药。

☆ ☆ ☆ ☆

2）情绪不稳定、焦虑、忧心忡忡、紧张、失眠。①评估患者对疾病的认识程度，鼓励患者对病情、治疗、护理计划提问；②与患者和家属共同制订适宜的学习计划，并按计划实施；③教会患者有关康复知识：有造瘘口者应告知其平衡膳食的方法，某些食物，如牛奶、蛋、鱼等，可增加肠胀气和粪便臭味，应少食；④教会患者排空和更换人工造口袋的方法；⑤帮助患者掌握臭味管理方法，以增加患者自信心；⑥让患者了解进一步治疗的必要性，如放疗、化疗等。嘱患者定期复查，以保证生活质量；⑦评估患者睡眠时间及质量，采取促进睡眠的方法。

3）患者自信心消失，害怕交际，精神萎靡。①让患者了解造口的必要性，使其能正确对待排泄方式的改变；②尊重患者，维护患者自尊，在宣教有关人工造口袋排空和更换等知识时，选择隐蔽场所；③帮助患者重新设计自我形象及生活方式，以恢复其自信心；④寻求支持系统的帮助：取得家属的理解和支持，使患者早日走向社会。

6. 肠镜检查须知有哪些？

①夜间 12：00 以后至检查前禁食；②检查前 4～6h 服用导泻剂加入 2000ml 常温水；③服药后如有不适及时告知医师和护士，注意观察排便颜色及形状；④检查前 1～2h 告知护士是否已排水样便，如未达到者需进行清洁灌肠至水样便即可。

7. 什么是疼痛、癌性疼痛、爆发痛？

（1）疼痛：一种与实际的或潜在的组织损伤有关的令人不愉快的主观感觉和情感体验，包括感觉、情感、认知和社会维度的痛苦体验。

（2）癌性疼痛：由恶性肿瘤疾病或治疗引起的疼痛。

（3）爆发痛：在基础疼痛充分控制相对稳定的前提下，自发或有触发因素引起的短暂剧烈疼痛。

8. 何谓规范化疼痛管理？遵循什么原则？

（1）定义：疼痛规范化管理是近年来倡导的镇痛治疗理念。强调规范化诊疗才能有效提高疼痛的诊疗水平，减少疼痛处理过程中可能出现的并发症。

（2）遵循原则：①明确治疗目的。缓解疼痛，改善功能，提高生活质量，其中包括身体状况、精神状态、家庭、社会关系等的维护和改善。②疼痛的诊断及评估。掌握正确的诊断及评估方法，定期进行再次评估。③制订治疗计划。遵循用药和治疗原则，重视镇痛治疗与不良反应的控制，身心治疗与处理等。④制订治疗目标。有效缓解疼痛、最大限度减少药物不良反应、提高患者的躯体功能和满意度、全面提高患者的生存质量、同时尽可能降低治疗成本。⑤采取有效的治疗措施。应用多种形式综合治疗方法。

9. 疼痛评估内容、遵循原则是什么？疼痛程度、数字评分量表（NRS）分级方法都有哪些？

（1）评估内容：①疼痛的部位；②疼痛的性质；③促进和缓解疼痛的因素；④疼痛持续的时间和规律；⑤疼痛具体的起始时间；⑥疼痛伴随症状和体征；⑦疼痛对日常生活的影响；⑧疼痛对患者心理状态的影响；⑨患者对以前和当前镇痛治疗的反应等。

（2）遵循原则：①相信患者的主诉，疼痛是患者的主观感受，评估时要充分相信患者的主诉；②全面、详细地收集疼痛病史资料。包括疼痛的强度、性质、部位、开始发作和持续时间，使其加重或缓解因素的详细描述；③注意患者的精神状态，分析有关心理因素，以便做出相应的支持治疗；④选择简单易行的评估工具，动态地进行疼痛评估。

（3）疼痛程度的评估工具：① NRS，数字评分量表；② VRS，口述分级法；③ FPS-R，改良面部表情疼痛评估工具。

（4）数字评分量表（NRS）：NRS 可用于理解数字并能表达

☆☆☆☆

疼痛的患者。将疼痛程度用。0～10共11个数字表示，0表示无疼痛，10表示最剧烈的疼痛；数字越大，疼痛程度越重（图7-1）。由患者根据其疼痛程度选择相应的数字。

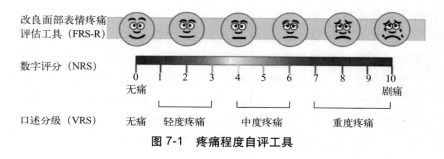

图 7-1　疼痛程度自评工具

10. 口服镇痛药有哪些好处？口服缓释镇痛药有何注意事项？

（1）口服镇痛药的好处：口服给药是临床中常见的给药方法，其优势为：①简单、经济、易于接受；②可以维持稳定的血药浓度；③与静脉注射同样有效；④更易于调整剂量、更有自主性；⑤不易成瘾、不易耐药等。

（2）注意事项：缓释制剂是先将药物制成小的颗粒，分为数份，少数不包衣为速释部分，其他分别有厚薄不同的包衣为缓释部分。取上述颗粒以一定比例混合，这样各种药物颗粒便像接力跑一样持续发挥作用，达到预期的效果。服用缓释片剂或胶囊剂时应用水吞服并按时服用，严禁嚼碎或碾碎分次使用。用药剂量取决于患者疼痛严重程度和以往镇痛药的用药史。疼痛程度增加时，需要增大给药量，每次剂量调整的幅度是在上一次用药剂量的基础上增加25%～50%，直至达到疼痛缓解。

11. 阿片类镇痛药的常见不良反应及护理有哪些？患者疼痛的护理措施有哪些？

（1）不良反应及护理：①便秘。采取措施预防便秘。开始

☆　☆　☆　☆

使用麻醉镇痛药前，应了解患者以往排便习惯和使用缓泻剂的情况，每天记录排便情况，鼓励饮水，多吃蔬菜、水果和适量的粗粮，必要时灌肠。②恶心、呕吐。一般用药后数天至 1 周，恶心和呕吐逐渐减轻。可口服甲氧氯普胺（胃复安）、维生素 B_6 缓解。③镇静和嗜睡。慢性疼痛一旦缓解，患者进入嗜睡状态，一般可在 2 ~ 5d 后消失。白天可给予含咖啡因饮料以对抗镇静作用。④呼吸抑制。应随时观察患者的呼吸，并与其基线对照，若患者发生严重呼吸抑制，可按医嘱用吗啡拮抗剂纳洛酮。⑤身体依赖和耐药。为了防止出现戒断综合征，阿片类镇痛药需在 3 ~ 4 周逐渐减量，并延长间隔时间，直到停用。⑥心理依赖。护士应理解患者长期遭受疼痛的折磨而影响睡眠、休息和进食，致使机体免疫功能下降，因此应认真执行"三阶梯镇痛方案"。⑦尿潴留。利用条件反射如听流水声或用温水冲洗会阴诱导排尿。也可用针灸疗法刺激排尿。

（2）护理措施：①提供充足的休息时间，协助患者满足生活需要；②指导患者采取想家、分散注意力、放松技术、适当的按摩等方法，缓解疼痛；③晚期患者发生疼痛时，遵医嘱给予镇痛药物，尽量少用麻醉性镇痛药，以免成瘾；④鼓励患者保持最适宜的生活水平；⑤保持周围环境安静，清洁、整齐、安全，减少患者因周围环境而加重疼痛；⑥保持室内光线轻柔，语言温和，以增强患者的舒适感。

12. 癌痛的三阶梯给药法及其目的是什么？应用镇痛药物的 5 个要点是什么？

（1）三阶梯给药法：①一阶梯。轻度疼痛给予非甾体抗炎药加减辅助镇痛药。②二阶梯。中度疼痛给予弱阿片类加减非甾体抗炎药和辅助镇痛药。③三阶梯。重度疼痛给予阿片类加减非甾体抗炎药和辅助镇痛药。

（2）给药目的：要达到癌症患者夜间睡眠时无痛，白天休息

☆ ☆ ☆ ☆

时无痛，日间活动和工作时无痛，真正提高患者的生存质量。

（3）应用镇痛药的要点：口服给药、按时给药、按阶梯给药、个体化给药、注意具体细节。

13. 胃癌术前、术后常用化疗方案分别有哪些？转移性或局部晚期胃癌化疗方案有哪些？

（1）术前

1）奥沙利铂+替吉奥（SOX）。

2）多西他赛+奥沙利铂+四氢叶酸+5-Fu（FLOT）。

3）替吉奥+奥沙利铂+多西他赛（DOS）。

4）奥沙利铂+卡培他滨（XELOX）。

5）奥沙利铂+亚叶酸钙+5Fu（FOLFOX）。

（2）术后

1）不变。

2）奥沙利铂+替吉奥（SOX）。

3）奥沙利铂+亚叶酸钙+5Fu（FOLFOX）。

4）顺铂+卡培他滨（XP）。

（3）转移性或局部晚期胃癌化疗方案

1）HER-2阳性：赫赛汀+化疗方案。

2）HER-2阴性：DCF方案（多西他赛DTX+顺铂DDP+氟尿嘧啶）。

3）纳武利尤单抗+XELOX/FOLFOX。

4）信迪利单抗+XELOX。

5）FOLFOX（奥沙利铂+亚叶酸钙+氟尿嘧啶）。

14. 如何做好腹水患者的护理？

①半卧位，有助于缓解呼吸困难，必要时给予吸氧。②休息与营养，腹水患者往往伴有低蛋白血症、水肿、体质虚弱。应该保证充分的休息，进食高蛋白、高维生素饮食，可以同时给予肠

外营养。③严格记录出入量，观察腹围、体重变化。快速大量利尿剂会引起低血压以及水、电解质紊乱，注意监测血压、神志变化，询问患者有无口渴症状。④放腹水速度不宜过快，每次放液量应根据病情而定，一般不超过 3000ml。一次放液量过多，可因腹压骤降致血压下降，还可引起水电解质紊乱等。⑤大量腹水者需先引流腹水后再进行腹腔化疗，这样效果比较好。

参 考 文 献

[1]　石远凯，孙燕 . 临床肿瘤内科手册 . 第 6 版 . 北京：人民卫生出版社，2017.

[2]　姜桂春，刘永煜 . 疼痛临床护理 360 问 . 沈阳：辽宁科学技术出版社，2013.

[3]　中华护理学会团体标准 . 成人癌性疼痛护理，2019.

[4]　李进 . 肿瘤内科诊治策略 . 第 4 版 . 北京：科学出版社，2019.

第 8 章

肺部肿瘤科 24 问

1. 肺癌的病因、播散转移途径、首发症状包括哪几种?

（1）病因：①吸烟；②职业和环境接触；③电离辐射；④既往肺部慢性感染；⑤遗传等因素；⑥大气污染。

（2）播散转移途径：①直接扩散；②血性转移；③淋巴道转移。

（3）首发症状：刺激性干咳。

2. 肺癌按肿瘤发生部位及组织病理学如何分型?

（1）按肿瘤发生部位分型：①中央型肺癌；②周围型肺癌；③弥漫型肺癌。

（2）按组织病理学分型

1）非小细胞肺癌：①鳞状细胞癌；②腺癌；③腺鳞癌；④大细胞癌。

2）小细胞肺癌。

3）肉瘤样癌。

4）类癌。

5）唾液腺型癌。

3. 肺癌病情发展到一定程度时，常出现哪些症状?

①刺激性干咳；②痰中带血或血痰；③胸痛；④发热；⑤气促。

4. 中央型肺癌常见症状是什么？肺癌胸痛的表现是什么？

（1）中央型肺癌常见症状：痰中带血或血痰。

（2）肺癌胸痛的表现：表现为持续性、不规则的胸部钝痛或隐痛。

5. 肺癌发热常见于哪种热型？早、晚期的发病原因是什么？

（1）肺癌发热：以低热多见，偶有高热。

（2）早晚期发病原因：早期以肿瘤引起肺部炎症所致，晚期因继发感染、肿瘤坏死所致。

6. 肺癌引起气促的原因是什么？肺癌侵犯周围组织器官有哪些临床表现？

（1）气促的原因：多因肿瘤阻塞气道或并发肺炎、肺不张以及胸腔积液而导致。

（2）侵犯周围组织器官的表现：①侵犯喉返神经表现。声音嘶哑。②侵犯食管表现。吞咽困难。③侵犯膈神经表现。膈肌麻痹。④侵犯胸膜、胸导管及胸壁表现。引起持续剧烈的胸痛、胸腔积液、胸膜腔积液，往往为血性积液。大量积液可以引起气促。

7. 肺癌的远处转移有哪些？肺癌的肺外表现有哪些？

（1）肺癌癌肿远处转移：①淋巴结和皮肤转移；②肝转移；③骨转移；④脑转移。

（2）肺外表现

1）杵状指和肥大性骨关节病多侵犯上、下肢长骨远端。

2）异位内分泌综合征：①异位促肾上腺皮质激素综合征：引起库欣综合征；②异位抗利尿激素综合征：引起稀释性低钠血症；③异位甲状旁腺综合征：引起高钙血症、低磷血症、精神紊乱等；④异位促性腺综合征：引起男性乳房发育等；⑤神经肌肉综合征。

☆☆☆☆

8. 肺癌癌肿远处转移的体征表现是什么?

（1）淋巴结和皮肤转移：最常见的部位为锁骨上淋巴结转移，可有皮下结节。

（2）肝转移：可有畏食、肝区疼痛、肝大、黄疸和腹水等。

（3）骨转移：可有转移局部的疼痛和压痛，常转移至肋骨、脊柱骨、骨盆等。

（4）脑转移：可表现为头痛、呕吐、眩晕、复视、共济失调、偏瘫、颅内压增高等。

9. 肺癌库欣综合征、稀释性低钠血症、神经肌肉综合征的表现分别是什么?

（1）库欣综合征：表现为肌力减弱、水肿、高血压、尿糖增高等。小细胞肺癌多见。

（2）稀释性低钠血症：有全身水肿、嗜睡、定向障碍、水中毒症状。多见于小细胞肺癌。

（3）神经肌肉综合征：重症肌无力、小脑性运动失调、眼球震颤及精神改变等。见于小细胞肺癌。

10. 肺癌异位甲状旁腺分泌引起高血钙有哪些表现? 低血磷见于肺癌哪种分型?

有多尿、烦渴、便秘、心律失常。低血磷见于肺鳞癌。

11. 上腔静脉综合征的临床表现有哪些? 根据梗阻部位不同临床分型是什么?

（1）临床表现：①进行性呼吸困难、头痛、颜面及上肢水肿、浅表皮下侧支循环形成及颈静脉怒张。如压迫食管、喉返神经，还可出现吞咽困难、声音嘶哑等。②上腔静脉压力急性升高伴随胸导管压力的升高可引起远端（心包、肺及胸膜）毛细淋巴管破裂，导致乳糜性渗出。③恶性肿瘤或进展迅速的原发疾病所致上腔静脉综合征，常由于短时间内迅速进展的呼吸困难、脑水肿等而成为致死性上腔静脉综合征。

（2）临床分型：①奇静脉入口以上部位阻塞。上半身静脉血可由颈外浅静脉和锁骨下静脉经侧支进入奇静脉和半奇静脉，然后在梗阻下方进入上腔静脉，此型一般症状较轻。②奇静脉和上腔静脉均阻塞。上半身静脉血主要通过侧支进入奇静脉、半奇静脉、腰静脉，然后进入下腔静脉，亦可经胸腹壁静脉流入髂外静脉、下腔静脉，此型较重。③奇静脉入口以下阻塞。上半身静脉血可经奇静脉、半奇静脉及其他侧支流入下腔静脉。此型症状较重，病程早期常见胸和颈部皮肤静脉扩张，面部和颈部皮肤潮红；后期发生面、颈和上肢水肿，最终发生脑水肿和喉水肿，导致脑功能障碍和呼吸功能不全。

12. 肺癌的检查及影像检查包括哪些？肺癌的治疗有几种？放疗包括哪几种？

（1）肺癌的检查：①体格检查；②影像检查；③脱落细胞学检查；④支气管镜检查；⑤经皮肺穿刺活检。

（2）影像学检查：①胸部 X 线检查；②胸部 CT 检查；③ B 型超声检查；④ MRI 检查；⑤骨扫描检查；⑥ PET-CT 检查。

（3）肺癌的治疗：①外科手术治疗；②放射治疗；③化学治疗。

（4）肺癌的放疗：①根治性放疗；②姑息放疗；③辅助放疗；④预防性放疗。

13. 放射性肺炎、食管炎的护理分别有哪些？

（1）放射性肺炎：是肺癌放射性治疗常见的、也是较为危险的并发症，放疗前应全面评估及制订放疗计划。做好患者的健康教育及病情观察，指导患者加强营养、适当锻炼以增强体质，平时注意保暖、避免受凉、感冒及交叉感染。发现发热咳嗽、胸闷、

☆ ☆ ☆ ☆

呼吸困难等不适症状应立即报告医护人员。急性放射性肺炎多见于放疗 2 周时，应注意观察患者有无发热、气促、咳嗽、呼吸困难、胸痛等症状。遵医嘱给予抗生素、类固醇药物及镇静、止咳治疗。必要时给予低流量吸氧。安慰患者，指导其卧床休息、保持镇静、保暖，预防上呼吸道感染。严重者需暂停放疗。

（2）放射性食管炎：因放射线所引起的食管损伤，称之为放射性食管炎。常出现在放疗后 1 ～ 3 周，一般症状较轻，严重者可出现胸部剧痛、发热、呛咳、呕吐、呕血。患者主诉感吞咽时疼痛，护士需向患者解释这只是暂时的症状，停止放疗后可逐渐消失。指导患者进清淡、易消化、无刺激的流质或半流质饮食，忌食粗、硬、烫、辛辣刺激性食物，进食速度宜缓慢，进食后漱口，并饮温凉开水以冲洗食管。症状严重者可用维生素 B_{12} 4000μg、2% 利多卡因 15ml、庆大霉素 24 万 U 加入生理盐水 500ml，每次取 10ml 于三餐前及临睡前含漱；疼痛者可酌情给予镇痛药。

14. 化疗的给药方法有哪些？什么是化疗方案和周期？有什么不良反应？化疗前应该注意哪些事项？

（1）给药方法：常用的化疗给药方法有口服、皮下注射、静脉注射、肌内注射、胸腔注射、盆腹腔灌注、介入化疗等多种给药方法。通常是使用 3 ～ 4 种药物进行联合化疗。

（2）化疗方案和周期：针对肿瘤类型、患者身体状况、既往治疗情况为患者选择合适的治疗形式。一种或多种化疗药物联合应用称为化疗方案。周期就是循环给药的过程。化疗方案有每周、双周、3 周或 4 周给药方案。

（3）不良反应：化疗可产生不同程度的不良反应，如恶心、呕吐、发热、口腔炎、腹泻、便秘、静脉炎、骨髓抑制、脱发等。不良反应的程度是与药品种类及剂量密切相关，还与患者对化疗的心理作用有一定的关系。

（4）化疗前注意事项：在接受化疗前要注意休息，保障充足

☆ ☆ ☆ ☆

的睡眠，避免劳累和熬夜，休息不好可能直接影响患者对化疗药物的耐受性，加重药物的不良反应。同时要增加营养，保证有充足的体力、精力、使药物的作用达到最大化。对化疗不清楚的事情要与医师多沟通咨询，积极配合医师完成治疗。

15. 如何减轻化疗导致的恶心、呕吐？化疗后出现腹泻该怎么办？出现便秘怎么办？

（1）恶心、呕吐：是最常见的化疗不良反应。接受化疗前医师会给予必要的镇吐药物缓解症状。化疗过程中家属给患者准备清淡饮食，如米粥、咸菜、蔬菜、水果等，避免油腻食品，如骨头汤、甲鱼汤以及味道过重的食品。不宜进食过饱，少食多餐，细嚼慢咽，口含陈皮、话梅、姜片可减轻恶心反应。松弛疗法（如静坐、听音乐等）也有助于减轻恶心的程度。

（2）腹泻：除医师给予相应治疗外，出现腹泻时要补足水分（每日 7 ~ 8 杯）。多进食粥或汤类食品。多吃含高钠、高钾的食品（橙子、桃子、杏仁、煮熟的土豆等），避免食用奶制品、香蕉等胀气食品，避免进食芹菜、韭菜等粗纤维食品。饮食清淡，少食多餐。若排便频繁，持续腹泻引起虚脱，及时报告医师、护士。排便后要轻轻擦拭肛周，保持皮肤清洁，保持衣、被干燥。

（3）便秘：化疗后患者会出现粪便干燥，可能与使用镇吐药物有关。如药物性便秘不严重，镇吐药停用后便秘就会逐步改善。严重的便秘可以使用缓泻剂或开塞露辅助排便。化疗期间，若出现便秘症状，应多饮水（果汁、蜂蜜水最好）或进流食，多进食水果、蔬菜及粗粮，适量运动。

16. 患者出现白细胞减少、血小板减少分别应该注意什么？

（1）白细胞减少：白细胞的减少意味着患者感染的发生率增加，免疫力降低。此时应注意：①减少外出，避免或减少去人群聚集的公共场所，外出时戴口罩。②养成良好的卫生习惯，勤洗

☆ ☆ ☆ ☆

手。勿进食生冷、不洁的食物。不要暴饮暴食，出院休息期间不要饮酒和吸烟。③养成健康的生活习惯，适当锻炼。但是不要运动量过大，可以在公园做深呼吸和健身气功，活动轻、慢，避免因受伤而增加感染机会，延误下周期的治疗。④监测血常规变化，必要时用升白细胞药物。给予升白细胞药物后可能会出现发热、全身肌肉、骨骼疼痛等不适，如出现此类症状应告知医师，给予相应处理、减轻不适。⑤注意严密监测体温变化，如有体温高于37.5℃时应联系医师，遵照医师意见给予处理。⑥天气寒冷时注意保暖，避免感冒。夏天减少在空调房停留的时间，如需待在空调房中，房间温度要保持在27℃左右。⑦增加营养，多吃一些增强机体免疫力的食物，如蜂王浆、牛羊肉，喝有营养的汤类。

（2）血小板减少：人体血小板计数的正常值（100～300）×10^9/L，低于50×10^9/L时会有出血的危险。住院时可静脉输注血小板，要注意：①食物宜软，易消化，温度不宜过高，可以选择流食或半流食，避免进食骨、鱼刺、粗纤维等较硬的食物，以免损伤胃肠道黏膜。②剪短指甲，以免划破皮肤。避免抓挠、剔牙、抠鼻等。穿刺拔针后加长按压时间。③定期检查血常规变化。④观察尿便颜色，注意有无消化系统和泌尿系统出血，女性月经期注意月经量，如有异常及时告知医护人员。⑤如出现视物模糊、头晕、头痛、呕吐等不适提示有颅内出血的可能，应立即通知医师。⑥避免磕碰。不要做剧烈的健身运动，女士在此时期避免穿高跟鞋，以免发生崴脚，造成皮下出血。⑦避免接触利器，如水果刀、剪子、针等，不宜使用电动剃须刀。⑧食用易消化的食品，少食用粗纤维的食品，如粗粮、粗纤维的蔬菜（芹菜、韭菜），多饮水，避免粪便干燥，造成肛裂出血。⑨使用软毛牙刷，不要用牙签、牙线剔牙，避免牙龈出血。

17. 化疗药物对口腔有什么影响？如何减轻口腔溃疡的疼痛？

（1）化疗对口腔的影响：接受化疗后患者可能会出现口腔黏

☆ ☆ ☆ ☆

膜炎和口腔溃疡。严重影响患者进食，造成营养不良，不能顺利完成下周期的化疗，所以不能忽视口腔溃疡的发生，要及时寻求治疗。还有些化疗药物会使味觉改变,例如口咸、口苦或有金属味。化疗结束后，味觉会逐渐恢复正常。

（2）减轻疼痛方法：化疗后引起的口腔溃疡多在用药后5～10d发生，轻者需要进食后使用盐水或漱口水来漱口，3～4周好转。重者需要告知医师，经过检查做相应的处理。①保持口腔内卫生，每餐后仔细清洁口腔并漱口，有些漱口液可以帮助溃疡愈合；②使用软毛牙刷刷牙可以减轻口腔疼痛；③若戴义齿，每餐后应将义齿取下清洗干净；④避免进食刺激性食物，如酒，辛辣食物，葱、蒜、醋或过咸的食品；⑤可以使用集落刺激因子加到水中漱口以促进伤口愈合；⑥疼痛加重时还可以使用麻醉药镇痛，如口腔溃疡贴、丁卡因糖块等，以帮助进食；⑦多喝水，每日至少喝1500ml水（6～8杯）保持口腔湿润，也可用凡士林或润唇膏保持嘴唇湿润。

18. 化疗药物对皮肤有哪些影响？化疗药物对骨髓的影响有哪些?

（1）对皮肤的影响：有些化疗药物对皮肤产生损害，例如，输入化疗药后出现干性脱皮、水疱、瘙痒、湿性皮炎、溃疡等症状，严重者会出现剥脱性皮炎和坏死，若出现皮疹，禁止抓挠，避免皮肤发生感染，患者可遵医嘱涂抹止痒乳剂或炉甘石洗剂，最好不要使用含激素类的膏剂，出现色素沉着清洁皮肤时建议使用中性、温和不含皂碱的清洁产品，可以使用儿童沐浴露，宜使用温水洗澡，避免过热的水，忌洗澡时间过长，禁止泡澡。停药后此类皮肤症状会慢慢消退。

（2）对骨髓的影响：多数化疗药物会抑制骨髓，使血常规指标（如白细胞、红细胞）下降。白细胞减少使患者易发生感染。红细胞减少，使患者发生贫血，感到疲劳和昏昏欲睡。若血小板减少，很容易引起出血。

☆ ☆ ☆ ☆

19. 化疗期间使用升血药物会出现哪些反应？

患者接受化疗后，会出现骨髓抑制。医师通常会依据症状的严重程度开具口服或注射的升血药物。口服升血药在使用中没有过多不良反应，患者按照药品使用说明服用即可。注射针剂则会出现骨痛等不良反应，且随剂量增加其发生率也会提高。此外，还可能出现发热、头痛、乏力、肌肉关节疼痛、皮疹、心悸等症状，严重者甚至出现低血压、水肿、过敏和呼吸困难等不良反应。

20. 化疗后出现神经毒性反应怎么办？

化疗药物引起的神经毒性发生率约为 60%，严重神经症状约 4%。主要影响感觉神经（痛觉、温度觉），表现为麻木及感觉异常，具有神经毒性的药物有长春新碱、长春瑞滨、长春地辛、紫杉醇、多西他赛、奥沙利铂、顺铂等。

此类药物引起神经毒性反应遇冷加重。患者出现神经毒性后首先应告知经治医师，医师会对不良反应进行评估，然后按照副作用的严重程度为患者调整或修订治疗方案。对可耐受的轻度手指和脚趾麻木可以不予调整治疗方案，当不良反应超过一定限度就应该调整治疗方案，减少或停止使用这些药物。针对手指和足趾麻木的副作用，还可以用一些营养神经的药物。回家后可以口服营养神经药物治疗相应症状。神经的恢复时间较长，疗效也常常不令人满意，还是要尽量预防才能避免出现严重的神经毒性反应。活动时，最好穿旅游鞋或软底鞋，应注意防止摔倒。生活中应远离刀、剪子等锐器，家属要检查洗澡水温，避免水温过热烫伤皮肤。

21. 化疗期间为什么要多饮水？如何缓解化疗引起的进食不足？

（1）多饮水的原因：肿瘤患者化疗期间出现恶心、呕吐、食欲缺乏时，很容易造成水分摄入不足。如果再加上频繁呕吐还会导致脱水。多喝水有助于补充身体所需，减轻呕吐等造成的脱水；另一方面，促使残留药物排出，减少对胃肠道、肾和膀胱的毒性。对肿瘤患者来说，化疗多少都会带来一些身体不舒服和不良反应，如果在合理治疗和饮食调理的基础上多喝水（包括果汁、清汤等），将有助于药物的排出，降低不良反应。化疗期间每天应喝水 1000 ～ 2000ml，以保证足够的尿量。当然，一些患有心脏病、肾功能不全、胃肠道疾病等不能耐受多饮水的患者，就不要采取这种方法，可通过药物调整减少毒副作用。

（2）缓解进食不足：为减轻化疗期间的胃肠道反应，如食欲减退、恶心、呕吐或腹泻等，饮食要清淡，但要保证足够营养，可选择符合肿瘤患者口味的高蛋白、低脂肪，易消化吸收的食物。不要食用油腻的汤类或食物，待胃肠道反应减轻后再补充各种汤类。可以吃一些米粥类食物。如果胃肠道反应较重，不能进食，应该报告医师给予静脉高营养治疗，以缓解胃肠道的严重反应。化疗出现恶心、呕吐时可口含话梅、生姜片，对于镇吐有一定帮助。

22. 营养不良常见症状及解决方法有哪些？什么是软食、流质饮食？

（1）营养不良的常见症状：最常见症状是厌食，还有味觉障碍、口干、吞咽困难、腹胀、便秘、腹泻等。

（2）解决办法：①厌食。可通过心理调整和改进食物加工方法来减轻症状。②味觉障碍：可少量多餐，多食水果、蔬菜，增加食物色泽和香味。③吞咽困难：如果症状不严重，可进软食，但不要进流食，以免造成食物吸入呼吸道。吞咽困难严重者，可采用鼻饲营养或肠外营养。④腹胀：可少食多餐，餐后多活动，避免吃产气食物。⑤便秘：是由于食入膳食纤维少、活动减少和使用麻醉药物有关。应多食含纤维类水果、蔬菜。⑥腹泻：多因化疗、腹部放疗或肠道手术所致。应调整饮食，少吃刺激性食物。恶病质是肿瘤晚期表现，应改善患者营养方式，提高生命质量。

☆ ☆ ☆ ☆

（3）软质饮食：软食质软、易嚼，比普食更易消化。每日供应 3 ～ 5 餐（3 餐加 2 餐点心）。主要适用于消化吸收能力稍弱的患者、如低热患者、老年人、幼儿以及肛门和结直肠手术后患者。能量供给每日在 2200 ～ 2400kcal。食物中植物纤维和动物肌纤维须切碎、煮烂。因食物中可能丧失维生素和矿物质，应额外补充菜汁、果汁等。

（4）流质饮食：流质饮食是极易消化、含渣很少或无渣、呈液体状态饮食，简称流食。所供给能量、蛋白质及其他营养素均较缺乏，不宜长期使用。流食又分为流质饮食、浓流质饮食、清流质饮食、冷流质饮食和不胀气流质饮食。流食适用于高热、病情危重、手术后的患者。流质饮食每日供给能量 800kcal，只能短期（1 ～ 2d）食用，少量多餐（每日 6 ～ 7 餐），不含刺激性食物及调味品。

23. 哪些食物可能含有致癌因素?

①腌制的食品：比如腌肉、咸鱼、咸菜等；②烧烤食品；③熏制食物：比如熏肉、熏鱼等；④油炸食品；⑤霉变的食物；⑥反复烧开的水。

24. 顺铂、卡铂、奥沙利铂、多西他赛、紫杉醇、培美曲塞、吉西他滨等化疗药物的注意事项及不良反应分别是什么?

（1）顺铂

1）使用注意事项：避光保存，大剂量用药时给药前 2 ～ 16h 和给药后至少 6h 必须进行充分的水化治疗，使用当天尿量需达 2000 ～ 3000ml。

2）不良反应：①肾毒性：多次高剂量和短期内重复用药，会出现不可逆的肾功能障碍。②胃肠道反应。恶心、呕吐、食欲减低和腹泻等，常发生在用药后 1 ～ 6h，最长不超过 24 ～ 48h。③严重耳毒性。多为不可逆的。④骨髓抑制。表现为白细胞和(或)

血小板减少，在 3 周达到高峰，4 ～ 6 周恢复；⑤神经毒性，多见于总量超过 $300mg/m^2$ 的患者。

（2）卡铂

1）使用注意事项：避光保存，注意多饮水，减少肾毒性的发生。

2）不良反应：①骨髓抑制。限制性毒性，注射后 14 ～ 24d 白细胞和血小板降至最低，35 ～ 41d 恢复正常。②胃肠道反应。15% 出现恶心，65% 出现呕吐，通常在治疗后 24h 消失。

（3）奥沙利铂

1）使用注意事项：用 5% 葡萄糖稀释药物 2 ～ 6h 滴注完，用药期间禁止寒冷刺激，避免末梢神经以及口腔周围，上呼吸道和上消化道的痉挛及感觉障碍。配制好的溶液如不立即使用应在 2 ～ 8℃保存，24h 内使用。

2）不良反应：①胃肠道反应。腹泻、恶心，呕吐及黏膜炎。②骨髓抑制。中性粒细胞、血小板减少。③神经系统反应。急性的，剂量累积性，外周感觉神经病变。

（4）多西他赛

1）使用注意事项：只能用于静脉滴注，在多西他赛治疗前一天、当天、第 2 天，每天口服地塞米松 16mg，以预防过敏。

2）不良反应：①骨髓抑制。中性粒细胞减少最常见。②过敏反应。低血压与支气管痉挛。③皮肤反应。见于手、足的红斑，或臀部、脸部及胸部的局部皮疹。

（5）紫杉醇

1）使用注意事项：为预防过敏反应，在治疗前 12h 和 6h 分别口服地塞米松 20mg，治疗前 30min 给予肌内注射苯海拉明 20mg，静脉滴注西咪替丁 300mg。静脉滴注 3 ～ 5h。

2）不良反应：骨髓抑制、恶心呕吐、过敏反应、心脏毒性、周围神经毒性。

（6）培美曲塞

1）使用注意事项：静脉滴注须 10min 以上，结束约 30min

☆ ☆ ☆ ☆

后再给予输注顺铂。培美曲塞第一次给药前 7d 中，至少有 5d 每日必须口服叶酸，在整个治疗过程中及末次给药后 21d 应继续口服叶酸。首次给药前 1 周内，必须肌内注射维生素 B_{12}，此后每 3 周期注射 1 次。以后的维生素 B_{12} 注射可与培美曲塞安排在同一天。培美曲塞给药前一天，当天和给药后一天，给予地塞米松 4mg，每日 2 次口服。

2）不良反应：乏力、恶心、食欲缺乏、口腔炎 / 咽炎、骨髓抑制和便秘。

（7）吉西他滨

1）使用注意事项：用生理盐水稀释后静脉滴注 30min，滴注时间延长或增加用药频率可增加药物毒性。配制好的溶液可室温保存，24h 内使用。

2）不良反应：①骨髓抑制。贫血、白细胞降低或血小板减少；②皮疹（25%）、皮肤瘙痒（10%）；③流感症状（20%）。

参 考 文 献

[1] 李俊英，余春华，符琰.肿瘤科护理手册.第 2 版.北京：科学出版社，2015.
[2] 于媛，王子平.肺癌护理与家庭护理.北京：中国协和医科大学出版社，2016.
[3] 胡雁，陆箴琦.实用肿瘤护理.上海：上海科学技术出版社，2013.
[4] 闻曲，成芳.实用肿瘤护理学.北京：人民卫生出版社，2015.

第 9 章
肿瘤放射治疗科 16 问

1. 何为临终关怀护理？包括哪几期？临床表现有哪些？

（1）定义：临终关怀是指由社会各层次人员（护士、医师、社会工作者、志愿者以及政府和慈善团体人士等）组成的团队向临终患者及其家属提供的包括生理、心理和社会等方面的一种全面性支持和照料。临终关怀一词源于中世纪，又称善终服务、安宁照顾、终末护理、安息护理等。

（2）分期：①否认期；②愤怒期；③协议期；④忧郁期；⑤接受期。

（3）临床表现：①肌肉张力丧失；②循环功能减退；③胃肠道蠕动减弱；④呼吸功能减弱；⑤知觉改变；⑥意识改变；⑦疼痛等。

2. 临终患者肌肉张力丧失、循环功能减退、胃肠道蠕动减弱、呼吸功能减弱、知觉改变、意识改变、疼痛评估要点分别有哪些？

（1）肌张力丧失：表现为大小便失禁，吞咽困难，无法维持良好舒适的功能体位，肢体软弱无力，不能进行自主躯体活动，呈希氏面容，即面肌消瘦、面部呈浅灰色、下颌下垂、嘴微张、眼眶凹陷、双眼半睁、目光呆滞。

☆☆☆☆

（2）循环功能减退：表现为皮肤苍白、湿冷，大量出汗，体表发凉，四肢发绀、斑点，脉搏弱而快，不规则或测不出，血压降低或测不出，心律出现紊乱。

（3）胃肠蠕动减弱：表现为恶心、呕吐、食欲下降、腹胀、便秘或腹泻、口干、脱水、体重减轻。

（4）呼吸功能减弱：表现为呼吸频率不规则，呼吸深度由深变浅，出现鼻翼呼吸、经口呼吸、潮式呼吸，由于分泌物无法或无力排出，出现痰鸣音或鼾声呼吸。

（5）知觉改变：表现为视觉逐渐减退，由视觉模糊发展到只有光感，最后视力消失。眼睑干燥，分泌物增多。听觉常是人体最后消失的一个感觉。

（6）意识改变：若病变未侵犯中枢神经系统，患者可始终保持神志清醒；若病变在脑部，则很快出现嗜睡、意识模糊、昏睡或昏迷等，有的患者表现为谵妄及定向障碍。

（7）疼痛评估：大部分的临终患者主诉全身不适或疼痛，表现为烦躁不安，血压及心率改变，呼吸变快或变慢，瞳孔散大，大声呻吟，出现痛苦面容，即五官扭曲、眉头紧锁、眼睛睁大或紧闭、双眼无神、咬牙等。

3. 临终患者如何改善呼吸功能、减轻疼痛、舒适体位、皮肤护理、口腔护理及饮食护理？

（1）改善呼吸功能：①保持室内空气新鲜，定时通风换气；②神志清醒者可采取半坐卧位，昏迷者可采取仰卧位头偏向一侧或侧卧位，防止呼吸道分泌物误入气管引起窒息或肺部并发症；③保持呼吸道通畅：拍背协助排痰，应用雾化吸入，必要时引用吸痰器吸出痰液；④根据呼吸困难程度给予氧气吸入，纠正缺氧状态，改善呼吸功能。

（2）减轻疼痛：①观察。护士应注意观察患者疼痛的性质、部位、程度、持续时间及发作规律。②稳定情绪、转移注意力。

护理人员应采用同情、安慰、鼓励等方法与患者进行沟通交流，稳定患者情绪，并适当引导其转移注意力，从而减轻疼痛。③协助患者选择减轻疼痛的有效方法。若患者选择镇痛药物，可选择世界卫生组织（WHO）推荐的三阶梯疗法控制疼痛。注意观察用药后的反应，把握好用药的阶段，选择恰当的剂量和给药方式，达到控制疼痛的目的。④使用其他镇痛方法。临床上常选用音乐疗法、按摩、放松术、外周神经阻断术、针灸疗法、生物反馈法等。

（3）舒适体位：维持良好、舒适的体位；建立翻身卡，定时翻身，避免局部长期受压，促进血液循环，防止压疮发生。对有压疮发生倾向的患者，应尽量避免易产生剪切力的体位。

（4）皮肤护理：对于大小便失禁的患者，加强会阴、肛门周围的皮肤清洁，保持干燥，必要时留置导尿管；大量出汗时，应及时擦洗干净，勤换衣裤，并保持床单位清洁、干燥、平整、无渣屑。

（5）口腔护理：护士每天要仔细检查患者的口腔黏膜是否干燥或疼痛，观察是否有提示念珠球菌感染的指征性粘连白斑或成片红色的粗糙黏膜。在晨起、餐后和睡前协助患者漱口，保持口腔清洁卫生；口唇干裂者可涂液状石蜡；有溃疡或真菌感染者酌情涂药；口唇干燥者可适当喂水，也可用棉签湿润口唇或用湿纱布覆盖口唇。对于口腔卫生状况较差并且感觉有明显疼痛者，可用稀释的利多卡因和洗必泰含漱剂清洗口腔。

（6）饮食护理：①主动向临终患者及家属解释恶心、呕吐的原因，以减轻其焦虑心理，获得心理支持。②根据患者的饮食习惯调节饮食，尽量创造条件增加患者的食欲。注意食物的色、香、味，尝试新的花样，少量多餐。应给予高蛋白、高热量、易于消化的饮食，并鼓励患者多吃新鲜的水果和蔬菜。③创造好的进食环境，稳定患者情绪。④给予流质或半流质饮食，便于患者吞咽，必要时采用鼻饲或完全胃肠外营养，保证患者的营养供给。

☆ ☆ ☆ ☆

4. 肿瘤患者焦虑、恐惧、绝望、疲乏的护理措施有哪些?

(1) 焦虑:①认识到患者的焦虑,承认患者的感受,对患者表示理解;②主动为患者介绍环境,消除患者的陌生和紧张感;③给予心理支持和疏导,鼓励患者改变他们的情绪和情感,评价自己的症状;④提供可供选择的既能减轻患者的焦虑,又能让患者接受的方法;⑤通过交替使用放松技术如:看电视、听音乐、娱乐等分散注意力的方法,减轻患者的焦虑。

(2) 恐惧:①鼓励患者表达自己的感受,对患者的恐惧表示理解;②经常给予可以帮助患者减轻恐惧状况的言语性和非言语性安慰,如握住患者的手,抚摸患者等;③说话速度要慢,语调要平静,尽量解答患者提出的问题;④提供与患者有关医院常规、治疗、护理各方面的信息;⑤在患者感到恐惧时,留在患者身边以增加其安全感;⑥通过连续性护理,建立良好的护患关系;⑦鼓励患者休息好以增强应对能力;⑧指导患者使用放松技术如听音乐、缓慢的深呼吸,全身肌肉放松等。

(3) 绝望:①对患者表示同情和理解采用态度温和,尊重患者的方式为患者提供护理;②帮助患者正确评价目前面临的情况;③帮助患者制订切实可行的目标;④给家属和患者提供沟通的机会,鼓励家属表示对患者的关心和爱护;⑤鼓励患者回想过去的事情,强调他过去的成就,证明他的能力和价值;⑥努力减少病痛,尽可能满足患者的合理要求。

(4) 疲乏:①观察记录患者的疲乏程度;②引导患者报告可加重疲劳的活动;③帮助患者辨别能够预防和减轻疲劳的方法;④和患者亲属一起制订活动的计划,把疲劳降到最低限度:指导患者使用全身放松技术,解除精神负担和心理压力,活动期间提供休息的时间,活动量增加时要给予帮助,必要时在日常生活中给予帮助。

☆ ☆ ☆ ☆

5. 临终患者治疗要点及其家属的护理要点是什么?

（1）治疗要点：临终患者的治疗方式以对症治疗为主，医护人员的宣教对选择临终治疗方式影响很大，因此开展死亡教育，使人们树立正确的死亡观，尽量避免不必要的有创操作，使晚期恶性肿瘤患者在临终阶段减轻痛苦，提高生存质量。

（2）家属护理要点：①满足家属照顾患者的需要；②鼓励家属表达感情；③指导家属对患者进行生活照顾；④协助其维持家庭的完整性；⑤满足家属本身生理、心理和社会方面的需求。

6. 放疗皮肤如何护理? 出现反应后如何护理?

（1）皮肤护理：保持放射野（区域）皮肤的清洁、干燥、避免损害。应对患者进行以下宣教：①选择宽大柔软的全棉内衣；②放射野（区域）可用温水和柔软毛巾轻轻沾洗，但禁止使用肥皂或沐浴露擦洗或热水浸浴；③局部放疗的皮肤禁用碘酒、乙醇等刺激性药物，不可随意涂抹药物和护肤品；④局部皮肤避免粗糙毛巾、硬衣领、首饰的摩擦；避免冷热刺激如热敷、冰袋等；外出时，局部放疗的皮肤防止日光直射，如头部放疗的患者外出要戴帽子，颈部放疗的患者外出要戴围巾；⑤放射野位于腋下、腹股沟、颈部等多汗、皱褶处时，要保持清洁干燥，并可在室内适当暴露通风；⑥局部皮肤切忌用手指抓搔，并经常修剪指甲，勤洗手。

（2）出现反应后的护理：根据皮肤反应的程度，目前临床上常见有干性反应（Ⅰ度反应）和湿性反应（Ⅱ度反应）。①干性反应表现为局部皮肤红斑、色素沉着、无渗出物，并有烧灼感、刺痒感。主要采用暴露疗法，刺痒厉害可涂小儿爽身粉；②湿性反应表现为湿疹、水疱，严重时造成糜烂、破溃和继发感染，多发生在皮肤皱褶处如腋下、腹股沟、会阴等。一旦出现立即停止放疗，并用生理盐水换药，涂氯地霜或喷康复新液，并尽量采用暴露

☆☆☆☆
疗法。

7. 放疗患者全身反应、造血系统反应、口咽黏膜反应的护理要点是什么?

（1）全身反应：放疗引起的全身反应表现为乏力、虚弱多汗、低热、食欲下降、恶心呕吐、睡眠欠佳。一般只要适当休息，调整饮食加强营养，多饮水，并结合中医中药治疗即可。严重者需对症支持治疗。另外还要加强护患沟通、患者间交流，鼓励和帮助患者适应放疗。

（2）造血系统反应：①在接受放射治疗期间要定期测定血常规（每周 1 ~ 2 次），并观察患者有无发热、出血等现象。②如白细胞 $\leqslant 2 \times 10^9$/L 或血小板 $\leqslant 50 \times 10^9$/L，或体温 $\geqslant 38.5$℃应暂停放疗。③如白细胞低于正常，予以对症处理，如升高白细胞治疗：皮下注射药物如重组人粒细胞集落刺激因子，或地塞米松双侧足三里注射；中性粒细胞减少予以抗生素预防感染。在白细胞低于正常期间，嘱患者注意休息，不去公共场所，尽量减少亲友探望，以预防交叉感染。如白细胞 $\leqslant 1 \times 10^9$/L，还需采用保护性隔离措施，并输注白细胞悬液。④贫血会使放疗的敏感性下降，另外血小板减少会引起出血，因此严重贫血或血小板过低则需成分输血。

（3）口咽黏膜反应：①加强口腔清洁，即饭后用软毛牙刷刷牙、双氟牙膏刷牙，每日 4 ~ 10 次用口泰含漱液含漱，鼻咽癌患者坚持鼻咽冲洗。②根据医嘱局部采用康复新、锡类散、桂林西瓜霜、口腔溃疡合剂等，以保护口咽黏膜，消炎镇痛，促进溃疡愈合。③吞咽疼痛明显者，可在进食前 15 ~ 30min 用 2% 利多卡因溶液喷或含漱镇痛。④鼓励患者进食高质量高蛋白质、高热量、高维生素、易消化、易吞咽的半流质或流质，选择富含维生素 B、维生素 C、维生素 E 的新鲜水果和蔬菜，多饮水，少量多餐，细嚼慢咽。避免过硬、油炸、过热、过咸、酸、辣等粗糙刺激的食物，并必须戒烟忌酒。⑤对口咽黏膜溃疡严重无法进食者，可静脉补充高营养液。

8. 为提高放疗的敏感性及预防感染，应如何保持照射部位的清洁？

（1）①对眼、耳、口、鼻的放疗可局部使用抗生素溶液，必要时行眼及外耳道的冲洗，切忌使用含金属滴眼液，以避免增加眼结膜反应；②鼻咽癌患者每天 1 ～ 2 次使用生理盐水进行鼻咽冲洗；③加强口腔卫生，饭后用软毛牙刷刷牙，定时用口泰漱口液含漱。

（2）鼻腔干燥可滴无菌液体石蜡，鼻腔堵塞可滴麻黄碱滴鼻液。

9. 如何防治或减轻放射性张口困难及其护理？

口腔放疗后由于咀嚼肌和下颌关节纤维化，而导致张口困难。因此，应指导患者在放疗期间进行功能锻炼，如局部自我按摩颞颌关节，鼓腮微笑，舌前伸、后缩、卷起训练，上下牙齿相互咬合或咀嚼口香糖，以及自我张口练习，即张开口到最大坚持 5s 再闭嘴。

10. 喉癌患者放疗后注意事项是什么？

喉癌患者放疗后因反射功能降低，嘱咐患者尽量将痰液及坏死脱落的组织吐出，预防误吸引起肺部感染。密切观察病情变化，如因肿瘤压迫或放疗后喉头水肿引起呼吸困难，需随时备好气管切开包、吸痰器及氧气等，配合做好抢救工作。

11. 胸部肿瘤放疗常见并发症是什么？ 放射性肺损伤的护理有哪些？

（1）胸部肿瘤常见并发症：胸部放疗以照射食管、肺及纵隔为主，最常见的并发症是放射性食管黏膜反应和放射性肺损伤。

☆☆☆☆

（2）放射性肺损伤：是肺、食管及纵隔等肿瘤的放疗引起的反应，临床表现为低热、咳嗽、胸闷，严重的出现高热、胸痛、呼吸困难，肺部可闻及干、湿啰音。通常给予止咳，雾化吸入，吸氧等处理，嘱患者卧床休息，既要注意保暖又要保持空气流通。严重者须停止放疗并使用大剂量激素和抗生素。发热者按发热患者护理。

12. 哪些部位的放疗会发生放射性食管黏膜反应？临床表现有哪些？

（1）食管黏膜反应：多发生于肺癌、食管癌、甲状腺癌、下咽癌等胸部肿瘤的放疗。

（2）临床表现：是吞咽困难、进食困难、胸骨后疼痛呈烧灼感，其程度随剂量的增加而加重。除了给予口咽黏膜反应的一系列护理外，还需提醒患者进食后不能马上平卧。经常观察患者疼痛的性质，以及体温，脉搏，呼吸，血压等变化，了解有无呛咳，以便及时发现食管穿孔，一旦出现食管穿孔，立即禁食、禁水，停止放疗，并补液支持治疗。

13. 泌尿系统肿瘤放疗的临床表现及护理要点有哪些？

泌尿系统肿瘤放疗主要包括是盆腔肿瘤、肾癌、前列腺癌、膀胱癌的放疗，常出现尿频、尿急、尿痛、排尿困难、血尿等症状。嘱患者多饮水，轻者口服抗生素、利尿剂，如反应严重则停止放疗，并补液支持治疗。

14. 胃、肠等腹部肿瘤放疗的护理要点有哪些？

胃、肠等腹部肿瘤，以及腹腔淋巴瘤、肾上腺肿瘤、精原细胞瘤、前列腺癌等放疗会造成胃肠功能紊乱。肠黏膜水肿渗出，常表现为食欲缺乏、恶心呕吐、腹痛、腹泻、腹胀、里急后重、便血，严重者还会造成肠穿孔或大出血。腹泻者宜进少渣、低纤维食物，并避免吃易产气的食物，如糖、豆类及碳酸饮料。可口服复方地芬诺酯（复方苯乙哌啶）、盐酸洛哌丁胺（易蒙停）等，如反应严重则停止放疗，并补液支持治疗。

15. 肿瘤患者常见发热类型有哪些?

①肿瘤性发热；②药源性发热；③医源性发热；④肿瘤合并感染引起的发热。

16. 使用抗癌药物的注意点有哪些?

①使用前了解患者的血常规、肝肾功能、有无肠道疾病等；②配制药液时应核对药名、剂量正确无误，注意检查有效期。配制后须在短时间内使用，不可久置；③静脉给药：穿刺时应有计划地从末梢静脉开始，以防近端静脉因药物刺激而过早闭塞。注射完毕，宜先缓慢抬高肢体，再拔针，棉球轻压穿刺点片刻，以防药液外渗。

参 考 文 献

[1]　胡雁，陆箴琦. 实用肿瘤护理. 上海：上海科学技术出版社，2013.
[2]　石远凯，孙燕. 临床肿瘤内科手册. 第 6 版. 北京：人民卫生出版社，2017.
[3]　姜桂春，刘永煜. 疼痛临床护理 360 问. 沈阳：辽宁科学技术出版社，2013.

第 10 章
消化科 59 问

1. 肝硬化的定义、病因、早期症状、肝硬化失代偿期、治疗措施、并发症是什么?

（1）定义：肝硬化是一种由不同病因引起的慢性进行性弥漫性肝病。

（2）病因：引起肝硬化的病因很多，其中主要是病毒性肝炎所致，如乙型肝炎、丙型肝炎等。同时还有酒精、营养障碍、胆汁淤积、药物或化学毒物、遗传和代谢性疾病等方面的因素长期损害所致。

（3）早期症状：早期一般只是有容易疲乏、食欲缺乏、腹部不适、肝区疼痛等。

（4）肝硬化失代偿期：就是肝硬化晚期的症状表现，一般指肝硬化发展到一定程度，超出肝功能的代偿能力，临床有明显的病理变化。主要表现为肝功能损害，有门静脉高压，脾大，腹水、肝性脑病或上消化道出血等。

（5）治疗措施：积极抗病毒同时监测病情变化，合理饮食及营养，改善肝功能，抗肝纤维化治疗，积极防治并发症。

（6）并发症：上消化道出血、感染、肝性脑病、原发性肝癌、肝肾综合征、电解质和酸碱平衡紊乱、肝肺综合征、门静脉血栓形成。

☆ ☆ ☆ ☆

2. 肝硬化腹水形成的原因、引流腹水的护理、用药指导分别是什么?

（1）腹水形成的原因：①门静脉压力增高；②血浆胶体渗透压降低；③肝淋巴液生成过多；④有效循环血容量不足。

（2）腹腔穿刺引流腹水的护理：术前说明注意事项，测量体重、腹围、生命体征，排空膀胱以免误伤；术中及术后监测生命体征，观察有无不适反应；术毕用无菌敷料覆盖穿刺部位，记录抽出腹水的量、性状和颜色。

（3）用药指导：使用利尿剂时应特别注意维持水、电解质和酸碱平衡。利尿速度不宜过快，每天体重减轻一般不超过 0.5kg，有下肢水肿者每天体重减轻不超过 1kg。

3. 蜘蛛痣好发部位是什么?

蜘蛛痣好发部位：通常出现于上腔静脉分布的区域，如手、面颈部、前胸部及肩部等处。

4. 肝硬化是否有传染性? 肝硬化患者活动与休息的指导、用药指导与病情观察是什么?

（1）传染性：引起肝硬化的原因是多样的，病毒性肝炎引起的肝硬化有传染性，单纯的酒精肝、脂肪肝引起的肝硬化是没有传染性的。病毒性肝硬化属于血液传播，因此在和由病毒性肝炎引起的肝硬化患者握手、交谈、吃饭、拥抱等都是不会导致感染的。

（2）活动与休息：肝硬化代偿期患者无明显的精神、体力减退，可参加轻松工作，避免过度劳累。失代偿期患者以卧床休息为主，但过多的卧床易引起消化不良、情绪不佳，故应视病情许可适量活动，活动量以不加重疲劳感和其他症状为度。患者的精神、体力状况随病情进展而减退，疲倦乏力、精神不振逐渐加重，严重时衰弱而卧床不起。指导患者保持充足的睡眠，生活起居有规律。

☆ ☆ ☆ ☆

（3）用药与病情观察：按医师处方用药，加用药需征得医师同意，以免服药不当而加重肝脏负担和肝功能损害。护士应向患者详细介绍所用药物的名称、剂量、给药时间和方法，教会其观察药物疗效和不良反应，例如服用利尿剂者，应记录尿量，如出现软弱无力、心悸等症状时，提示低钠、低钾血症，应及时就医，定期去医院随诊。

5. 甲胎蛋白（AFP）诊断肝细胞癌的标准是什么？

① AFP 大于 400μg/L，持续 4 周以上；② AFP 由低浓度逐渐升高不降；③ AFP 在 200μg/L 以上的中等水平持续 8 周以上。

6. 肝硬化患者多久复查一次？应该复查哪些项目？肝硬化腹水患者应取什么卧位？

（1）复查时间：随访密度起初为 1～2 个月 1 次，病情稳定后为 3～6 个月 1 次。

（2）复查项目：肝功能、乙型肝炎 DNA 定量、凝血功能、血常规、甲胎蛋白、彩超检查。

（3）卧位：轻度腹水可平卧位；大量腹水应取半卧位，鼓励患者勤翻身，拍背，保持皮肤清洁干燥。

7. 肝硬化引起上消化道出血的主要原因是什么？患者呕血该如何处理？

（1）上消化道出血的原因：由于肝硬化所致门静脉高压综合征，继发性引起胃底静脉充血曲张。此处非常容易导致大出血。

（2）呕血的处理：一旦发生呕血，患者应去枕平卧，头偏向一侧，呕出的血液要尽量吐干净，不要咽下，保持呼吸道畅通，避免血液和呕吐物呛入气管引起患者窒息。同时患者和家属保持镇静也很重要，不要给患者喝水及吃任何东西，家属要做的是尽快打电话与急救中心联系，及早送到附近有条件的医院进行抢救。

8. 肝硬化患者吃什么好？每日摄入多少盐量？含钠高的食物有哪些？

（1）饮食：肝硬化患者易致维生素缺乏因此平时要多吃一些富含维生素的新鲜蔬菜及水果。①推荐蔬菜：菠菜、西红柿、芹菜、冬瓜、黄瓜等；②推荐水果：梨、橘子、苹果、香蕉等。

（2）每日摄入盐量：有腹水者应限制钠的摄入，每日控制食盐在 1.5 ～ 2.5g，约普通勺子的 1/4。

（3）含钠高的食物：咸肉、酱菜、酱油、罐头、含钠的味精等。

9. 非酒精性脂肪肝的定义、发病年龄段、易感因素及临床表现分别是什么？血清学检查什么？饮食上注意什么？运动及时间是什么？定期监测时间及内容是什么？

（1）定义：指排除酒精和其他明确的致病因素所致，以弥漫性肝细胞大泡性脂肪变性为主要特征的临床病理综合征。包括单纯性脂肪性肝病以及由其演变的脂肪性肝炎和肝硬化。

（2）发病年龄：男女患病率基本相同，以 40 ～ 50 岁最多见。

（3）易感因素：肥胖、2 型糖尿病、高脂血症。

（4）临床表现：常无症状。少数患者可有乏力、右上腹轻度不适、肝区隐痛或上腹胀痛等非特异性症状。严重者可有食欲缺乏、恶心呕吐等。严重脂肪性肝炎可出现黄疸，部分患者可有肝脏肿大。

（5）血清学检查：血清转氨酶和 γ - 谷氨转肽酶水平正常或轻、中度升高。以丙氨酸氨基转移酶（ALT）升高为主。

（6）饮食注意事项：避免高脂肪食物如动物内脏，甜食，尽量食用含有不饱和脂肪酸的油脂。多吃青菜、水果和富含纤维素的食物，以及瘦肉、鱼肉、豆制品等，不吃零食，睡前不加餐。避免辛辣刺激性食物。

（7）运动及时间：合理安排工作，劳逸结合，选择合适的

☆ ☆ ☆ ☆

锻炼方式，避免过度劳累。不宜在饭后立即进行运动，避开凌晨和深夜运动。合并糖尿病者应于饭后 1h 进行锻炼。以自身耐力为基础，循序渐进，保持安全心率（中等强度体力活动时心率为 100 ～ 120 次 / 分）及持之以恒的个体化方案。游泳、慢跑、快速步行、睡前进行床上伸展、抬腿运动，每天 1 ～ 2h。

（8）监测时间及内容：每 6 个月监测体重指数、腹围、血压、肝功能、血脂和血糖，每年做包括肝脏、胆囊和脾脏在内的上腹部 B 超检查。

10. 脂肪性肝病的饮食护理及健康教育指导是什么？

（1）饮食护理：低脂、清淡、富有营养、易消化为原则，少食多餐，禁忌生冷、辛辣刺激性食物。

（2）健康指导：选取宣传饮酒危害的教育片或书刊，帮助患者认识大量饮酒对于身体健康的危害，协助患者建立戒酒的信心，培养健康的生活习惯，积极戒酒和配合治疗。

11. 原发性肝癌的定义、病因、症状、体征、并发症有哪些？

（1）定义：指肝细胞或肝内胆管细胞发生的癌。

（2）病因：①病毒性肝炎；②肝硬化；③食物和饮水；④其他因素。

（3）症状：①肝区疼痛。50% 以上患者有肝区疼痛，多呈持续性钝痛或胀痛。②消化道症状：常有食欲缺乏、消化不良、恶心、呕吐。③全身症状。有乏力、进行性消瘦、发热、营养不良，晚期患者可呈恶病质等。④转移灶症状。肝癌转移可引起相应的症状，如转移至肺可引起咳嗽和咯血，胸膜转移可引起胸痛和血性胸腔积液。

（4）体征：①肝大；②黄疸；③肝硬化征象。

（5）并发症：①肝性脑病；②上消化道出血；③肝癌结节破裂出血；④继发感染。

☆ ☆ ☆ ☆

12. 原发性肝癌按体型分型、首发症状，根治方法、普查常用的检测指标分别是什么？

（1）分型：①块状型；②结节型；③弥漫型；④小癌型。

（2）首发症状：肝区疼痛。

（3）根治方法：手术切除。

（4）常用检测指标：甲胎蛋白（AFP）。

13. 我国诱发原发性肝癌最主要的疾病是什么？

乙型肝炎是转变为原发性肝癌最主要的疾病，肝炎导致的肝硬化也容易发展为原发性肝癌。

14. 原发性肝癌的疼痛、全身症状，肝大、征象的特点、好发年龄、肝性脑病的临床表现分别是什么？

（1）原发性肝癌的疼痛：多呈持续性钝痛或胀痛，若肿瘤侵犯横膈，疼痛可放射至右肩。当肝表面癌结节有包膜下出血或向腹腔破溃，可表现为腹痛突然加剧，急腹症的表现。

（2）全身症状：乏力、进行性消瘦、发热、营养不良、晚期患者可呈恶病质等。

（3）肝大特点：肝呈进行性肿大，质地坚硬，常有不同程度的压痛。

（4）征象特点：肝癌伴肝硬化门静脉高压者可有脾大、静脉侧支循环形成及腹水等表现。

（5）好发年龄：可发生于任何年龄，以 40 ～ 49 岁为最多。

（6）肝性脑病的临床表现：意识障碍，行为失常和昏迷。

15. 机体清除氨的主要途径是什么？

正常人胃肠道每天产氨约 4g，并主要以非离子型氨（NH_3）在结肠部位弥散进入肠黏膜。游离的 NH_3 有毒性，能透过血脑屏障；NH_4^+ 则相对无毒，不能透过血脑屏障，两者受 pH 梯度改变的影响而相互转化。①当结肠内 pH>6 时，NH_3 大量弥散入血；pH < 6 时，则以 NH_4^+ 形式从血液转至肠腔，随粪便排除。②合成尿素，绝大部分来自肠道的氨在肝中经鸟氨酸代谢环转变为尿素经肾脏排除。③在肝脑肾等组织消耗氨合成谷氨酸和谷氨酰胺。④血氨过高时，可从肺部呼出少量。

16. 昏迷前期、昏睡期的临床表现分别是什么？

（1）昏迷前期：嗜睡，行为异常，言语不清，书写障碍及定向力障碍，有腱反射亢进，肌张力增高，踝阵挛及 Babinski 征阳性等神经体征，此期扑翼样震颤存在，脑电图有特异性异常。

（2）昏睡期：昏睡但是可以唤醒，醒时可以应答，但常有神志不清和幻觉，各种神经体征持续存在或加重，肌张力增高，四肢被动运动常有抵抗力，锥体束征阳性。扑翼样震颤仍可引出，脑电图明显异常。

17. 肝性脑病的定义、临床表现分期、诱因、治疗要点分别是什么？

（1）定义：指严重肝病引起的，以代谢紊乱为基础的中枢神经系统功能失调的综合征。

（2）分期：前驱期，昏迷前期，昏睡期，昏迷期。

（3）诱因：上消化道出血、高蛋白饮食、大量的排钾利尿和放腹水。

（4）治疗要点：去除肝性脑病发作的诱因，保护肝功能免受进一步损伤，治疗氨中毒及调节神经递质。

18. 肝性脑病营养失调与什么有关？蛋白质摄入的原则是什么？

（1）营养失调原因：肝功能减弱、消化吸收障碍、限制蛋白摄入有关。

☆ ☆ ☆ ☆

（2）蛋白摄入原则：急性期首日禁蛋白饮食，给予葡萄糖保证供应能力，昏迷者可鼻饲饮食。

19. 发生肝性脑病时，如何去除和避免诱发因素？如何护理肝性脑病昏迷患者？

（1）去除和避免诱发因素：①避免快速利尿和大量放腹水；②清除胃肠道内积血，减少氨的吸收；③避免应用催眠镇静药和麻醉药等；④防止和控制感染；⑤保持排便通畅，防止便秘。

（2）昏迷患者的护理：①患者取仰卧位，头略偏向一侧以防舌后坠阻塞呼吸道；②保持呼吸道通畅，做好基础护理，防止压疮，尿潴留的患者给予留置导尿，给患者做肢体被动运动，防止血栓。

20. 上消化道出血的定义、特征性表现？血红蛋白低于多少克应该输血？

（1）定义：屈氏韧带以上的消化道，包括食管、胃、十二指肠和胰、胆囊病变引起的出血。

（2）特征性表现：患者出现呕血与黑粪。

（3）患者血红蛋白 < 70g/L 应给予输血。

21. 上消化道出血的患者体温情况如何？化验指标有哪些？病因诊断的首选检查方法是什么？

（1）体温：患者大量出血后体温升高，多数患者在 24h 内出现发热，一般不超过 38.5℃，可持续 3 ～ 5d。

（2）化验指标：实验室检查测定红细胞、白细胞和血小板计数、血红蛋白浓度、血细胞比容、肝肾功能、大便隐血试验。

（3）内镜检查是上消化道出血病因诊断的首选检查方法。

22. 上消化道出血的治疗要点及护理措施有哪些？

（1）治疗要点：上消化道大量出血为临床急症，应采取积极

☆ ☆ ☆ ☆

措施进行抢救：迅速补充血容量，纠正水、电解质失衡，预防和治疗失血性休克，给予止血治疗，同时积极进行病因诊断和治疗。

（2）护理措施

1）体位：大出血时患者取平卧位并将下肢略抬高，以保证脑部供血。呕吐时头偏向一侧，防止窒息或误吸。

2）饮食护理：急性大出血伴恶心、呕吐者应禁食。少量出血无呕吐者，可进温凉、清淡流质，出血停止后改为营养丰富、易消化、无刺激性半流质、软食，少量多餐，逐步过渡到正常饮食。

3）监测指标：①生命体征，有无心率加快、心律失常、脉搏细弱、血压降低、脉压变小、呼吸困难、体温不升或发热，必要时进行心电监护；②精神和意识状态：有无精神疲倦、烦躁不安、嗜睡、表情淡漠、意识不清甚至昏迷；③观察皮肤和甲床色泽，肢体温暖或是湿冷，周围静脉特别是颈静脉充盈情况；④准确记录出入量，疑有休克时留置导尿管，测每小时尿量，应保持尿量 > 30ml/h；⑤观察呕吐物和粪便的性状、颜色及量；⑥定期复查红细胞计数、血细胞比容、血红蛋白、网织红细胞计数、血尿素氮、大便隐血，以了解贫血程度、出血是否停止；⑦监测血清电解质和血气分析的变化。

4）出血量：详细询问呕血和（或）黑便的发生时间、次数、量及性状，以便估计出血量和速度：①大便隐血试验阳性提示每天出血量 > 5 ～ 10ml；②出现黑便表明出血量在 50 ～ 100ml 或以上，1 次出血后黑便持续时间取决于患者排便次数，如每天排便 1 次，粪便色泽约在 3d 后恢复正常；③胃内出血量达 250 ～ 300ml 时可引起呕血；④ 1 次出血量在 400ml 以下时，可因组织液与脾贮血而补充血容量，不易出现全身症状；⑤出血量超过 400 ～ 500ml，可出现头晕、心悸、乏力等症状；⑥出血量超过 1000ml，临床即出现急性周围循环衰竭的表现，严重者引起失血性休克。

23. 如何判断上消化道再次出血？

①反复呕血，甚至呕吐物由咖啡色转为鲜红色；②黑粪次数增多且粪质稀薄，色泽转为暗红色，伴肠鸣音亢进；③周围循环衰竭的表现经补液、输血而未改善，或好转后又恶化，血压波动，中心静脉压不稳定；④红细胞计数、血细胞比容、血红蛋白测定不断下降，网织红细胞计数持续增高；⑤在补液足够、尿量正常的情况下，血尿素氮持续或再次增高；⑥门静脉高压的患者原有脾大，在出血后常暂时缩小，如不见脾恢复肿大亦提示出血未止。

24. 使用三腔两囊管期间，多长时间放松牵引？出血停止后观察多少小时无出血可拔管？

（1）放松牵引时间：气囊充气加压 12 ~ 24h 应放松牵引，放气 15 ~ 30min，如出血未止，再注气加压，以免食管胃底黏膜受压时间过长而发生糜烂、坏死。

（2）拔管指征：保留管道继续观察 24h。

25. 如何进行体液不足失水征象监测？

①生命体征：定时测量和记录生命体征直至稳定。血容量不足时可出现心率加快、呼吸急促、血压降低，特别是直立性低血压。持续性呕吐致大量胃液丢失而发生代谢性酸中毒时，患者呼吸变浅慢。②准确测量和记录每天的出入量、尿比重、体重。③观察患者有无失水征象，依据失水程度不同，患者可出现软弱无力、口渴、皮肤黏膜干燥和弹性减低，尿量减少、尿比重增高，并可有烦躁、神志不清以致昏迷等表现。④动态观察实验室检查结果，例如血清电解质、酸碱平衡状态。

26. 急性胰腺炎最常见的病因、症状是什么？好发人群如何？

（1）病因：多见于胆道疾病，其中以胆石症最为常见。

☆ ☆ ☆ ☆

（2）症状：①腹痛；②恶心、呕吐；③发热；④水、电解质及酸碱平衡紊乱；⑤休克：常见于出血坏死型胰腺炎。

（3）好发人群：任何年龄，青壮年居多。

27. 如何进行腹痛的监测？为什么不可使用吗啡镇痛？

（1）腹痛的监测：观察记录腹痛的部位、性质、程度，发作时间、频率、持续时间。

（2）不可使用吗啡的原因：因为吗啡可引起奥迪括约肌痉挛，加重疼痛。

28. 急性胰腺炎血清淀粉酶，尿淀粉酶，血清脂肪酶开始上升的时间是什么？

（1）血清淀粉酶：6～12h。

（2）尿淀粉酶：12～14h。

（3）血清脂肪酶：24～72h。

29. 急性胰腺炎禁食及胃肠减压目的是什么？肠鸣音有何变化？

（1）禁食及胃肠减压目的：减少胃酸分泌，继而减少胰液分泌，以减轻腹痛和腹胀。

（2）肠鸣音变化：肠鸣音减弱或消失。

30. 急性胰腺炎疼痛的特点是什么？缓解疼痛的体位方式是什么？可用哪种镇痛药？

（1）疼痛的特点：疼痛剧烈而持续，呈钝痛，钻痛，绞痛或刀割样痛。

（2）缓解疼痛的体位：弯腰抱膝位。

（3）镇痛药：哌替啶，阿托品。

☆ ☆ ☆ ☆

31. 急性胰腺炎诊断要点、治疗原则、生活指导、发热程度及持续时间分别是什么？

（1）诊断要点：有胆道疾病、酗酒、暴饮暴食等病史，突发剧烈而持续的上腹部疼痛，伴恶心、呕吐、发热及上腹部压痛、血尿淀粉酶显著升高，排除其他急腹症，即可诊断。

（2）治疗原则：减轻腹痛，减少胰液分泌，防治并发症。

（3）生活指导：急性胰腺炎在急性期应该禁食、水，恢复期应规律进食、避免暴饮暴食、戒烟酒、避免高脂肪、高蛋白食物。

（4）发热程度：发热 38℃ 以上，持续发热时间 3 ～ 5d。

32. 急性胰腺炎患者为什么要绝对卧床休息？引起胆源性胰腺炎的因素？

（1）绝对卧床休息：降低基础代谢率，增加脏器血流量，促进组织修复和体力恢复。

（2）胆源性胰腺炎的因素：胆石症、胆道感染、胆道蛔虫。

33. 急性胰腺炎患者每日的基础补液量为多少？目的是什么？怎样防治低血容量性休克？

（1）基础补液量：每日补液 3000ml。

（2）目的：补充血容量，维持水、电解质及酸碱平衡。

（3）防治低血容量性休克：①注意患者血压、神志及尿量的变化；②注意保暖；③建立静脉通路，补充血容量。

34. 胃炎的定义、分类是什么？不可以服用的药物有哪些？

（1）定义：胃炎是指由各种因素引起的胃黏膜炎症，是最常见的消化道疾病之一。

（2）分类：胃炎分为急性胃炎和慢性胃炎。

（3）不可服用的药物：禁用或慎用阿司匹林、吲哚美辛等对

☆ ☆ ☆ ☆

胃黏膜有刺激性的药物。

35. 急性胃炎的临床表现、分类是什么?

（1）临床表现：临床上急性发病，常表现为上腹部不适或隐痛，严重的有上消化道出血，出现呕血或血便的症状。

（2）分类：①幽门螺杆菌感染引起的急性胃炎；②其他病原体感染引起的急性胃炎；③急性糜烂性出血性胃炎。

36. 慢性胃炎的分类如何?

我国主要分 3 类：浅表性胃炎、萎缩性胃炎、特殊性胃炎。

37. 食管反流定义、病因、发病机制、临床表现分别是什么?

（1）定义：指胃、十二指肠内容物反流入食管引起胃灼热等症状。

（2）病因：有多种因素造成的消化道动力障碍性疾病。

（3）发病机制：是抗反流防御机制减弱和反流物对食管黏膜攻击作用的结果。

（4）临床表现

1）食管症状：①典型症状：烧灼感和食管反流是本病最常见、最典型症状。②非典型症状：主要有胸痛、吞咽困难。

2）食管外症状：由反流物刺激或损伤食管以外的组织或器官引起，如咽喉炎、慢性咳嗽和哮喘。

3）并发症：主要有上消化道出血、食管狭窄、巴雷特（Barrett）食管。

38. 食管反流诊断方法、治疗目的、治疗要点、药物治疗作用、适应证分别是什么?

（1）诊疗方法：最准确的诊疗方法是行消化道内镜检查。

（2）治疗目的：控制症状、治愈食管炎、减少复发和防治并发症。

（3）治疗要点：①一般治疗；②药物治疗；③抗反流手术治疗；④并发症治疗。

（4）药物治疗作用及适应证

1）促胃肠动力药：如多潘立酮、莫沙必利、依托必利等，这类药物可能通过增加 LES 压力，改善食管蠕动功能、促进胃排空。适用于轻症患者或作为抗酸药的辅助治疗药物。

2）抗酸药：① H_2 受体拮抗药：如西咪替丁、雷尼替丁、法莫替丁等。能减少胃酸分泌，适用于轻、中症患者。②质子泵抑制剂：如奥美拉唑、兰索拉唑、泮托拉唑。药物抑酸作用强，适用于症状重、有严重食管炎者。

3）抗酸药：如氢氧化铝、铝碳酸镁及其复方制剂。仅用于症状轻、间歇发作患者临床缓解症状。

39. 质子泵抑制剂分类、适应证分别是什么？

（1）分类：奥美拉唑、兰索拉唑、泮托拉唑。

（2）适应证：药物抑酸作用强，适用于症状重、有严重食管炎者。

40. 食管反流的护理诊断、护理措施、饮食注意事项、体位、高峰发病年龄、减轻疼痛的方法、应避免的诱发因素分别是什么？

（1）护理诊断：①疼痛；②吞咽困难；③焦虑。

（2）护理措施：注意观察患者疼痛的部位、性质、程度、持续时间及伴随症状、避免诱发因素、指导患者减轻疼痛。

（3）饮食注意事项：避免睡前 2h 进食，白天进餐后也不宜立即卧床。进易消化饮食，少食多餐，戒烟戒酒。

（4）睡眠体位：睡眠时将床头抬高 15～20cm，目的是以改善平卧位食管的排空功能。

☆ ☆ ☆ ☆

（5）高峰发病年龄：40 ～ 60 岁，男女发病无差异。

（6）减轻疼痛的方法：①保持环境安静舒适，减少对患者的不良刺激和心理压力；②疼痛时尽量深呼吸，以腹式呼吸为主，减轻胸部压力刺激；③取舒适卧位；④保持情绪稳定，焦虑的情绪易引起疼痛加重；⑤教会患者放松和转移注意力的技巧，如做深呼吸、听音乐、看小说等，有利于缓解疼痛。

（7）避免诱发因素：避免饭后剧烈运动。

41. 消化性溃疡的种类、病因、临床表现、并发症、治疗要点、治疗药物、腹痛特点分别有哪些？确诊的首选检查方法是什么？

（1）种类：①胃溃疡；②十二指肠溃疡。

（2）病因：①幽门螺杆菌感染；②非甾体抗炎药；③胃酸和胃蛋白酶；④其他因素：吸烟、遗传、胃十二指肠运动异常、应激反应。

（3）临床表现：①腹痛；②消化不良症状，如反酸、嗳气，恶心、呕吐；③自主神经功能失调：如失眠、多汗、脉缓。

（4）并发症：①出血；②穿孔；③幽门梗阻；④癌变。

（5）治疗要点：①降低胃酸分泌；②保护胃黏膜；③根除幽门螺杆菌；④手术治疗。

（6）治疗药物：①抗酸药，如氢氧化铝；② H_2 受体拮抗剂，如西咪替丁；③质子泵抑制剂，如奥美拉唑；④其他药物，如硫糖铝、枸橼酸铋钾等。

（7）腹痛特点：上腹痛是本病的主要症状，可为钝痛、灼痛、胀痛甚至剧痛，或呈饥饿样不适感，疼痛部位多位于上腹中部、偏右或偏左。胃溃疡多在餐后 1h 内出现，经 1 ～ 2h 后慢慢缓解，至下餐进食后再次出现疼痛，午夜痛也可出现，表现为空腹痛即餐后 2 ～ 4h 或午夜痛，进食或服用抗酸药可缓解。

（8）首选检查：①胃镜；②胃黏膜活组织检查。

42. 十二指肠溃疡、胃溃疡的好发部位是哪里？胃、十二指肠溃疡合并出血的好发部位是哪里？

（1）十二指肠溃疡好发部位：十二指肠球部。

（2）胃溃疡好发部位：胃角、胃窦、胃体小弯处。

（3）合并出血好发部位：胃小弯或十二指肠前壁。

43. 消化性溃疡的发病机制中，所谓损伤因素主要是指什么？最突出的临床症状是什么？

（1）损伤因素：胃酸、胃蛋白酶原的消化作用。

（2）临床症状：上腹痛是临床突出症状。

44. 消化性溃疡疼痛的周期性是什么？家族聚集现象发生原因是什么？

（1）周期：初秋至次年早春。

（2）原因：消化性溃疡的家族聚集现象与幽门螺杆菌传染性有关。

45. 溃疡病穿孔后，最早出现的体征是什么？最有价值的体征是什么？

（1）最早出现的体征：全腹强直，板状腹。

（2）最有价值的体征：肝浊音界消失。

46. 治疗十二指肠溃疡最重要的方法是什么？

治疗十二指肠溃疡最重要的方法是抑制胃酸分泌。

47. 诊断消化性溃疡并发幽门梗阻最有价值的临床表现是什么？

呕吐物内含大量隔夜宿食。

☆ ☆ ☆ ☆

48. 幽门螺杆菌根治后复查的首选方法是什么?

复查方法是 C13 或 C14 呼气试验。

49. 治疗消化性溃疡疗效最好的抑酸药是什么? 如何饮食指导?

(1) 抑酸药物:奥美拉唑。

(2) 饮食指导:指导患者有规律的定时进食,以维持正常消化活动的节律。在溃疡活动期间,以少食多餐为宜,每天进食 4 ~ 5 次,避免餐间零食和睡前进食,使胃酸分泌有规律,一旦症状得到控制,应尽快恢复正常饮食规律,饮食不宜过饱。

50. 常用的抗酸药物有哪些? 有哪些注意事项?

(1) 抗酸药物:H_2 受体拮抗剂和质子泵抑制剂。

(2) 注意事项:①抗酸药。应在饭后 1h 和睡前服用。② H_2 受体拮抗剂。应在餐中或餐后即刻服用,也可把一天的剂量在睡前服用。③质子泵抑制剂。奥美拉唑可引起头晕,特别是用药初期,应嘱患者避免开车或做其他必须高度集中注意力的工作。

51. 胃癌好发部位、扩散方式分别是什么? 目前最可靠的诊断胃癌的手段是什么?

(1) 好发部位:胃窦部,胃小弯及胃前后壁。

(2) 扩散方式:直接蔓延、淋巴转移、血行播散、种植转移。

(3) 诊断手段:消化内镜检查。

52. 什么是目前唯一有可能根治胃癌的方法? 早期胃癌一般首选什么手术方法?

(1) 根治胃癌方法:手术治疗。

(2) 首选手术方法:胃部分切除术。

☆ ☆ ☆ ☆

53. 胃癌患者粪便隐血试验是什么？血常规检查多数患者有什么表现？

粪便隐血试验表现：持续阳性。

血常规检查表现：持续性贫血。多数患者有缺铁性贫血，系长期失血所致。血红蛋白和红细胞低于正常值。

54. 如果患者发生黑便或呕血常见于什么型胃癌？

常见于溃疡型胃癌。

55. 早期胃癌 X 线钡剂检查可表现为什么？

局限性表浅的充盈缺损或呈边缘锯齿状不规则的龛影。

56. 肠结核的定义、好发部位、肠结核和结核性腹膜炎病菌感染种类、途径分别是什么？

（1）定义：肠结核是结核分枝杆菌引起的肠道慢性特异性感染。

（2）好发部位：好发于回盲部。

（3）病菌感染种类：均由结核分枝杆菌感染所致。

（4）感染途径：结核性腹膜炎多为直接蔓延，肠结核多为经口感染。

57. 结核性腹膜炎概述、并发症、治疗要点、病理分型、腹部指征、感染途径、临床表现分别是什么？

（1）概述：结核性腹膜炎是由结核分枝杆菌引起的弥漫性感染，本病以中青年多见。

（2）并发症：①肠梗阻瘘管形成；②肠出血；③结核性腹膜炎；④肠穿孔。

（3）治疗要点：①抗结核化学药物治疗；②对症治疗；③手

☆ ☆ ☆ ☆

术治疗。

（4）病理分型：①溃疡型肠结核；②增生型肠结核；③混合型肠结核。

（5）腹部指征：①腹部压痛与反跳痛；②腹壁柔韧感；③腹部包块；④腹水。

（6）感染途径：①经口感染（主要途径）；②血行播散；③直接蔓延（腹腔内结核灶）。

（7）临床表现：①腹痛；②排便异常；③腹部肿块；④全身症状常见结核毒血症，表现为发热和盗汗；⑤并发症：肠梗阻常见，多发于粘连型。

58. 结核性腹膜炎的分型、临床表现、腹痛的护理、用药护理、心理护理分别是什么？

（1）分型：①渗出型；②粘连型；③干酪型。

（2）临床表现：①全身症状；②腹痛；③腹泻、便秘；④腹胀；⑤腹水。

（3）腹痛护理：严密观察腹痛的性质、特点，分散其注意力，或采用热敷按摩等。对肠梗阻所致腹痛加重者，应行胃肠减压。

（4）用药护理：①抗结核化学药物：采取早期、适量、联合、规则、全程用药的原则；②给予解痉、镇痛药：如阿托品缓解腹痛，可出现口干现象，嘱患者多饮水，以解除不适。

（5）心理护理：只要早期、合理、足量应用抗结核药物，症状可以逐渐缓解或治愈，指导患者保持轻松愉快的心情，以缓解紧张焦虑。

59. 溃疡性结肠炎常见的并发症、治疗原则、饮食指导、好发部位分别是什么？

（1）并发症：①中毒性巨结肠；②大量出血；③直肠结肠癌变；④急性肠穿孔。

（2）治疗原则：①控制急性发作；②缓解病情；③减少复发；④防止并发症。

（3）饮食指导：指导患者食用软质、易消化、少纤维又富含营养、有足够热量的食物，以利于吸收，减轻对肠黏膜的刺激并提供足够的热量，以维持机体代谢的需要，避免食用冷饮、水果、多纤维的蔬菜及其他刺激性食物，忌食牛乳和乳制品。急性发作期患者进流质或半流质饮食，病情严重者应禁食，按医嘱给予静脉高营养治疗，以改善全身状况，应主要给患者提供良好的进食环境，避免不良刺激，以增进患者食欲。

（4）好发部位：回肠末端与邻近结肠。

参 考 文 献

尤黎明，吴瑛.内科护理学.第 6 版.北京：人民卫生出版社，2017.

第 11 章

肾内科 156 问

1. 腹膜透析的定义、原理、常见方式是什么?

（1）定义：腹膜透析是慢性肾衰竭患者最常用的替代性疗法之一，指利用腹膜的半透膜特性，将适量透析液引入腹腔并停留一段时间，通过腹膜毛细血管内血液及腹腔内透析液中的溶质浓度梯度和渗透梯度进行水和溶质交换，以清除血液内的代谢废物，纠正水、电解质及酸碱平衡紊乱。

（2）原理：弥散作用、超滤作用。

（3）常见方式：持续不卧床腹膜透析、间断性腹膜透析、持续循环腹膜透析、夜间间歇性腹膜透析和自动化腹膜透析等。

2. 腹膜透析液的成分、适应证、禁忌证、并发症、饮食要求、注意事项分别是什么?

（1）成分：主要由渗透剂、缓冲液、电解质 3 个部分组成。

（2）适应证：①急性肾损伤；②慢性肾衰竭；③急性药物或毒物中毒；④其他疾病：如严重的水、电解质及酸碱平衡紊乱，常规治疗难以纠正者；⑤有较好残余肾功能者更适合首选腹膜透析。

（3）禁忌证

1）绝对禁忌证：各种腹壁、腹膜及腹腔严重病变，导致腹膜透析管置入困难、腹膜的超滤和溶质转运功能降低。

2）相对禁忌证：①腹腔内有新鲜异物（如腹腔内血管假体术后早期）；②腹部手术 3d 内，腹腔置有外科引流管；③腹腔有局限性炎性病灶；④肠梗阻；⑤椎间盘疾病；⑥严重全身性血管病变致腹膜滤过功能降低；⑦晚期妊娠、腹内巨大肿瘤、巨大多囊肾；⑧严重肺功能不全；⑨硬化性腹膜炎；⑩不合作者或精神障碍者；⑪过度肥胖或严重营养不良、高分解代谢等。

（4）并发症：①透析液引流不畅；②腹膜炎；③导管出口处感染和隧道感染；④腹痛；⑤其他并发症：如腹膜透析超滤过多引起的脱水、低血压、营养不良。慢性并发症如肠粘连、腹膜后硬化等。

（5）饮食要求：患者蛋白质的摄入量为 $1.2 \sim 1.3g/$（kg·d），其中 50% 以上为优质蛋白；热量摄入为 35kal/（kg·d）；水的摄入应根据每天的出量而定，每天水分摄入量 =500ml+ 前一天尿量 + 前一天腹透超滤量，水肿者应严格限水。

（6）注意事项：①腹膜透析换液的场所应清洁、相对独立、光线充足，定期进行紫外线消毒；②分离和连接各种管路时要严格无菌操作；③掌握各种管路连接系统，如双联系统的应用；④透析液输入腹腔前要使用恒温箱加热至 37℃；⑤每天测量和记录体重、血压、尿量、饮水量，准确记录透析液每次进出腹腔的时间和液量，观察透出液的颜色、性状以及有无浑浊，定期送腹透，透出液做各种检查；⑥观察透析管皮肤出口处有无渗血、漏液、红肿；⑦保持导管和出口处清洁、干燥。

3. 腹膜透析时透析液引流不畅的表现、常见原因、处理方法是什么？

（1）引流不畅的表现：腹膜透析液流出总量减少、流入和（或）流出时不通畅。

（2）原因：有腹膜透析管移位、受压、扭曲、纤维蛋白堵塞、

☆☆☆☆

大网膜包裹等。

（3）处理方法：①行腹部 X 线片了解导管位置；②改变体位，增加活动（如下楼梯）；③排空膀胱及通便，必要时服用导泻药或灌肠，以促进肠蠕动并减轻腹胀；④腹膜透析管内注入尿激酶、肝素、生理盐水、透析液等，去除堵塞透析管的纤维素、血块等；⑤调整透析管的位置；⑥以上处理无效者可重新手术置管。

4. 腹膜炎的定义、临床表现、处理方法是什么？

（1）定义：腹膜炎是腹膜透析的主要并发症，多由于在腹膜透析操作时接触污染、胃肠道炎症、腹透管出口处或皮下隧道感染引起，常见病原体为革兰阳性球菌。

（2）临床表现：腹膜透析引流液变浑浊、腹痛、发热，腹部压痛、反跳痛等。

（3）处理方法：①密切观察透出液的颜色、性状、量、超滤量，及时留取透出液标本送常规检查和进行细菌、真菌培养，怀疑菌血症或脓毒血症时还应进行血培养；记录 24h 出入量。②用透析液连续腹腔冲洗直至透出液澄清。③腹膜透析液内加入抗生素及肝素，也可全身应用抗生素。④若抗生素治疗后感染仍无法控制，应考虑拔除透析管。

5. 腹膜透析导管出口处感染和隧道感染常见原因、临床表现及处理方法如何？

（1）原因：腹膜透析导管出口处未保持清洁、干燥；腹膜透析导管腹外段保护不当（反复、过度牵拉引起局部组织损伤、出口进水等）；换药时出口周围分泌物未彻底清除。

（2）临床表现：导管出口周围皮肤发红、肿胀、疼痛，甚至伴有脓性分泌物，沿隧道移行处有压痛。

（3）处理方法：①出口处皮肤局部使用抗生素软膏或清创处理，每天换药；②根据药敏试验使用敏感抗生素；③如继发腹膜炎、难治性皮下隧道感染、局部或全身用药 2 周后仍难以控制感染时考虑拔管。

6. 如何预防腹膜透析导管出口处感染和隧道感染？

严格遵照操作流程进行导管出口处护理可预防导管出口处和隧道感染。导管妥善固定避免牵拉；保持局部清洁干燥，洗澡时外口应使用贴膜等保护后采用淋浴，勿盆浴，沐浴后立即更换导管出口敷料。

7. 腹膜透析患者出现腹痛的常见原因有哪些？

①腹膜透析液的温度过高或过低、渗透压过高；②腹膜透析液流入或流出的速度过快；③继发腹膜炎；④手术置管位置过深。

8. 急性肾损伤的定义、主要表现是什么？

（1）定义：是由各种原因引起的短时间内肾脏功能急剧减退而出现的临床综合征。

（2）主要表现：主要表现为肾小球滤过率下降，同时伴有氮质产物潴留，水、电解质和酸碱平衡紊乱，重者出现多系统并发症。

9. 为何将急性肾衰竭改为急性肾损伤？

急性肾损伤概念的提出将关注的焦点由肾功能严重受损并需要肾脏替代治疗的阶段扩展至肾功能标志物轻微改变的早期阶段，体现了对疾病早期诊断及早期干预的重视。

10. 广义及狭义急性肾损伤类型是什么？

（1）广义的急性肾损伤：根据损伤最初发生的解剖部位可分为肾前性、肾性和肾后性三类。

（2）狭义的急性肾损伤：是指急性肾小管坏死（ATN），此为

☆ ☆ ☆ ☆

急性肾损伤最常见类型，占全部急性肾损伤的 75% ~ 80%。

11. 肾前性急性肾损伤及肾后性急性肾损伤的定义、病因是什么?

（1）肾前性急性肾损伤

1）定义：又称肾前性氮质血症，指各种原因引起肾血流灌注不足所致的肾小球滤过率降低的缺血性肾损伤。

2）病因：①血容量不足主要为各种原因导致的出血、液体丢失或细胞外液重新分布；②心排血量减少；③周围血管扩张，如使用降压药物、脓毒血症、过敏性休克等；④血管收缩及肾自身调节受损，如使用去甲肾上腺素、血管紧张素转化酶抑制药，非甾体抗炎药等。

（2）肾后性急性肾损伤

1）定义：肾后性急性肾损伤是由于急性尿路梗阻所致，梗阻可发生在从肾盂到尿道的尿路任何部位。

2）病因：常有结石、肿瘤、前列腺增生、肾乳头坏死堵塞、腹膜后肿瘤压迫等。

12. 肾性急性肾损伤的定义、常见类型是什么?

（1）定义：是指肾小管、肾间质、肾血管和肾小球疾病引起的实质性损伤。

（2）常见类型：以肾缺血或肾毒性物质引起的肾小管上皮细胞损伤，如急性肾小管坏死最常见。

13. 急性肾损伤发病机制是什么?

①肾血流动力学改变；②肾小管上皮细胞损伤；③炎症反应。

14. 急性肾损伤肾血流动力学改变机制是什么?

肾前性急性肾损伤时肾血流灌注不足，肾通过自我调节机制扩张入球小动脉并收缩出球小动脉，以维持肾小球滤过率（GFR）

和肾血流量。当血容量严重不足超过肾自我调节能力时可导致 GFR 降低。如果肾低灌注持续超过 6h 未得到纠正，肾内血流重新分布，可引起肾皮质缺血、髓质淤血缺氧，进而发展为急性肾小管坏死。

15. 急性肾损伤肾小管上皮细胞损伤机制是什么?

当肾小管上皮细胞因急性肾缺血或肾毒性物质损伤时，肾小管重吸收钠减少，肾小管 - 肾小球反馈增强，使入球小动脉和肾血管收缩，肾血管阻力增加引起 GFR 下降；肾小管上皮细胞脱落形成管型引起肾小管梗阻，梗阻近端肾小管内压力增高，进而使肾小球囊内压力升高，引起肾小球滤过停止，肾小管严重受损时导致肾小球滤过液反漏至肾间质引起肾间质水肿压迫肾单位，加重肾缺血。上述因素相互作用最终导致 GFR 进一步降低。

16. 急性肾损伤炎症反应机制是什么?

肾缺血及恢复血液灌注时可引起血管内皮细胞损伤、缺血再灌注损伤和炎症反应，导致白细胞浸润和肾小管上皮细胞释放多种炎症介质，引起肾实质进一步损伤。

17. 典型的缺血性急性肾损伤病理改变是什么?

典型的缺血性急性肾损伤光镜检查见肾小管上皮细片状和灶性坏死，从基膜上脱落，肾小管管腔管型堵塞。

18. 肾毒性急性肾损伤形态学变化最明显的部位是哪儿?

形态学变化最明显的部位在近端肾小管的曲部和直部。

19. 急性肾损伤典型临床病程和临床表现分别是什么? 全身表现有哪些?

(1) 典型临床病程可分为 3 期：起始期、维持期、恢复期。

（2）临床表现

1）起始期：指肾脏受到缺血或肾毒性物质打击，尚未发生明显的肾实质损伤的阶段。此阶段可持续数小时至几天，患者无明显症状。

2）维持期：又称少尿期。此期肾实质损伤已经发生。典型者持续 7～14d，也可短至几天或长至 4～6 周。GFR 维持在低水平，患者常出现少尿或无尿。

3）恢复期：为肾小管细胞再生、修复，直至肾小管完整性恢复，GFR 逐渐恢复至正常或接近正常范围的阶段。少尿型患者出现尿量进行性增加，每天尿量可达 3～5L，通常持续 1～3 周，继而逐渐恢复正常。尿量增加数天后血肌酐逐渐下降。与 GFR 比，肾小球上皮细胞对溶质和水重吸收功能的恢复相对延迟，常需 3～6 个月恢复正常。

（3）全身表现：①消化系统。食欲缺乏、恶心、呕吐、腹胀、呃逆、腹泻等，严重者可出现消化道出血。②呼吸系统。可出现呼吸困难、咳嗽等症状，主要与容量过多导致的急性肺水肿和感染有关。③循环系统。多因尿量减少、水钠潴留出现高血压、心力衰竭和急性肺水肿。④神经系统。可出现意识障碍、躁动、谵妄、抽搐、昏迷等尿毒症脑病症状。⑤血液系统。可出现出血倾向及轻度贫血，表现为皮肤、黏膜、牙龈出血、头晕、乏力等。⑥其他。感染是急性肾损伤常见且严重的并发症，也是主要的死亡原因。

20. 急性肾损伤诊断标准、治疗原则是什么？

（1）诊断标准：血清肌酐 48h 内升高≥ 26.5mmol/L，或 7d 内血清肌酐升高≥ 1.5 倍基础值，或尿量 < 0.5ml/（kg·h），持续时间≥ 6h。

（2）治疗原则：早期诊断，及时干预，以免肾脏进一步损伤，维持水、电解质和酸碱平衡，防治并发症及实施肾脏替代治疗。

☆ ☆ ☆ ☆

21. 急性肾损伤水、电解质和酸碱平衡紊乱的表现有哪些?

①水过多；②代谢性酸中毒；③高钾血症；④低钠血症；⑤其他：可有低钙、高磷、低氯血症等，但不如慢性肾衰竭时明显。

22. 为何高钾血症是急性肾小管坏死少尿期首位死因?

由于少尿期肾排钾减少、感染、高分解状态、代谢性酸中毒引起高钾血症。高钾血症时，患者可出现恶心、呕吐、四肢麻木、烦躁、胸闷等症状，并可发生房室传导阻滞，室性心动过缓等心律失常，严重时出现心室颤动或心搏骤停。

23. 急性肾损伤恢复期每日尿量及持续时间是什么? 如何计算补液量?

（1）尿量每天 3 ～ 5L，持续 1 ～ 3 周。

（2）每天大致的进液量可按前一天尿量加 500ml 计算。

24. 急性肾损伤患者易出现最严重的并发症是什么? 最有效的治疗方法是什么?

急性肾损伤患者易出现最严重的并发症是高钾血症。最有效的治疗方法是血液透析。

25. 透析前如何紧急处理高钾血症?

（1）10% 葡萄糖酸钙 10 ～ 20ml 稀释后缓慢静脉注射，不少于 5min，以拮抗钾离子对心肌的毒性作用。

（2）5% 碳酸氢钠 100 ～ 200ml 静脉滴注，以纠正酸中毒并促使钾离子向细胞内转移。

（3）50% 葡萄糖注射液 50 ～ 100ml 加普通胰岛素 6 ～ 12U 缓慢静脉滴注，以促进糖原合成，使钾离子向细胞内转移。

☆ ☆ ☆ ☆

26. 如何预防急性肾损伤?

老年人、糖尿病、原有慢性肾脏病史及危重患者,应注意避免肾毒性药物、造影剂、肾血管收缩药物的应用,及时维持血流动力学稳定以避免肾脏低灌注。高危患者如必须造影检查需给予水化疗法。加强劳动防护,避免接触重金属、工业毒物等。误服或误食毒物时,应立即进行洗胃或导泻,并采用有效解毒剂。

27. 慢性肾衰竭定义、分期及根据是什么? 发生机制及治疗原则是什么?

(1) 慢性肾衰竭定义:简称慢性肾衰,指各种原发性或继发性慢性肾脏病进行性进展引起肾小球滤过率(GFR)下降和肾功能损害,出现以代谢产物潴留,水、电解质和酸碱平衡紊乱及全身各系统症状为主要表现的临床综合征。

(2) 分期及依据:慢性肾脏病根据 GFR 的下降程度分为 1~5 期。

1 期:GFR ≥ 90ml/ (min · 1.73m^2)。

2 期:GFR60 ~ 89ml/ (min · 1.73m^2)。

3 期:GFR30 ~ 59ml/ (min · 1.73m^2)。

4 期:GFR15 ~ 29ml/ (min · 1.73m^2)。

5 期:GFR ≤ 15ml/ (min · 1.73m^2)。

(3) 发生机制:①肾小球高滤过。各种病因引起肾单位被破坏,导致残余单个肾单位的肾小球滤过率增高(高滤过)、血浆流量增高(高灌注)和毛细血管跨膜压增高(高压力),这种高血流动力学状态使细胞外基质增加和系膜细胞增殖,加重肾小球进行性损伤,导致肾小球硬化和残余肾单位进一步减少。②肾小管高代谢。残余肾单位的肾小管的高代谢状态,可致氧自由基加重细胞萎缩、间质纤维化和肾单位进行性损坏。③其他。细胞因子、生长因子和血管活性物质(如血管紧张素Ⅱ)、细胞外基质降解不足、细胞凋亡等也参与了肾小球硬化和间质纤维化过程。

　　（4）治疗原则：早期治疗原发疾病和加重因素，根据慢性肾脏病（CKD）分期所处的不同阶段采取不同的防治策略，以延缓肾功能减退，减少并发症，提高患者生活质量。

28. 慢性肾衰竭患者一般最早出现什么症状？常见的死亡原因是什么？

　　（1）最早症状：食欲缺乏是消化系统最常见和最早期表现，表现为恶心、呕吐、腹胀、腹泻，晚期患者呼出气体中有尿味，口腔炎、口腔黏膜溃疡、胃或十二指肠溃疡以及上消化道出血也较常见。

　　（2）常见死亡原因：心力衰竭是慢性肾衰竭常见死亡原因之一。其发生大多与水、钠潴留，高血压有关。常表现为心悸、气促、端坐呼吸、严重者发生急性肺水肿。

29. 慢性肾衰竭患者为什么会发生高血压？为什么会发生贫血？

　　（1）高血压的原因：由水、钠潴留引起，也与肾素 - 血管紧张素 - 醛固酮系统和交感神经系统激活、血管舒张因子分泌减少有关，高血压可引起动脉硬化、左心室肥厚、心力衰竭并加重肾损害。

　　（2）贫血的原因：慢性肾衰竭时，由于肾脏促红细胞生成素（EPO）生成减少导致的贫血，称为肾性贫血。多数患者均有轻至中度贫血，且多为正细胞正色素性贫血。铁缺乏、叶酸不足、营养不良、失血等可加重贫血程度。

30. 慢性肾衰竭患者应用必需氨基酸或 α – 酮酸的优点是什么？

　　一般在低蛋白饮食的基础上配合使用。可补充机体对必需氨基酸的需求，改善蛋白质合成，避免负氮平衡。α- 酮酸为氨基酸的前体，可利用体内的尿素通过转氨基作用转化为相应的氨基酸，故补充 α- 酮酸具有减轻尿毒症毒素蓄积、改善蛋白质营养的优点。

31. 慢性肾衰竭患者首选的降压药物是什么？使用时注意事项是什么？

可选择血管紧张素转化酶抑制药（ACE）和血管紧张素Ⅱ受体拮抗药（ARB）、钙通道阻滞剂（CCB）、利尿药及β受体阻断药等联合应用。其中 ACE、ARB 类药物还可有效降低肾小球内压、减轻蛋白尿，但其可引起高钾血症和一过性血肌酐升高，故使用时需监测血清钾和肌酐水平。

32. 如何纠正慢性肾衰竭患者代谢性酸中毒？

一般可通过口服碳酸氢钠 3 ～ 6g/d 纠正酸中毒。如果二氧化碳结合力 < 15 mmol/L 可采用碳酸氢钠静脉滴注，但需注意避免输入速度过快、过多，以免加重水钠潴留而诱发心力衰竭。

33. 慢性肾衰竭患者口服活性炭药物的作用是什么？

口服活性炭可促进尿毒症毒素从肠道排出，减轻氮质血症，缓解尿毒症症状，适用于未接受透析治疗的慢性肾衰竭患者。

34. 慢性肾衰竭患者的饮食原则是什么？为什么要限制蛋白质的摄入？

（1）饮食原则：优质低蛋白、充足热量、低盐、低钾、低磷饮食。

（2）限制蛋白质摄入：蛋白质摄入过多会增加肾脏负担，饮食中 50% ～ 70% 的蛋白质为优质蛋白，如鸡蛋、牛奶、瘦肉、鱼等，而植物蛋白中含非必需氨基酸多，应尽量减少摄入，如花生、瓜子等坚果类食品。

35. 慢性肾衰竭患者为什么会发生皮肤瘙痒？怎样护理？

（1）皮肤瘙痒原因：与继发性甲状旁腺功能亢进等因素有关，皮肤干燥并伴有脱屑。

☆ ☆ ☆ ☆

（2）护理：避免皮肤过于干燥，应以中性肥皂和沐浴液进行皮肤清洁，洗后涂上润肤剂，以避免皮肤瘙痒。指导患者修剪指甲，以防皮肤瘙痒时抓破皮肤，造成感染。必要时按医嘱给予抗组胺类药物和止痒剂，如炉甘石洗剂等。

36. 促红细胞生成素（EPO）使用注意事项是什么?

每次皮下注射应更换注射部位。因 EPO 可使血压增高、促进血栓形成引发卒中的风险，血红蛋白升高过快（2 周内升高幅度 10g/L）可引起心血管事件发生，故治疗期间需严格控制血压，血红蛋白 > 110g/L 时应减少 EPO 的使用剂量，观察有无高血压、头痛、血管栓塞、肌病或流感样症状，有无高血压等不良反应，每月定期监测血红蛋白和血细胞比容、血清铁、转铁蛋白饱和度、铁蛋白等。

37. 慢性肾衰竭对心血管系统的影响是什么?

①高血压和左心室肥厚：多数患者存在不同程度的高血压，主要由于水、钠潴留引起，也与肾素 - 血管紧张素 - 醛固酮系统（RAAS）及交感神经系统激活、血管舒张因子分泌减少有关，高血压可引起动脉硬化、左心室肥厚、心力衰竭并加重肾损害。②心力衰竭：是慢性肾衰竭常见死亡原因之一。其发生大多与水、钠潴留、高血压有关。常表现为心悸、气促、端坐呼吸、颈静脉怒张、肝大、水肿等，严重者可发生急性肺水肿。③尿毒症性心肌病：指尿毒症毒素所致的特异性心肌功能障碍。表现为左心室肥厚和舒张功能下降、心脏扩大、充血性心力衰竭、持续性心动过速、心律失常等。④心包炎：包括尿毒症性心包炎和透析相关性心包炎，主要与尿毒症毒素、水和电解质紊乱、感染、出血等因素有关。前者可发生于透析前或透析早期，现已少见，后者主要见于透析不充分、肝素使用过量者。心包积液多为血性，其他临床表现与一般心包炎相似，轻者可无症状，典型者表现为胸痛，

☆ ☆ ☆ ☆

卧位和深呼吸时加重，可有心包积液体征，严重者可发生心脏压塞。⑤动脉粥样硬化：动脉粥样硬化常发展迅速，可引起冠状动脉、脑动脉和全身周围动脉粥样硬化和钙化，与高血压、脂质代谢紊乱、钙磷代谢紊乱引起血管钙化等因素有关。

38. 肾衰竭神经系统和肌肉的异常表现是什么？主要关注哪些血液化验结果？

（1）神经系统和肌肉异常表现：包括中枢和周围神经病变。中枢神经系统异常称为尿毒症脑病，早期表现为疲乏、失眠、注意力不集中等，后期可出现性格改变、抑郁、记忆力下降、判断力、计算力和定向力障碍，幻觉甚至昏迷等。周围神经病变以肢端袜套样分布的感觉丧失最常见，也可出现肢体麻木、下肢疼痛、深反射减弱或消失。尿毒症时可出现肌肉震颤、痉挛，肌无力和肌萎缩等。

（2）血液化验：①血常规检查。红细胞计数可升高或降低。②肾功能检查。肾功能降低，血肌酐、血尿素氮水平增高、肌酐清除率降低。③血生化检查：血浆清蛋白降低、血钙降低、血磷增高、甲状旁腺激素水平升高、血钾和血钠可增高或降低、可有代谢性酸中毒等。

39. 肾病综合征临床表现、病因与发病机制是什么？

（1）临床表现：大量蛋白尿（尿蛋白＞3.5g/d）、低蛋白血症（血浆清蛋白＜30g/L）、水肿、高脂血症。

（2）病因与发病机制：肾病综合征可分为原发性和继发性2大类。①原发性肾病综合征：指原发于肾脏本身的肾小球疾病，其发病机制为免疫介导性炎症所致的肾损害。引发原发性肾病综合征的肾小球疾病主要病理类型有微小病变、系膜增生性肾小球肾炎、膜性肾病、局灶节段性肾小球硬化、系膜毛细血管性肾小球肾炎。②继发性肾病综合征：指继发于全身性或其他系统疾病的肾损害，如系统性红斑狼疮、糖尿病、过敏性紫癜、肾淀粉样

☆ ☆ ☆ ☆

变性病、多发性骨髓瘤等。

40. 可明确肾小球病变的病理类型，指导治疗及判断预后的检查是什么？

肾活组织病理检查。

41. 儿童、青少年、中老年肾病综合征的常见病理类型和病因是什么？

（1）儿童。①原发性肾病综合征：多为微小病变型肾病；②继发性肾病综合征：多见于过敏性紫癜肾炎、乙型肝炎病毒相关性肾炎、系统性红斑狼疮肾炎。

（2）青少年。①原发性肾病综合征：多为系膜增生性肾小球肾炎、微小病变型肾病、局灶性节段性肾小球硬化、系膜毛细血管性肾小球肾炎；②继发性肾病综合征：多见于系统性红斑狼疮肾炎、乙型肝炎病毒相关性肾炎、过敏性紫癜肾炎。

（3）中老年。①原发性肾病综合征：多为膜性肾病；②继发性肾病综合征：多见于糖尿病肾病、骨髓瘤性肾病、淋巴瘤或实体肿瘤性肾病。

42. 肾病综合征大量蛋白尿的发生机制是什么？有何危害？

（1）发生机制：肾小球滤过膜的屏障作用，尤其是电荷屏障受损，肾小球滤过膜对血浆蛋白（多以清蛋白为主）的通透性增高，致使原尿中蛋白含量增多，当超过肾小管的重吸收量时，形成大量蛋白尿。

（2）危害：可使肾小球高滤过，加重损伤，促进肾小球硬化。

43. 肾病综合征最突出的体征和原因是什么？严重水肿可能出现什么症状？

（1）突出体征及原因：①低蛋白血症。血浆清蛋白低于 30g/L，

☆ ☆ ☆ ☆

主要为大量清蛋白自尿中丢失所致。②水肿。低蛋白血症所致血浆胶体渗透压明显下降，使水分从血管腔内进入组织间隙。

（2）严重水肿者可出现胸腔、腹腔和心包积液。

44. 肾病综合征高脂血症指什么？

以高胆固醇血症最为常见；甘油三酯、低密度脂蛋白（LDL）、极低密度脂蛋白（VLDL）和脂蛋白（α）也常可增加。其发生与低清蛋白血症刺激肝脏代偿性地增加脂蛋白合成以及脂蛋白分解减少有关。

45. 肾病综合征并发症是什么？

肾病综合征的并发症有感染、血栓、栓塞、急性肾损伤。

46. 原发性肾病综合征患者治疗初期为什么不能过度利尿？

过度利尿会造成有效血容量不足，加重血液黏稠，诱发血栓、栓塞并发症，利尿以每天体重下降 0.5 ～ 1.0kg 为宜。

47. 肾病综合征患者单侧下肢水肿明显，我们应当特别注意什么？为什么？

（1）注意：下肢血栓及栓塞。

（2）原因：①由于有效血容量减少、血液浓缩及高脂血症使血液黏稠度增加；②某些蛋白质自尿中丢失，以及肝脏代偿性合成蛋白质增加，引起机体凝血、抗凝和纤溶系统失衡，加之强效利尿剂的应用进一步加重高凝状态，易发生血管内血栓形成和栓塞，其中以肾静脉血栓最为多见。

48. 肾病综合征并发症之一血栓和栓塞的防治是什么？

当血液出现高凝状态时应给予抗凝剂如肝素治疗。

49. 肾病综合征引起感染的因素有什么？易感部位有哪些？预防感染措施是什么？

（1）感染因素：蛋白质营养不良、免疫功能紊乱及应用糖皮质激素治疗有关。

（2）易感部位：以呼吸道、泌尿道、皮肤为多见。

（3）预防措施：①保持环境清洁，定时通风换气，保持室内温、湿度适宜。②尽量减少病区探视。③告知患者预防感染的重要性，协助患者加强皮肤、口腔黏膜和会阴部护理，防止皮肤和黏膜损伤。④加强营养和休息；寒冷季节注意保暖。⑤监测生命体征，如体温检测。观察有无咳嗽咳痰，肺部干、湿啰音，尿路刺激征，皮肤红肿等感染征象。⑥一般不主张常规使用抗生素预防感染，但一旦发生感染，应选择敏感、强效及无肾毒性的抗生素进行治疗。

50. 肾病综合征确诊需要什么检测？如何留取 24h 尿蛋白定量检查？

（1）确诊检测：留 24h 尿进行尿蛋白定量检查。

（2）标本留取的方法：嘱患者晨 6 时排尿弃去，24 时后至次日晨 6 时所有尿液均保留在清洁带盖干燥容器中。充分混匀，测量并记录 24h 尿液总量，留取 10ml 尿标本送检。

51. 肾病综合征并发症之一急性肾损伤的表现和发生机制是什么？

（1）急性肾损伤的表现：无明显诱因出现少尿、无尿，扩容利尿无效。

（2）发生机制：肾间质高度水肿压迫肾小管及大量蛋白管型阻塞肾小管，导致肾小管压力增高，肾小球滤过率骤减所致。

☆ ☆ ☆ ☆

52. 肾病综合征怎样对症治疗？

（1）利尿消肿：使用糖皮质激素和限制水、钠摄入可达到利尿消肿目的，经上述治疗水肿不能消退者可用利尿剂。

（2）减少尿蛋白：血管紧张素转化酶抑制剂或血管紧张素Ⅱ受体拮抗剂，除可有效控制高血压外，均可通过降低肾小球内压和直接影响肾小球基底膜对大分子的通透性而达到不同程度的减少尿蛋白的作用。

（3）降脂治疗：高脂血症可加速肾小球疾病的发展，增加心、脑血管病的发生率，因此要给予降脂治疗。

53. 肾病综合征的主要治疗方法是什么？

肾病综合征的主要治疗方法是抑制免疫与炎症反应。

54. 糖皮质激素的作用及使用原则是什么？怎样指导患者用药？

（1）糖皮质激素的作用：可抑制免疫反应，减轻和修复滤过膜损害，并有抗炎、抑制醛固酮和抗利尿激素等作用。

（2）糖皮质激素的使用原则：为起始足量、缓慢减药和长期维持。

（3）指导患者用药：遵从医师的医嘱，正确、定时的服用激素药物，切忌擅自增减药量或停服、漏服激素等药物。

55. 泼尼松的不良反应有哪些？

泼尼松的不良反应有向心性肥胖、满月脸、紫纹、皮肤变薄、肌无力、肌肉萎缩、低血钾、水肿、恶心、呕吐、高血压、血糖升高、痤疮、多毛、感染、伤口愈合不良、骨质疏松、诱发或加重消化道溃疡。

☆ ☆ ☆ ☆

56. 细胞毒药物作用是什么?

用于"激素依赖型"或"激素抵抗型"肾病综合征,常与激素合用。环磷酰胺为最常用的药物,总量达到 6 ～ 8g 后停药。

57. 糖皮质激素联合细胞毒药物的适应证是什么?

糖皮质激素联合细胞毒药物适用于Ⅱ型、Ⅲ型急进性肾小球肾炎的治疗,对Ⅰ型疗效较差。

58. 环磷酰胺的不良反应是什么? 怎样预防出血性膀胱炎?

(1) 不良反应:①骨髓抑制是化疗药最严重的不良反应;②胃肠反应:厌食、呕吐;③口腔炎;④毛发脱落;⑤尿酸升高;⑥药物对急进性肾小球肾炎机体的毒性反应,出血性膀胱炎:肉眼血尿、尿频、尿急、尿痛、尿灼热等。

(2) 预防出血性膀胱炎使用药物期间多饮水,每日饮水 2000ml 以上。

59. 肾病综合征在什么条件下使用环孢素? 服药期间监测血药浓度,有哪些不良反应?

(1) 使用条件:主要用于难治性肾病综合征或者对肾上腺皮质激素有效而副作用较大者。

(2) 不良反应:肝肾毒性、高血压、高尿酸血症、高血钾、多毛及牙龈增生等。

60. 怎样为肾病综合征患者进行饮食指导?

①一般给予正常量的优质蛋白 1.0g/ (kg·d),但当肾功能不全时,应根据肾小球滤过率调整蛋白质的摄入量。②供给足够热量;少食动物脂肪,以控制高脂血症;注意维生素及铁、钙的补充;给予低盐饮食以减轻水肿。

☆ ☆ ☆ ☆

61. 蛋白尿的定义是什么?

每日尿蛋白定量大于 150mg 或尿蛋白 / 肌酐＞ 200mg/g，或尿蛋白定性试验阳性称为蛋白尿。

62. 肾小球性蛋白尿和肾小管性蛋白尿怎样区别?

①肾小球性蛋白尿以白蛋白为主，称选择性蛋白尿；当病变严重时尿中除排泄小分子蛋白质外，还排泄大分子蛋白质，如 IGg 等，称非选择性蛋白尿。②肾小管性蛋白尿以小分子量蛋白质为主，如 β_2 微球蛋白等。

63. 慢性肾小球肾炎的定义、治疗原则和诊断依据是什么?

（1）定义：简称慢性肾炎，是一组以蛋白尿、血尿，高血压和水肿为基本临床表现的肾小球疾病。

（2）慢性肾小球肾炎的治疗原则为防止和延缓肾功能进行性恶化、改善临床症状以防止严重并发症。

（3）诊断依据：水肿、高血压、蛋白尿、血尿，不同程度肾小球功能损害，排除继发性肾小球肾炎。

64. 肾炎性水肿与肾病性水肿的区别是什么?

	部位及特点	原　因
肾炎性水肿	水肿多从颜面开始，指压凹陷不明显	肾小球滤过率下降导致水钠潴留
肾病性水肿	水肿多从下肢部位开始，呈凹陷性	血浆蛋白减少，血浆胶体渗透压降低，液体进入组织间隙

65. 慢性肾小球肾炎为什么会引起高血压?

由于肾纤维化和小血管硬化，肾缺血导致肾素 - 血管紧张素 - 醛固酮系统作用增强而引起高血压。

66. 慢性肾炎患者避免肾损害因素的措施是什么?

①预防与治疗各种感染, 尤其是上呼吸道感染 ; ②禁用有肾毒性药物如氨基糖苷类抗生素、两性霉素、磺胺类等 ; ③及时治疗高脂血症 ; ④避免预防接种 ; ⑤避免妊娠 ; ⑥低蛋白饮食。

67. 慢性肾炎患者应怎样给予饮食指导?

应给予低盐、优质低蛋白饮食, 根据肾小球滤过率给予优质蛋白 $0.6 \sim 0.8g/$ (kg·d), 盐摄入量 $< 2g/d$, 以减轻肾小球毛细血管高灌注, 高压力和高滤过状态, 延缓肾功能减退。

68. 慢性肾炎患者为什么不建议食用植物蛋白?

植物蛋白非必需氨基酸比动物蛋白高, 因此建议食用优质蛋白, 以防止血中含氮代谢产物的潴留, 以减轻毛细血管高灌注、高压力和高滤过状态, 延缓肾小球硬化和肾功能减退。

69. 肾小球内"三高"指什么? 有哪些危害?

(1) 三高 : 指肾小球毛细血管内的高压力、高滤过、高灌注。

(2) 危害 : ①肾小球膜细胞和基质显著增生 ; ②肾小球内皮细胞损伤 ; ③肾小球通透性增加。

70. 慢性肾炎长期大量蛋白尿会有哪些影响?

慢性肾炎长期大量蛋白尿会导致肾小球硬化、肾衰竭、血栓形成、营养不良、感染。

71. 控制慢性肾炎患者病情恶化的关键是什么? 大量使用利尿剂可导致哪些不适症状?

(1) 控制病情恶化的关键 : 控制血压, 理想血压视蛋白尿而定, 尿蛋白 $\geqslant 1g/d$, 血压控制在 125/75mmHg 以下, 尿蛋白 $\leqslant 1g/d$,

☆ ☆ ☆ ☆

血压控制在 130/80mmHg 以下。

（2）不适症状：有效血容量不足，出现恶心、直立性低血压、口干、心悸等症状。

72. 如何判定肾炎有所好转?

凡达到下列 2 条或 2 条以上者则为好转：①蛋白尿减轻；②血压接近正常或维持在中等水平；③水肿消退或减轻；④肾功能有所改善，并稳定在一定水平；⑤自觉症状有所改善。

73. 慢性肾炎患者尿液的检查结果如何?

尿蛋白一般在 1 ～ 3g/d，尿沉渣可见颗粒管型和透明管型。多数可有镜下血尿、少数患者可有间歇性肉眼血尿。

74. 如何区别慢性肾小球肾炎与隐匿型肾小球肾炎?

隐匿型肾小球肾炎主要表现为无症状性血尿和（或）蛋白尿、无水肿、高血压和肾功能减退。

75. 肾小球病变出现氮质血症的定义及症状是什么? 如何进行饮食指导?

（1）定义：血中尿素、肌酐、尿酸等非蛋白氮（NPN）含量显著升高，称氮质血症。

（2）症状：全身水肿、恶心、呕吐、腹胀、高血压、蛋白尿、低蛋白血症、高脂血症。

（3）饮食指导：优质低蛋白饮食（鱼、肉、蛋、奶），防止血中含氮代谢产物的潴留。

76. 氨基糖苷类抗生素使用后的不良反应有什么?

氨基糖苷类抗生素的不良反应有耳毒性、耳鸣、耳聋、肾毒性、肾功能减退。

77. 肾性高血压按病因可分为哪 2 类?

肾性高血压可分为肾血管性高血压和肾实质性高血压。

78. 肾实质性高血压是由哪些疾病引起的?

肾实质性高血压由急性或慢性肾小球肾炎、慢性肾盂肾炎、慢性肾衰竭等肾实质性疾病所引起。

79. 肾性高血压按发生机制可分为哪 2 类? 怎样做能降低血压?

(1) 容量依赖型高血压:是由于水钠潴留引起的高血压,限制水钠摄入或增加水钠排出可降低血压。

(2) 肾素依赖型高血压:由于肾素 - 血管紧张素 - 醛固酮系统兴奋所致,一般降压药物效果差,限制水钠或使用利尿药后反而可使病情加重,可使用血管紧张素转化酶抑制剂(ACEI)类或血管紧张素受体阻滞药(ARB)治疗。

80. 肾性高血压为什么首选 ACEI 和 ARB 类降压药? 使用中注意什么?

(1) 首选 ACEI 和 ARB 类药:不仅降压,还可以降低肾小球毛细血管内压,缓解肾小球高灌注、高滤过状态,减少尿蛋白,保护肾脏。

(2) 注意事项:肾衰竭时使用 ARB 药物易引起高钾血症,使用 ACEI 类药物易引起干咳,使用时注意观察,及时处理。

81. 血钾升高后有什么表现? 应怎样指导患者饮食?

(1) 高钾血症表现:恶心呕吐、四肢麻木、肌肉酸痛、心率减慢、易发生心律失常如心搏骤停。

(2) 饮食指导:①指导患者低钾饮食,浅颜色的蔬菜如白菜、绿豆芽等,避免含钾高的食物如深绿色蔬菜及香蕉、橘子、西红柿、

☆ ☆ ☆ ☆

杨桃、橙子等水果及果汁；②青菜在食用前先用水烫过，也会减少钾的摄入。

82. 患者出现水肿，使用利尿剂时应注意什么问题？水肿患者每天饮水量为多少？

（1）注意：患者易出现高尿酸血症及电解质紊乱。应监测血清电解质和酸碱平衡情况，观察有无低钾血症、低钠血症、低氯性碱中毒。

（2）饮水量：不应超过前一天24h尿量加上不显性失水量（约500ml）。液体入量包括饮食、饮水、服药、输液等以各种形式或途径进入体内的水分。

83. 低钾血症、低钠血症的表现是什么？

（1）低钾血症：肌无力、腹胀、恶心、呕吐以及心律失常。
（2）低钠血症：无力、恶心、肌痛性痉挛、嗜睡和意识淡漠。

84. 低氯性碱中毒的表现是什么？

呼吸浅慢、手足抽搐、肌痉挛、烦躁和谵妄。

85. 确诊肾炎病理类型和病变程度最准确的检查是什么？

最准确的检查是肾穿刺活检。

86. 肾穿刺活检检查注意事项是什么？

①患者术后需平卧位6h，如无肉眼血尿、持续性腰痛、腹痛、肚脐周围痛，6h后可去除沙袋，卧床24h若无明显腰痛即可下床活动；②术后每30分钟测量1次血压，至少监测6h。若血压波动大或血压降低，应给予对症处理，注意有无脉搏细弱、大汗等出血性休克的表现；③术后嘱患者多饮水，防止出血所致尿路梗阻，同时观察尿的颜色及量；④注意观察体温及穿刺局部伤口敷

料有无渗血，经常巡视患者，做好生活护理，满足患者的基本生活需要。

87. 急进性肾小球肾炎的临床特点、病理改变特征、免疫病理分型是什么？

（1）临床特点：起病急、尿少、水肿、高血压、蛋白尿、血尿、进行性肾衰竭。

（2）病理特征为新月体形成。

（3）免疫病理分型：①Ⅰ型为抗肾小球基膜型；②Ⅱ型为免疫复合物型；③Ⅲ型为寡免疫复合物型。

88. 急进性肾小球肾炎免疫学检查是什么？

①Ⅱ型可有血循环免疫复合物阳性，血清补体 C_3 降低；②Ⅰ型可有血清肾小球基膜抗体阳性；③Ⅲ型常有抗中性粒细胞质抗体（ANCA）阳性。

89. 急进性肾小球肾炎的前驱表现是什么？好发人群是什么？

（1）以不明原因的发热、关节痛、肌痛和腹痛为前驱表现。

（2）Ⅰ型多见于青中年，Ⅱ型和Ⅲ型多见于中老年，男性较女性多见。

90. 急进性肾小球肾炎与急性肾炎的区别是什么？

急进性肾小球肾炎的临床表现与急性肾炎相似，区别在于急进性肾小球肾炎可迅速出现少尿或无尿，多数在数周至 6 个月内发展为尿毒症，常伴中度贫血。

91. 什么是血浆置换疗法？

指用血浆置换机分离患者的血浆和血细胞，弃去患者的血浆后，以等量正常人血浆或血浆白蛋白与患者血细胞一起重新输入

☆ ☆ ☆ ☆

体内。

92.急进性肾小球肾炎强化治疗有哪些？如何进行活动指导？

（1）强化治疗：①进行血浆置换治疗，清除致病抗体及循环免疫复合物；②甲泼尼龙联合细胞毒药物冲击治疗；③肾透析替代治疗；④丙种球蛋白：合并感染不能进行上述强化治疗时，可应用丙种球蛋白治疗。

（2）活动指导：在急进性肾小球肾炎发作期，对血尿、水肿、高血压症状较明显者，应嘱其卧床休息 4～6 周，当症状好转，化验尿指标尿蛋白（+），尿隐血（+），可以下床在室内活动。如活动后血尿、蛋白尿无加重或继续好转，则经 1～2 周，可以到户外活动。

93.急进性肾小球肾炎潜在并发症是什么？及时识别该并发症的发生要监测什么？

潜在并发症是急性肾损伤。监测内容包括：尿量，若尿量迅速减少或出现无尿，往往提示发生了急性肾损伤；急性肾损伤时可出现血肌酐、血尿素氮快速地进行性升高，内生肌酐清除率快速下降，血清电解质紊乱，重点观察有无高钾血症。

94.为了区分急性肾损伤，应该重点观察什么？

①尿量：患者迅速出现少尿或无尿；②血肌酐、血尿素氮快速地进行性升高，内生肌酐清除率下降；③有无高钾血症；④有无食欲缺乏、恶心、呕吐、呼吸气促、端坐呼吸。

95.急进性肾小球肾炎的病因及治疗是什么？

（1）病因：上呼吸道感染、吸烟、接触某些有机化学溶剂、碳氢化合物。

（2）治疗：利尿、降血压、抗感染、纠正水和电解质及酸碱平衡紊乱。

96. 急性肾小球肾炎定义、病因、首发症状及原因是什么?

(1)定义:简称急性肾炎(AGN),是一组起病急,以血尿、蛋白尿、水肿和高血压为主要临床表现的肾脏疾病,可伴有一过性肾功能损害,多见于链球菌感染后。

(2)病因:链球菌的胞壁成分或某些分泌蛋白刺激机体产生抗体,形成循环免疫复合物沉积于肾小球或原位免疫复合物种植于肾小球,最终发生免疫反应引起的双侧肾脏弥漫性炎症。

(3)首发症状及原因:几乎全部患者出现血尿,约 30% 患者有肉眼血尿,可伴有蛋白尿。多表现为晨起眼睑水肿,可伴有双下肢水肿,严重者可出现全身性水肿、胸腔积液和腹水。主要为肾小球滤过率下降导致水钠潴留所引起。

97. 急性肾小球肾炎最常见于什么细菌感染?

急性肾小球肾炎最常见于溶血性链球菌感染。

98. 急性肾炎早期尿少的原因及尿液特点是什么?

(1)尿少原因:全身有效血容量减少、肾血流灌注不足、肾小动脉收缩导致肾小球滤过率降低。

(2)尿液特点:①初期尿量减少,400 ~ 700ml/d;②首发症状是血尿,持续时间长;③蛋白尿,每天不超过 3.5g。

99. 急性肾小球肾炎的发病特点及护理要点是什么?

(1)发病特点:①好发于儿童,男性多于女性;②发病前常有前驱感染,潜伏期为 1 ~ 3 周,平均 10d;③呼吸道感染的潜伏期较皮肤感染者短;④起病急,病情轻重不一,轻者可无明显临床症状,仅表现为镜下血尿及血清补体异常;重者可发生急性肾损伤。

☆☆☆☆

（2）护理要点：①一般治疗。休息、保暖，待血尿消失、水肿消退后可逐渐增加活动量。②低盐饮食。每日盐摄入量 3g，限制水的摄入。③用药护理。观察利尿剂的疗效和不良反应。④降血压。首选 ACEI 类和 ARB 类药物，可以降低肾小球毛细血管内压，缓解肾小球高灌注、高滤过的状态，减少尿蛋白，保护肾脏。

100. 急性肾小球肾炎为什么会出现高血压，如何处理？

急性肾小球肾炎的高血压症状与水钠潴留有关，应用利尿剂后血压可逐渐恢复正常。

101. 急性肾小球肾炎会引起肾功能异常吗？

急性肾小球肾炎会引起肾功能异常，部分患者在疾病早期可因尿量减少而出现一过性轻度氮质血症，表现为血肌酐轻度升高，常于 1～2 周后，随尿量增加而恢复至正常。

102. 血清补体是急性肾小球肾炎的重要特征，它是怎样动态变化的？

血清补体测定：发病初期补体 C3 及总补体（CH150）均明显下降，8 周内逐渐恢复正常水平。

103. 为什么急性肾小球肾炎患者的急性期要绝对卧床？何种情况可以无须卧床？

患者急性期卧床休息是为了增加肾血流量和尿量，改善肾功能，减少血尿和蛋白尿。等肉眼血尿消失、水肿消退及血压恢复正常后可以无须卧床。

104. 使用利尿剂的患者应注意观察什么？

使用利尿剂的患者要注意观察尿量、血压、酸碱平衡及电解质紊乱、摄入液体量、有无耳鸣、眩晕、听力丧失等耳毒性表现。

105. 高血压脑病会出现什么症状?

高血压脑病会出现血压升高、剧烈头痛、恶心、呕吐、视物模糊、神志不清、抽搐等症状。

106. 急性肾炎患者出院后可以从事体力劳动吗?

患者在患病期间应加强休息,痊愈后可适当参加体育活动,以增强体质,但在 1 ~ 2 年应避免重体力劳动和劳累。

107. 什么是尿路刺激征? 常见于哪些疾病?

(1) 定义:尿路刺激征是指膀胱颈和膀胱三角区受炎症或机械刺激而引起的尿频、尿急、尿痛,可伴有排尿不尽感及下腹坠痛。

(2) 常见疾病:尿路感染、尿道结石。

108. 正常人每日尿量是多少? 什么是多尿、少尿、无尿? 分别见于哪些疾病?

(1) 正常尿量:1500ml/d。

(2) 多尿:24h 尿量超过 2500ml。见于糖尿病、尿崩症、急性肾损伤(多尿期)。

(3) 少尿:24h 尿量少于 400ml 或每小时尿量少于 17ml。见于发热、液体摄入过少、休克等。

(4) 无尿:24h 尿量少于 100ml 或 12h 内无尿。见于严重休克、急性肾损伤、药物中毒。

109. 什么是血尿? 常见疾病是什么?

(1) 血尿定义:新鲜尿沉渣每高倍视野红细胞 > 3 个,称为镜下血尿。尿外观呈血样、酱油样或洗肉水样,称肉眼血尿。

(2) 常见疾病:血尿可由泌尿系统疾病引起,如肾小球肾炎、肾盂肾炎、泌尿道结石、结核、肿瘤等;也可由全身性疾病如血

☆ ☆ ☆ ☆

液病、感染性疾病等以及药物不良反应引起。

110. 尿液中含有血红蛋白的主要原因是什么? 血红蛋白尿的颜色如何? 常见疾病有哪些?

（1）主要原因：主要是由于各种原因导致大量红细胞在血管内被破坏，血红蛋白经肾脏排出形成血红蛋白尿。

（2）血红蛋白尿颜色：尿液呈浓茶色、酱油色。

（3）常见疾病：血型不合所致的溶血、恶性疟疾和阵发性睡眠性血红蛋白尿。

111. 乳糜尿的原因是什么? 见于什么疾病?

（1）原因：尿液呈乳白色称乳糜尿，是因为尿液中含有淋巴液。

（2）疾病：常见于丝虫病。

112. 什么叫白细胞尿或脓尿? 常见于哪些疾病?

（1）定义：新鲜离心尿液每高倍视野白细胞＞5个，称为白细胞尿或脓尿。

（2）常见疾病：尿中白细胞明显增多常见于泌尿系统感染，肾小球肾炎等疾病也可出现轻度白细胞尿。

113. 什么叫菌尿? 见于哪些疾病?

菌尿指取中段尿涂片镜检，每个高倍视野均可见细菌，或尿细菌培养菌落计数超过 105/ml，仅见于尿路感染。

114. 什么是管型尿? 由什么形成? 分几种类型?

（1）定义：12h 尿沉渣计数管型超过 9000 个，或镜检发现大量或其他类型管型，称为管型尿。

（2）形成：蛋白质、细胞或其碎片在肾小管内形成。

（3）分型：细胞管型、颗粒管型、透明管型、蜡样管型。

115. 白细胞管型、上皮细胞管型、红细胞管型、蜡样管型分别见于哪种疾病？

（1）白细胞管型：肾盂肾炎或间质性肾炎。

（2）上皮细胞管型：急性肾小管坏死。

（3）红细胞管型：急性肾小球肾炎。

（4）蜡样管型：慢性肾衰竭。

116. 什么是尿路感染？其发病机制、病因、最常见的致病菌、临床表现、好发部位是什么？

（1）定义：尿路感染是由于各种病原微生物感染所引起的尿路急、慢性炎症。

（2）发病机制：①感染途径。95% 尿路感染的致病菌来源于上行感染。②机体防御能力。糖尿病、长期应用免疫抑制剂、长期卧床等使机体免疫力低下，细菌进入泌尿系统后引起感染。③易感因素。各种原因（如畸形、肿瘤、结石、膀胱输尿管反流等）引起的尿路梗阻是尿路感染的最易感因素；医疗器械操作（如导尿、膀胱镜等）可以损伤泌尿道黏膜，并直接带入病原菌而致病。

（3）病因及常见致病菌：病因主要为细菌感染所致，致病菌以革兰阴性杆菌为主，其中以大肠埃希菌最常见。

（4）临床表现：主要表现为尿频、尿急、尿痛，伴排尿不适。

（5）好发部位：上尿路感染和下尿路感染，前者系指肾盂肾炎，后者包括膀胱炎和尿道炎。

117. 单纯泌尿系感染每日饮水量、多饮水的目的是什么？

泌尿系感染的患者平时要多饮水，每日饮水 ≥ 2000ml，饮水多，排尿多，使尿路得以冲洗，促使细菌及炎性分泌物加速排出，达到尿路自净的目的。

☆ ☆ ☆ ☆

118. 尿路感染症状不典型患者主要根据什么做出诊断?

主要根据尿细菌学检查做出诊断。

119. 尿路感染尿细菌学检查的诊断标准是什么?

新鲜清洁中段尿细菌定量培养菌落计数 ≥ 105/ml。

120. 尿标本留取注意事项是什么?

①女患者月经期不宜留取尿标本;②会阴部分泌物过多时,应先清洁或冲洗后再留取尿标本;③做早孕诊断应留取晨尿;④留取尿培养标本时,应严格执行无菌操作,防止标本污染,影响检验结果;⑤留取 12h 或 24h 尿标本,集尿瓶应放在阴凉处,不可将便纸等混入其中。

121. 尿细菌学培养的标本留取应该注意哪些问题?

用无菌试管留取清晨第一次清洁中段尿,在应用抗生素之前或停药 5d 后留取尿标本,注意无菌操作,尿标本必须在 1h 内做细菌培养,否则需冷藏保存。

122. 下尿路感染的症状是什么?

下尿路感染常以膀胱刺激征为主要表现,少有发热、腰痛等症状。

123. 什么叫导管相关性尿路感染? 如何处理?

(1)定义:留置导尿管或拔除导尿管 48h 内发生的感染称为导管相关性尿路感染。

(2)处理:口服或静脉使用抗生素、膀胱冲洗、局部应用消毒剂等,如仍不能控制感染,最有效的方式是避免不必要的导管留置,并尽早拔除导尿管。

124. 无症状细菌尿需要治疗吗?

无症状细菌尿多见于老年人,无须治疗。

125. 膀胱刺激征和血尿明显者,口服碳酸氢钠片的作用是什么? 使用磺胺类药物注意什么?

(1) 作用:以碱化尿液、缓解症状,抑制细菌生长和避免血凝块形成。

(2) 注意:服用磺胺类药物期间应多饮水,与碳酸氢钠同服以碱化尿液,增强疗效和减少磺胺结晶的形成。

126. 明确急性肾盂肾炎的诊断依据是什么?

为了明确是否是急性肾盂肾炎诊断,患者必须检查的项目是尿细菌学检查。

127. 再发性尿路感染治疗疗程是多少?

治疗疗程时间应不少于 6 周。

128. 糖尿病患者为何易发生泌尿系感染? 如何做好生活指导?

(1) 原因:糖尿病患者免疫功能低下,高糖状况有利于细菌滋生和繁殖,神经性膀胱易引起尿潴留。

(2) 生活指导:①控制饮食,稳定血糖,多饮水,勤排尿;②避免辛辣刺激性食物,戒烟酒;③保持会阴部清洁,指导患者正确用流水清洗会阴,挑选棉质内裤,不能过紧,督促养成按时排尿的习惯;④保持良好心情,适当运动,不能久坐。

129. 如何对尿路感染患者进行健康指导?

①保持规律生活、避免劳累、坚持体育运动、增加机体免疫力。②多饮水、勤排尿是预防尿路感染最简便而有效的措施。每天应

☆☆☆☆

摄入水分2000ml以上，以保证足够的尿量和排尿次数。③注意个人卫生，尤其是女性，要注意会阴部及肛周皮肤的清洁，学会正确清洁外阴的方法。④与性生活有关的反复发作者，应注意性生活后立即排尿。⑤告知患者尿路感染的病因、疾病特点和治愈标准，使其理解多饮水、勤排尿及注意会阴部、肛周皮肤清洁的重要性。⑥用药指导：嘱患者按时、按量、按疗程服药，勿随意停药，并按医嘱定期随访。

130. 急性肾盂肾炎的易感因素是什么？为什么女性易患尿路感染？

（1）易感因素：①女性，尤其在月经期、妊娠期、绝经期和性生活后易发生感染；②尿流不畅或尿液反流；③使用尿道侵入性器械：如留置导尿管、膀胱镜检查、尿道扩张术等；④机体抵抗力低下：如糖尿病、再生障碍性贫血及长期使用糖皮质激素和免疫抑制剂；⑤尿道口周围或盆腔炎症。

（2）女性易患尿路感染的原因：女性因尿道短而直，尿道口离肛门近而易被细菌感染。

131. 肾乳头坏死和肾周脓肿的区别是什么？

肾乳头坏死主要表现为高热，剧烈腰痛和血尿，可有坏死组织脱落随尿排出，发生肾绞痛，静脉肾盂造影可见肾乳头区有特征性"环形征"。

肾周脓肿除原有肾盂肾炎症状加重外，常出现单侧腰痛，向健侧弯腰时疼痛加剧，牵拉痛。超声波、腹部X线片、CT等检查有助于诊断。

132. 急性肾盂肾炎临床表现、治疗疗程是什么？

（1）临床表现：①全身表现。常有寒战、高热、头痛、全身酸痛、无力、食欲缺乏。②泌尿系统表现。常有尿频、尿急、尿痛、

☆ ☆ ☆ ☆

多伴有腰痛、肾区不适、肋脊角压痛和叩击痛阳性。③可有脓尿和血尿。

（2）治疗疗程为 2 周。

133. 急性肾盂肾炎抗生素的使用时间如何？

一般疗程为 10 ～ 14d，或至症状完全消失，尿检阴性后再用药 3 ～ 5d。

134. 急性肾盂肾炎腰痛明显时为何要卧床休息？

避免站立引起的肾脏牵拉痛。

135. 血液透析的定义、适应证、禁忌证是什么？

（1）定义：将患者血液与含一定化学成分的透析液分别引入透析器内半透膜的两侧，根据膜平衡原理作用，达到消除代谢废物及过多的液体，纠正水、电解质及酸碱平衡紊乱的一种治疗方法。

（2）适应证：①急性肾损伤；②慢性肾衰竭；③急性药物或毒物中毒；④其他疾病：如严重的水、电解质及酸碱平衡紊乱，常规治疗难以纠正者。

（3）禁忌证：血液透析无绝对禁忌证，相对禁忌证有：颅内出血或颅内压升高、药物难以纠正的严重休克、心力衰竭、心律失常、极度衰竭、活动性出血。

136. 干体重是指什么？

患者没有水钠潴留也没有脱水时的体重，一般是指患者无不适症状、血压正常、无水肿及体腔积液、胸部 X 线片心胸比＜50%、无肺淤血表现时的体重。

137. 患者皮肤瘙痒怎样护理？

皮肤瘙痒者可外用炉甘石剂或乳化油剂涂抹，口服抗组胺类

☆ ☆ ☆ ☆

药，控制磷的摄入及强化透析对部分患者有效。

138. 血液透析装置主要包括哪些?

主要包括透析器、透析液、透析机与供水系统等。

139. 血液透析通路定义及分类是什么?

（1）定义：指将血液从人体内引出至透析器，进行透析后再返回到体内的通路。

（2）分类：分为临时性和永久性血管通路。临时性血管通路用于紧急透析和长期维持性透析动静脉内瘘未形成时，主要为中心静脉留置导管。永久性血管通路用于长期维持性透析，主要指自体动静脉内瘘和移植物血管内瘘。

140. 中心静脉留置导管的护理是什么?

①保持局部皮肤清洁干燥，沐浴时避免导管出口处局部皮肤淋湿；②注意观察有无感染征象，如发热、置管部位红、肿、热、痛；③避免剧烈活动、牵拉等致导管脱出；④此血管通路供透析专用，不可用于输液、输血、抽血等。

141. 动静脉内瘘成形术术前护理是什么?

慢性肾衰竭的患者在非手术治疗期间，就应有意识地保护一侧上肢的静脉，避免在该侧静脉穿刺、静脉置管、锁骨下静脉置管或外周静脉置入中心静脉留置导管（PICC）。

142. 动静脉内瘘成形术术后护理是什么?

患者抬高术侧上肢30°以上，以促进静脉回流，减轻肢体肿胀。密切监测血管杂音以判断内瘘血管是否通畅，观察手术部位有无渗血或血肿，吻合口远端的肢端有无苍白、发凉及全身情况。

143. 动静脉内瘘成形术后如何进行早期功能锻炼？

术后早期功能锻炼的目的是促进动静脉内瘘早日成熟。具体方法：内瘘术后第 3 天开始，每天做握拳运动或手握橡皮握力圈，每天 3 ~ 4 次，每次 10 ~ 15min。也可在吻合口上方近心端，轻轻加压至内瘘血管适度扩张充盈，同时进行握拳运动或握橡皮握力圈，1min 后解除压力，然后再次加压，如此循环练习，每次 10 ~ 15min，每天 2 ~ 3 次。

144. 如何进行动静脉内瘘的保护？

禁止在动静脉内瘘侧肢体测血压、抽血、静脉注射、输血或输液。透析结束后按压内瘘穿刺部位 10min 以上，以彻底止血，也可用弹性绷带加压包扎止血。

145. 血液透析时最常用的抗凝血药物是什么？为什么要加入抗凝血药物？

血液透析时常用抗凝药物是肝素。加入肝素是为了使血液在透析器和管路中处于流动状态，保证血液透析治疗的顺利进行。

146. 肝素的不良反应有哪些？

肝素的不良反应有出血倾向、脂代谢紊乱、骨质疏松、过敏性休克、血小板减少等。

147. 血液透析治疗的抗凝方法主要有什么？

①常规肝素化即全身肝素化。该方法易于达到透析时的抗凝要求。适用于无出血倾向和无显著的脂质代谢和骨代谢异常的患者；②小剂量肝素化适用于有出血倾向、有心包炎或出血病史的患者；③低分子量肝素抗凝主要由标准肝素降解后分离得到，通过抗凝血因子 Xa 活性达到抗凝作用，对凝血酶活性影响小，因

☆☆☆☆

而能减少出血的不良反应；④无抗凝血液透析适用于有明显出血、高危出血倾向的患者。

148. 血液透析过程常见并发症有哪些？

低血压、失衡综合征、肌肉痉挛、透析器反应，其他：如心律失常、栓塞、溶血、出血、发热、透析器破膜。

149. 如何进行动静脉内瘘血管通路护理指导？

①每天判断动静脉内瘘是否通畅，可用手触摸吻合口的静脉端，若扪及震颤，提示通畅良好；②保持内瘘局部皮肤清洁，每次透析前清洁手臂；③透析结束当天保持穿刺部位清洁干燥，避免弄湿；④避免内瘘侧肢体受压、负重、戴手表、勿穿紧袖衣服；注意睡姿，避免压迫内瘘侧肢体；避免肢体暴露于过冷或过热的环境；⑤注意保护内瘘，避免碰撞等外伤，以延长其使用期。

150. 血液透析失衡综合征如何处理？临床表现如何？

（1）处理：静脉注射高渗盐水、高渗葡萄糖或甘露醇、吸氧、减慢血流量、提高透析浓度。

（2）临床表现：头痛、恶心呕吐、血压升高、视物模糊、肌肉抽搐、癫痫、精神行为异常、甚至昏迷死亡。

151. 连续性血液净化的作用是什么？

缓慢、连续、大量清除溶质和水分，维持水、电解质和酸碱平衡失调的稳定，有效地清除体内代谢废物、内毒素、炎症介质和细胞因子，改善机体内环境。

152. 血液透析过程中患者出冷汗、头晕、心悸的原因是什么？

在血液透析时患者出冷汗、头晕、心悸，可能判断为低血压。

153. 血液透析为什么会引起低血压?

血液透析引起低血压的主要原因是透析开始时部分循环血液进入透析器及其管路,而血管收缩反应低下引起有效循环血容量不足;或由于超滤过多过快引起血容量不足;也见于患者自主神经功能紊乱、服用降压药、透析中进食、对醋酸盐透析液不耐受,透析液钠浓度过低等。

154. 血液透析相关性低血压常见的诱因是什么?

常见诱因有脱水过快或过量、心力衰竭、糖尿病、营养不良、感染、透析中发生致热原反应、透析过程进食、透析液钠浓度过低、透析液温度过高、使用降压药或镇静药。

155. 血液透析患者如何控制液体摄入?

两次透析之间,体重增加不超过 5% 或每天体重增加不超过 1kg。

156. 血液透析相关性致热原反应如何处理?

使用抗组胺类药物,解热药物;严重者应结束透析治疗。寻找发热原因,疑为细菌感染引起者应使用抗生素进行治疗。

参 考 文 献

[1]　尤黎明,吴瑛.内科护理学.北京:人民卫生出版社,2017.
[2]　葛均波,徐永健.内科学.北京:人民卫生出版社,2013.
[3]　陈香美.腹膜透析标准操作规程.北京.人民军医出版社,2010.
[4]　王海燕.肾脏病学.北京:人民卫生出版社,2009.

第 12 章 ☆☆☆☆

骨质疏松 18 问

☆☆☆☆

1. 骨质疏松的病因、临床表现、诊断方法分别是什么?

（1）病因：骨质疏松症是由于多种原因导致的骨密度下降和骨量减少，骨显微结构破坏，造成骨脆性增加，从而容易发生骨折的全身性疾病。

（2）临床表现：①疼痛；②身长缩短，驼背，骨骼变形；③骨折；④心肺功能下降。

（3）诊断方法：基于骨密度（DXA）测定，骨密度值低于同性别、同种族健康成人的骨峰值不足 1 个标准差属正常；降低 1 ～ 2.5 个标准差之间为骨量低下；降低程度等于和大于 2.5 个标准差为骨质疏松；通常用 T-Score（T 值）表示，T 值 ≥ - 1 正常，T ≤ - 2.5 骨质疏松， - 2.5 ＜ T ＜ - 1 骨量减少。

2. 检查血钙正常，就不是骨质疏松吗?

血钙正常不能排除骨质疏松。血钙测定结果为生化诊断，骨质疏松诊断依靠 DXA 或者 X 线等影像诊断，还可根据发生脆性骨折进行临床诊断。

3. 日照补充维生素 D 的时间和方法有哪些?

建议患者上午 9：00 ～ 10：00，下午 15：00 ～ 16：00，尽

可能多的暴露皮肤于阳光下，每次 15 ～ 30min，每周 4 ～ 6 次，以促进维生素 D 体内合成，但需避免强烈阳光照射，以防灼伤皮肤。

4. 每天日照可以保证人体维生素 D 的生理需求吗?

饮食摄入维生素 D 与阳光照射皮肤合成维生素 D，需要在肝肾中进一步加工羟化，才具有生理活性，老年人及肝肾功能不全的患者活化维生素 D 能力下降，仅依靠日照不一定能满足体内维生素 D 需求。

5. 高钙血症、低钙血症的症状分别有哪些?

(1) 高钙血症：厌食，恶心，呕吐，便秘，乏力，肌肉疲劳，肌张力减低，烦渴，多尿，嗜睡，神志不清，甚至昏迷。

(2) 低钙血症：肌肉痉挛，肢端麻木，抽搐，严重可致喉、腕、足、支气管痉挛，癫痫发作，呼吸暂停，意识丧失。

6. 富含钙质的食物有哪些? 会造成骨质疏松的不良习惯有哪些?

(1) 食物：牛乳，芝麻酱，虾，虾皮，乳制品，鱼，豆制品，海藻类，瘦肉，蛋类，新鲜蔬菜，水果等。

(2) 不良习惯：长期吸烟，过量饮酒，习惯性摄入咖啡，碳酸性饮料，静坐少动，缺乏户外活动等。

7. 女性为何更易发生骨质疏松?

女性 40 岁以后卵巢功能逐渐下降，绝经后卵巢功能衰竭，雌激素水平下降迅速，破骨细胞活性增加，导致骨质疏松发生。

8. 维生素 D 过多会有什么不良反应?

维生素 D 属于脂溶性维生素，过多时人体会出现异常口渴，结膜炎，皮肤瘙痒，呕吐，腹泻等，维生素 D 在各脏器的沉积，

☆ ☆ ☆ ☆

导致内脏受损，后期会影响肾功能。

9. 口服阿仑膦酸钠的注意事项有哪些?

①早餐前至少 30min 用 200ml 温开水送服，用药后至少 30min 方可进食；②与果汁和咖啡同时服用会显著影响药品吸收；③服药后 30min 内不宜饮用牛奶、奶制品和含较高钙的饮料。服药后即卧床有可能引起食管刺激或溃疡性食管炎；④胃肠道功能紊乱、胃炎、食管不适、十二指肠炎、溃疡病患者慎用。婴幼儿、青少年慎用。

10. 补充钙片会引起结石吗?

胆囊结石主要是胆固醇结石，胆结石形成与钙吸收无明确关联。适量补钙不会导致肾结石，过量补钙增加肾结石生成风险，还可能增加血管壁钙化程度。

11. 每日补充钙多少剂量合适?

我国营养学会推荐：成人每日钙摄入量 800mg，老年人和绝经后妇女每日钙摄入量为 1000 ~ 1200mg，首选食物补钙，如果饮食中钙供给不足，可选用钙补充剂。我国老年人平均从饮食中获得的钙为 400mg 左右，所以平均每天应该补充的钙元素量为 600 ~ 1000mg。

12. 化验血钙低是否提示机体缺乏钙?

人体的钙 99% 沉积于骨骼和牙齿中，仅有 1% 左右的钙存在于血液里。血钙低可引起神经肌肉应激性增强而使手足抽搐，提示存在引起钙磷代谢异常的疾病，并不指体内钙质缺乏。

13. 为什么男性骨质疏松症容易被忽略?

骨质疏松患者早期通常没有明显的临床表现，导致公众对骨质疏松症的危害认识不足，各级临床医师对男性骨质疏松症重视不够，致使男性骨质疏松症的就诊率、骨密度检测率以及诊断和治疗率均非常低。男性骨质疏松发病率低于绝经后女性，青年时期的男性比女性可以达到更高的峰值骨量，骨量丢失的起始时间也明显晚于女性。但男女两性都存在与年龄增长相对应的骨丢失过程。

14. 长期钙摄入不足为什么可以引起骨质疏松？

长期钙摄入不足时，机体为了保持血钙水平稳定，动员骨骼中的钙释放入血，久而久之会导致骨质疏松。

15. 补钙等于治疗骨质疏松症吗？

这种观念是片面的，也是错误的。骨质疏松症是一种骨代谢异常性疾病，多种钙调节激素参与其发生发展。随着老年人生理功能减退，户外活动减少，维生素 D 合成减少，肾、肠重吸收钙减少，甲状旁腺功能亢进等，因此仅补钙不能抑制骨质疏松。

16. 双膦酸盐对骨质疏松症有什么治疗作用？

双膦酸盐作为一种较强的骨吸收抑制剂，易沉积在骨组织内，与钙盐结合力强，因此可提高骨组织的抗破坏吸收的能力，尤其是抑制破骨细胞的再吸收能力。

17. 降钙素对骨质疏松症有什么治疗作用？

降钙素可以直接抑制破骨细胞对骨的吸收，使骨骼释放钙减少，同时促进骨骼吸收血浆中的钙，还可以对抗甲状旁腺素促进骨吸收的作用；此外降钙素有一定的镇痛作用。

18. 降钙素、双膦酸盐的副作用分别有哪些？

（1）降钙素：流感样症状，乏力，皮肤瘙痒，肌肉关节痛，

☆ ☆ ☆ ☆

面部潮红，头痛，头晕，腹泻，腹痛等。

（2）双膦酸盐：发热，骨痛，关节痛，肌肉痛，乏力，胸闷，水肿，恶心，呕吐，便秘，腹泻。

参 考 文 献

[1]　中华医学会骨质疏松和骨矿盐疾病分会.原发性骨质疏松症诊疗指南(2017).中华骨质疏松和骨矿盐疾病杂志，2017，10(5)：413-433.

[2]　中华医学会骨质疏松和骨矿盐疾病分会.维生素D及其类似物临床应用共识.中华骨质疏松和骨矿盐疾病杂志，2018，11(1)：1-19.

[3]　中华医学会骨质疏松和骨矿盐疾病分会.男性骨质疏松症诊疗指南.中华内分泌代谢杂志，2020，36(10)：817-827.

[4]　廖二元，曹旭.湘雅代谢性骨病学.北京：科学出版社，2013.

第 13 章
核医学科 37 问

1. 放射性核素治疗的定义是什么？半衰期是多少？

（1）定义：放射性核素治疗是将放射性药物引入要治疗的组织或器官，使用的是放射性核素衰变过程中发出的 β 等射线，核素衰变发射的射线从组织内部照射，电离辐射能力强，能够摧毁病灶，所以又称内照射。单纯进行核医学显像的机器是不发射放射线的，它只是接收和分析患者身体里发射出的放射线并形成核医学影像。

（2）半衰期：放射性核素按照其衰变速率不断地进行衰变，其放射性活度逐渐减少。当其自身衰变使放射性核素的原子核数减少到原始值一半时，称为半衰期，用 $T_{1/2}$ 表示。半衰期是各种放射性核素自身的特性之一，反映了放射性核素进入人体内以后的消亡过程。

2. 甲状腺癌的病理分型有哪 4 种？

甲状腺癌的病理分型有乳头状癌、滤泡状癌、髓样癌及未分化癌。

3. 什么是分化型甲状腺癌及未分化甲状腺癌？

甲状腺乳头状癌和甲状腺滤泡状癌分化程度较高，具有摄取碘功能，被称为分化型甲状腺癌，占甲状腺癌的 70% 左右。分化型甲状腺癌具有摄碘功能，可以用于放射性核素治疗。未分化型甲状腺癌及髓样癌不具有摄碘功能，称为未分化甲状腺癌。

4. 分化型甲状腺癌的治疗"三部曲"是什么?

国际公认治疗分化型甲状腺癌方案是：①手术切除；②碘 -131（^{131}I）治疗；③甲状腺激素替代疗法的"三部曲"。首先以外科手术切除原发灶，其后用 ^{131}I 清除残余甲状腺组织（"清甲"）和功能转移灶（"清灶"），并用甲状腺激素终身治疗，此方法治疗分化型甲状腺癌的 10 年生存率达到 90%。

5. 什么是 ^{131}I 治疗及其原理?

^{131}I 是最早应用于临床的放射性核素之一，半衰期为 8.04d，发射 β 射线和 γ 射线。① β 射线电离辐射能力强，穿透力弱，对机体组织可产生较强的电离辐射破坏作用（也就是摧毁病灶的能力强），主要用于核素治疗。^{131}I 发射的 β 射线在组织内平均射程为 1mm，所以 β 粒子的能量几乎全部释放在残留的甲状腺组织和甲状腺癌转移灶内，形成"交叉火力"效应，摧毁病灶，而对甲状腺周围组织和器官影响较小。② γ 射线电离辐射能力弱，穿透力强，主要用于核素显像，所以 ^{131}I 治疗后 5 ～ 7d 做 1 次前后位全身显像，单电子发射计算机断层显像（ECT）探头可以探测到 ^{131}I 在体内的分布状况，明确有多少组织残留，观察是否存在转移病灶，判断是否需要进一步的放射性碘 -131 治疗。

6. 为什么分化型甲状腺癌需要用 ^{131}I 治疗?

分化型甲状腺癌常有局部浸润，容易复发。其中乳头状癌常有双侧、微小多灶、局部淋巴结转移趋势，潜伏及发展期长、复发率高。利用 ^{131}I "切除"残存甲状腺组织的同时也摧毁了难以探测的微小甲状腺癌病灶，降低分化型甲状腺癌的复发率和发生转移的可能性。

☆ ☆ ☆ ☆

7. ^{131}I 治疗分化型甲状腺癌的适应证和禁忌证有哪些?

(1) 适应证:分化型甲状腺癌(DTC)患者;手术切除原发病灶,用 ^{131}I 去除残留甲状腺;手术不能切除转移灶;^{131}I 全身显像显示病灶;^{131}I 显像阴性,但血清甲状腺球蛋白(Tg)水平等于或大于 $10\mu g/L$;一般情况良好,白细胞不低于 $3.0 \times 10^9/L$。

(2) 禁忌证:未分化甲状腺癌;妊娠和哺乳期患者;术后创口未愈合者;用化学药物或外照射治疗后,处于骨髓抑制状态者;肝肾功能严重损害,白细胞 $< 3.0 \times 10^9/L$。

8. ^{131}I 治疗前后为什么要低碘饮食?

^{131}I 治疗是通过机体吸收 ^{131}I 达到治疗目的,当机体处于碘饥饿状态时,对 ^{131}I 的吸收就多,治疗效果就好,所以在做 ^{131}I 治疗前和治疗之后一个月,保持低碘饮食对提高治疗效果非常有益,经过了治疗阶段,除了需要服用甲状腺激素制剂外,不必再严格的做什么限定,可以基本上恢复常人的生活状态。

9. 准备做 ^{131}I 治疗的患者应该限制碘的摄入量在什么水平?

住院前一个月停用甲状腺素制剂、含碘及抗甲状腺的药物及食物,同时避免应用含碘 X 线造影剂。治疗前 4 周,每天食物中的碘要维持在小于 $50\mu g$ 水平,即低碘饮食的水平是 $50\mu g/d$,甚至低于正常婴儿的推荐摄入量。

10. 如何做好 ^{131}I 治疗前的宣教? 治疗期间放射防护的护理要点、治疗后不良反应的观察与护理、患者的出院指导(防护等)有哪些?

(1) 治疗前宣教:预约时,责任护士与患者及家属面对面交流,告知 ^{131}I 治疗的原理、方法、注意事项、疗效及可能发生的不良反应、基本放射防护知识、饮食要求以及患者隔离期间必备

☆☆☆☆

的一些日常生活用品等，与患者及家属建立信任关系，让患者了解其是一种简单、安全、方便且无痛苦的治疗方法，减轻思想负担，保持稳定的情绪，积极配合治疗。

（2）护理要点：治疗甲状腺癌时使用 ^{131}I 剂量大，除了病灶摄碘外，大量 ^{131}I 从尿液、汗液、唾液中排出，均有放射性。护理中注意外照射防护和避免 ^{131}I 对周围环境的污染，患者应住院治疗，限制社交活动，谢绝探视，指导患者正确处理排泄物和污染物，如大小便及痰液排入专用下水系统，生活垃圾放入指定容器中，衣裤、被褥做一定的放置衰变处理，且单独清洗。指导患者在隔离治疗期间要注意卧床休息、注意保暖和预防感冒并避免剧烈运动，否则有可能降低疗效或者加重内放射治疗的不良反应。积极预防上呼吸道感染，与病友之间保持距离，注意彼此防护。同时尽量避免咳嗽，吐痰，以免 ^{131}I 流失。隔离治疗期间，医护人员通过监控观察患者，通过床头呼叫器及电话与患者沟通，尽量减少与患者接触时间，如必须进入隔离病房，需穿戴防护用品与患者距离不小于 1.5m。

（3）不良反应观察与护理要点：一般情况下患者没有什么反应或反应轻微，一些患者服 ^{131}I 后会出现下列不良反应：①喉头水肿。由于喉部松弛处的黏膜受到内照射引起组织液浸润所致，轻者表现为颈前区肿胀、疼痛或烧灼感，可遵医嘱口服泼尼松片，严重时遵医嘱静脉注射地塞米松。重者发生喉头水肿，应准备好急救物品，立即行气管切开。②放射性膀胱炎。一般治疗后 2～3d 出现尿急、尿频，应指导患者多饮水，促进排尿，以减少对膀胱的照射。③口腔炎。^{131}I 治疗时，部分碘被唾液腺吸收，影响唾液腺功能。可食话梅干、山楂干等酸性食品以刺激唾液腺的分泌，防止腺体受到碘辐射后功能受损。④胃肠道反应。观察患者有无恶心、呕吐等消化道症状，应少食多餐，避免过饱、生冷、油腻和刺激性食物，多食水果、咸菜及通便食物，如地瓜等以加速肠道内碘的排泄，每天至少排便 1 次，减少对肠道的损害。⑤

☆　☆　☆　☆

骨髓抑制：少数患者 ^{131}I 治疗后会出现一过性骨髓抑制，对白细胞、血小板有一过性影响，可使用升血药物治疗。嘱患者 1 个月后门诊复诊查血常规，如出现骨髓抑制现象应对症处理。⑥疲乏：与停用优甲乐引起的甲减有关。向患者解释感到乏力的原因，告知患者服 ^{131}I 的 3d 后开始服用甲状腺激素，症状自然消失。如果"清甲"前患者甲减症状和体征明显，可遵医嘱服碘 24h 后开始服用。

（4）出院指导：①衣物。未被尿、便、唾液污染的可正常使用，内衣单独存放 3 个月后正常清洗、穿着。②出院 1 周内乘公共交通工具少于 2h。③出院至少 2 周与成人尽量避免接触，保持 2m 以上距离，每日接触时间不超过 6h。④单独房间睡眠。⑤出院 1 个月内尽量不去人员密集场所。⑥专用餐具、牙具、毛巾。⑦多饮水，咀嚼酸性食物。⑧如厕后冲水 2 次。⑨出院 2 个月内，避免与孕妇及儿童长时间近距离接触 [2 个月内必须与其远离（＞2m）]。⑩复查。遵医嘱首次门诊随访时间（1 个月左右），并根据随访情况调整用药量，使 TSH 低于正常为宜。⑪生育。女性避孕一年，男性避孕 6 个月，哺乳期妇女停止哺乳。⑫保养身体。休息、防感冒、合理饮食、乐观、适当运动。

11. ^{131}I 治疗分化型甲状腺癌的营养及饮食指导是什么？

①含碘量最丰富的是海产品，如海带、紫菜、发菜、海参、海蜇、海鱼，治疗前 1 个月及治疗后 1 个月忌食这些海产品；②陆地出产的食物中牛奶鸡蛋含碘量较高，肉类次之，淡水鱼含碘量低于肉类，应适量摄取；③动物性食物含碘量高于植物性食物，水果蔬菜含碘量最低，建议多吃蔬菜水果和薯类；④使用非加碘食盐，辣椒酱、黄豆酱、榨菜、火腿、罐头、蜜饯等食品由于用盐成分不明确不建议在治疗期间食用；⑤在限制含碘丰富食物的同时，尽可能食物种类多样化，以谷物为主，粗细搭配，保持平衡膳食；⑥减少烹饪油用量，吃清淡少盐膳食，注意适当饮水，保持体内充足的水分；⑦食不过量，天天运动，保持健康体重；⑧3 餐分

☆ ☆ ☆ ☆

配要合理，零食要适量，吃新鲜卫生的食物。

12. 甲状腺激素替代疗法的重要作用及目的是什么?

（1）作用：开始时间；残留组织多者；^{131}I 治疗后 1 周开始；甲状腺组织已基本去除；^{131}I 治疗后 24h 开始替代。

（2）目的：①迅速纠正甲状腺功能减退，使身体处于正常代谢状态；②抑制促甲状腺激素（TSH）分泌，使 TSH 水平处于极低状态，有利于抑制癌肿复发和转移的发生及发展，因为 TSH 的增高会促使来源于甲状腺的甲状腺癌细胞增生分裂，引起肿瘤细胞的增长。

13. 为什么长期服用甲状腺激素需要补钙、补钾?

高水平甲状腺激素的长期作用使钙的排出增多，加重了骨骼钙的丢失，加速骨质疏松的进程，也可能加重钾离子丢失，所以患者容易在长期患病后伴有骨质疏松和低钾血症。

14. ^{131}I 治疗为什么要分"清甲"和"清灶"两步走?

^{131}I 治疗分化型甲状腺癌包括两个步骤，第一步是用 ^{131}I 清除残留甲状腺组织（清甲），第二步是用 ^{131}I 治疗甲状腺癌转移灶（清灶）。分化型甲状腺癌细胞虽然具有摄碘能力，但比甲状腺组织差了好几个数量级。在第一次给予 ^{131}I 时，几乎所有的放射性都被残留甲状腺组织摄取，分化型甲状腺癌细胞分到的份额少而又少，根本不可能摧毁肿瘤组织。所以，只有在全部清除残留甲状腺组织后才能对转移病灶发动全面进攻，这就是为什么希望外科医师尽可能做到甲状腺全部切除的原因。

15. 如何判断清甲是否成功?

患者治疗后 3 ~ 6 个月进行随访，在没有外源性甲状腺制剂补充的情况下，患者血清甲状腺激素水平低于正常，TSH 高于正

☆☆☆☆

常水平。通过以下 2 个标准判断：①摄碘率测定，甲状腺原位吸碘率小于 1%；②碘显像甲状腺部位无放射性浓聚（甲状腺不显影）。

16. 甲状腺激素制剂在什么时间服用比较好？

建议将每日剂量在早餐前 30min 用温水送服，相对固定而有规律的服药，有利于生物钟的有序运行。

17. 在服用甲状腺激素制剂的情况下，如何判断复发和转移？

患者在服用甲状腺激素制剂的情况下，血清甲状腺球蛋白（Tg）浓度低于 2ng/ml 认为是安全的，如果超过 5ng/ml，应警惕复发和转移的可能，结合需要进一步检查，如全身碘显像或者正电子发射计算机断层显像（PET）全身显像确诊复发或转移。

18. 血清 TSH 在 ^{131}I 治疗前进行测定有何意义？

只有 TSH 超过 30μIU/ml 的情况下，机体才能识别经口服用的 ^{131}I，并摄取足够量的 ^{131}I，杀灭甲状腺癌转移灶，保证治疗效果。

19. 在服用甲状腺激素制剂的情况下，^{131}I 治疗后血清 TSH 应控制在什么水平？

^{131}I 治疗后，TSH 必须抑制在极低水平，这是防止病情复发和转移的重要措施。高危患者 TSH 应控制在 0.1μIU/ml 以下水平；中危患者控制在 0.1 ～ 0.5μIU/ml；低危患者 TSH 控制在 0.3 ～ 2μIU/ml。

20. 如何确定 ^{131}I 的治疗剂量？

(1) 甲状腺残留癌及颈淋巴结转移：服用 ^{131}I 剂量 3.7 ～ 5.5GBq（100 ～ 150mCi）；

(2) 肺转移：服用 ^{131}I 剂量 5.5 ～ 7.4GBq（150 ～ 200mCi）；

(3) 骨转移：服用 ^{131}I 剂量 7.4 ～ 9.25GBq（150 ～ 200mCi）。

☆☆☆☆

21. ^{131}I 治疗分化型甲状腺癌的疗效如何判断？

（1）治愈：^{131}I 全身显像检查未发现转移灶，Tg < 1μg/L；

（2）好转：转移灶部分消除，Tg 降低，1 ~ 5μg/L；

（3）无效或加重：病灶无变化出现新的病灶，Tg 升高，> 5μg/L。

22. ^{131}I 治疗分化型甲状腺癌的随访是什么？

（1）随访时间：服碘后 1 个月首次随访，之后视转移灶清除情况决定复查时间。若出院时已发现转移，应尽早随访并及时安排治疗。随访前停用甲状腺激素 T_4 4 周、T_3 2 周。

（2）随访内容：血常规、肝功能、肾功能、^{131}I 全身显像检查、TSH、Tg、FT_3、FT_4、甲状腺超声检查、X 线检查或胸部 CT 等。

23. 甲亢危象的临床表现有哪些？如何紧急处理？

（1）临床表现：甲亢危象的表现一般先出现危象先兆，患者全身严重无力，烦躁不安，恶心，呕吐，食欲缺乏，发热（体温一般 < 39℃），心慌，心率达到 120 次 / 分以上，可有心律失常。随之进入危象，患者极度烦躁不安，神志不清，高热（体温达 39℃ 以上），大汗淋漓，心动过速，心率达 140/ 分以上，可有心律失常。极少数患者表现为神志淡漠，嗜睡，体温低，心率慢，最后发生昏迷，这种表现常见于老年人，这是比较严重的并发症，应该积极治疗。

（2）处理方法

1）迅速抑制甲状腺激素合成：一般首选丙基硫氧嘧啶 300mg 每 6 小时 1 次（口服或鼻饲），或用甲巯咪唑（他巴唑）30mg 每 6 小时 1 次。大剂量硫脲类药物可在 1h 内阻断甲状腺素合成。

2）迅速抑制甲状腺激素释放：通常用碘化钠静脉滴注或口服复方碘溶液治疗。应用碘剂应注意：①碘剂应在使用硫脲类药物 1h 后，碘剂与硫脲类药物再同时使用；②当急性症状控制后，碘剂可减量，一般用药 3 ~ 7d 可停药；③用碘剂作术前准备的外科手术诱发危象，再用碘剂无效；④极少数人对碘有不良反应，如药疹，结膜炎，腮腺炎及中毒性肝炎等。

　　3）清除血中过多的甲状腺激素：措施有换血、血浆去除、血液透析、腹膜透析等，以上这些在其他措施无效时，有条件的医院可试用。

　　4）降低周围组织对甲状腺激素的反应：如普萘洛尔（心得安）口服或静脉滴注；或用利血平肌内注射。

　　5）应用肾上腺糖皮质激素：氢化可的松或地塞米松分次静脉滴注。

　　6）对症治疗：如抗感染；纠正水、电解质紊乱；吸氧，降温；抗心力衰竭，抗休克治疗等。

24. 核医学主要应用在哪些方面？

　　核医学可分为临床核医学和实验核医学，临床核医学分为诊断核医学和治疗核医学。诊断核医学又分为体内、体外诊断核医学，治疗核医学又分为内介入治疗、外照射治疗等。

25. 全身骨核素显像、甲状腺显像、肾动态显像、核素心肌灌注显像、唾液腺显像的目的分别是什么？

　　（1）全身骨核素显像：它是核医学最具广泛优势的检查项目，具有全面性和高敏感度：一次显像可判断全身骨骼情况，骨显像对轻微骨损伤即有反应，比 X-CT 提早 6 个月发现病灶；其主要用于骨转移癌的早期诊断、原发骨肿瘤和隐匿性骨损伤的定位、股骨头坏死早期诊断、关节置换术后并发症的鉴别以及代谢性骨病诊断等。

　　（2）甲状腺显像：甲状腺功能评价，显示甲状腺位置、大小、形态及放射性分布状况，用于诊断和鉴别诊断某些甲状腺疾病，如甲亢、甲减及亚急性甲状腺炎的早期诊断。

（3）肾动态显像：用于了解肾脏形态、功能和尿路通畅情况；了解肾血供情况，诊断肾血管性高血压和评价肾动脉病变情况；协助诊断肾栓塞及观察溶栓疗法效果；膀胱输尿管尿液反流的判定。肾脏术前或活体肾捐献必须检查肾小球滤过率（GFR）：行一侧肾脏手术前，医师应了解健侧肾功能；活体肾捐献者术前，必须了解双肾功能状况；只有其肾功正常方可实施手术。GFR测定可监测移植肾功能状况。

（4）核素心肌灌注显像：利用正常心肌细胞具有摄取某些显像剂的功能，其摄取量与心肌血流量成正相关，缺血或坏死心肌的摄取功能减低或丧失，与正常心肌存在显著差别，以此来关注心肌灌注情况。主要用于冠心病诊断、缺血心肌的存活性评价、冠状动脉再通疗效评价。

（5）唾液腺显像：观察唾液腺的位置、大小、形态及其摄取、分泌和通过唾液腺导管排入口腔情况。

26. "看得见"的甲状旁腺功能亢进症的目的是什么？

甲状旁腺功能亢进症多由甲状旁腺增生或腺瘤致血中甲状旁腺素水平增高，导致骨盐代谢异常。功能亢进的甲状旁腺可以摄取非特异的肿瘤显像剂锝-99m-甲氧基异丁基异腈（^{99m}Tc-MIBI），使甲状旁腺清晰显像。放射性^{131}I是治疗甲状旁腺功能亢进的首选方法。

27. 甲状腺功能亢进（甲亢）常规的治疗方法有哪些？

抗甲状腺药物（ATD）控制、手术和放射性^{131}I治疗。药物治疗可能损害肝功能、中性粒细胞减少，停药后易复发等；手术治疗风险较大，颈部遗留瘢痕；^{131}I治疗甲亢简单、安全、方法成熟、价格低廉、疗效肯定，是目前公认的治疗甲亢最好的首选方法。最大的疑虑是部分患者可能出现永久性甲状腺功能减退（甲减），需要终身服用甲状腺素替代治疗。不过目前已经将甲减作为甲亢

☆ ☆ ☆ ☆

^{131}I 治愈的标准。

28. 核医学放射性区域如何划分？

①控制区：在其中连续工作的人员 1 年内受到照射剂量可能超过年限值的 3/10 的区域。如注射室，淋洗室，治疗患者的病房，废源库，患者候诊区。②监督区：在其中连续工作的人员 1 年内受到照射剂量不超过年限值的 3/10 的区域。如 ECT 扫描室，甲状腺功能室，心功能室，患者走廊，配膳室，陪护室。③非限制区：在其中连续工作的人员 1 年内受到照射剂量不超过年限值的 1/10 的区域。如工作人员办公室，电梯，走廊。

29. 放射防护的基本原则是什么？ 基本方法有哪些？

（1）基本原则：①放射时间的正当化；②放射防护和安全的最优化；③剂量限制和潜在照射危险度限制。

（2）基本方法：①时间防护；②距离防护；③屏蔽。

30. 常用的放射防护用品有哪些？ 铅当量防护标准是多少？

铅帽、铅眼镜、铅脖套、铅衣、铅手套、铅屏风，铅当量一般不低于 0.5mmPb。

31. 核医学科查对制度有哪些？

①接收检查申请单时，做到三查（查申请单填写是否规范，查临床诊断及检查目的是否清楚，查是否已交费）；②标记放射性药物时，双人核对，查对药物种类是否与检查目的相符，查对注射放射性药物剂量是否符合检查要求，查对注射方法是否符合检查目的；③注射或口服放射性药物时，双人核对，应核对患者姓名、检查项目及检查方法是否准；④查对检查报告是否符合规范，图片与报告是否一致，单光子发射计算机断层显像（SPECT）报告有无主治医师以上人员审签；⑤放射性核素治疗剂量必须经过

☆ ☆ ☆ ☆

2 人计算和核对。

32. 什么是 ECT 检查及 ECT 检查的临床意义?

（1）定义：ECT 是目前最重要的核医学仪器，它集伽马照相、移动式全身显像和断层扫描于一身，主要用于各种疾病的功能性显像诊断。

（2）临床意义：与超声、X 线摄片、CT、MRI 等"解剖对比"影像不同，ECT 利用示踪剂在体内参与特定生理或生化过程的原理，追踪血流的变化，从分子水平反映人体的生理生化过程，从功能代谢上评价，以图像的方式显示脏器功能的空间分布，并经电脑处理提取定量分析参数供诊断分析，其本质是"生理对比"影像，由于许多疾病的功能改变早于解剖学结构的改变，如心肌缺血、短暂性脑缺血、肿瘤骨转移、移植肾排异反应等，ECT 显像能灵敏的反映这些疾病所导致的组织功能改变，故能达到在早期诊断的目的，较其他影像学方法发现异常早、灵敏度高。

33. ECT 检查注意事项有哪些? ECT 骨显像检查、肾脏检查、心肌血流灌注显像、甲状腺静态显像、甲状旁腺显像、唾液腺静态显像的注意事项分别是什么?

（1）ECT 检查注意事项：①孕妇及哺乳期禁用；②注射显像剂后应对注射点用棉签按压 5～10min 后离开，防止血液渗出影响图像质量，并在规定的时间准时回到休息区等候检查；③显像前让患者排空小便，防止尿液污染衣裤；④检查前必须除去身体上的金属物品。防止图像伪影对诊断造成影响；⑤注射显像剂后 24h 内尽量避免与孕妇、儿童近距离接触（＞2m）；⑥在注射显像剂后 2h 内请患者饮水 500～1000ml；⑦在显像过程中请患者放松平躺，不得移动躯体；⑧因用于 ECT 检查的大部分药物都由尿排出体外，所以检查后多饮水可加速药物的排出。

（2）各组织器官 ECT 检查注意事项

1）骨显像检查：检查前 2d 不易做钡剂，钡灌肠等检查，以免钡剂滞留于肠道影响影像观察。

2）肾脏检查：①尽可能前 3d 停用利尿药，如氢氯噻嗪、呋塞米等；②上机"弹丸"注药进行显像检查，在显像过程中请患者放松、平躺，不得移动躯体。

3）心肌血流灌注显像：①检查前 1d 停服 β 受体阻滞剂，如普萘洛尔（心得安）类药物；②检查当日停服硝酸盐类药物；③检查当日禁食、水；④静脉注射 ^{99m}Tc-MIBI 后 30min 进食油脂餐，如 250ml 奶制品，目的是加速 ^{99m}Tc-MIBI 从胆道排泄，减少肝内放射性，1h 后进行显像检查；⑤运动负荷时，让患者尽量运动，运动达到高峰时注药，继续运动 1min 内，这样运动、静息检查对比才有意义，否则容易漏诊。急性心肌梗死患者 1 个月内禁做运动负荷。

4）甲状腺静态显像：无特殊。

5）甲状旁腺显像：注药后分别于 15min、2h 进行显像检查。

6）唾液腺静态显像：上机"弹丸"注药进行显像检查，20min 时口服一片维生素 C，检查唾液腺分泌唾液情况。

34. 钼锝发生器的原理是什么？

钼锝发生器使用时是将母体核素溶液 [（NH4）99MoO42-] 注入装有吸附剂（Al_2O_3）的吸附柱内，99MoO42- 与吸附剂牢固结合，而其衰变产物 99TcO42- 与吸附剂结合较弱，因此用生理盐水淋洗吸附柱，可将 99TcO42- 淋洗下来。淋洗液可直接用于显像，也可标记多种放射性药物。

35. 放射性核素锝 –99 淋洗后的原液是什么？常见的标记药有哪些？

淋洗后得到的原液为 ^{99m}TcO4-。常见的标记药有亚甲基二磷酸盐（MDP）、亚锡喷替酸（DTPA）、甲氧异腈（MIBI）等。

☆ ☆ ☆ ☆

36. 出现大量放射性物质泄漏或污染失控的处理流程是什么?

①科室负责人立即向医院保卫部、预防保健科及主管院长汇报。② 1h 内向市环保局及卫生局报告,2h 内填写《辐射事故初始报告表》,协助环保部门的调查处理和定性及工作医疗应急工作。③用吸水物迅速置于污染区,搞清放射性核素的名称、剂量,划定外围区并粘贴警告标志,隔离该区域,禁止人员进出;撤出被污染的人员,脱去并留下全部被污染的衣物,放入塑料袋、封口待处理。④对于被污染的人员、财物及场所的去污,应在专业防护人员指导下进行,所产生的放射性固体和废水,要妥善收集,防止污染扩大。⑤依据核素,选用便携式污染仪或擦拭方法检查皮肤污染。⑥应从外围向中间去污;使用肥皂、水和适当的载体,不要使用刷子刷洗。⑦对于明显污染的饮水和食物,实行强制性干预控制,禁止食用。⑧对造成或可能造成辐射损伤的人员,送到指定的专门医院,进行检查和治疗。⑨对污染区连续监测,直至污染水平接近本底水平。

37. 核医学的放射性废物的种类及如何处理?

核医学科属于开放性工作场所,产生的放射性废物按其物态可分为固态、废液和气载放射性废物,简称"放射性三废"。①固体放射性废物包括放射性核素的试纸、敷料、碎玻璃、废注射器、安瓿瓶、实验动物尸体及其排泄物等。这种废物要求安置于周围加有屏蔽的污物桶内,污物桶应有外防护层和电离提醒标记,存放时在污物桶显著位置标明废物的类型、核素种类、比活度范围和存放日期等。约放置 10 个半衰期后,待放射性比活度降低到 7.4104Bq/kg 以下,即可作为非放射性医学废物处理,须按照医学废物的办法处理或处置。②液体放射性废物是指含放射性废物的残液、患者的排泄物、用药后的呕吐物及清洗机械的清洗液、污染物的洗涤水等。放射性废水处理主要有稀释法、放置法及浓集法。对注射或服用了放射性药物的患者应配备专用的厕所，对其排泄物实施统一收集和管理，对于患者的排泄物处理，必须同时加入氢氧化钠（NaOH）等溶液，然后密闭存放待处理。③医用气载放射性废物是指放射性碘蒸气、放射性气溶胶等，经高效过滤后可排入高于建筑物顶层的大气，使用的滤膜要定期更换并作为固体放射性废物处理。

参 考 文 献

[1]　李亚明，王辉．核医学护士工作手册．北京：人民卫生出版社，2015.
[2]　陈绍亮，许文兰．明明白白做放射性核素治疗．北京：科学出版社，2014.
[3]　李亚明，安锐，陈萍．"核"你一起医学揭秘．北京：科学出版社，2017.

第 14 章
介入科 15 问

1. 介入放射学的定义是什么?

　　具体说介入放射学是一门在医学影像设备（如 X 线、CT、B 超乃至 MRI）的监控指导下，经皮或经腔插入穿刺针或引入导丝、导管等器械做抽吸、注射、引流、造瘘或对管腔、血管等做成形、灌注或栓塞等诊断与治疗的微创医学。随着时代的发展，原来在影像引导下注射无水酒精等的消融治疗也发展为射频、微波、冷冻、纳米刀等多种消融治疗。

　　这一技术因它的微创、高效、应用广与费用低而迅速得以推广，成为介于内科 - 放射科、外科 - 放射科、妇产科 - 放射科等的边缘学科。而自成体系成为一门医学影像学的新学科。从它的内容上，介入放射已分为血管性与非血管性两大类，它们的发展各有自己的历史与方向。

2. 肝癌介入治疗包括哪几种方法?

　　根据美国国立综合癌症网络（NCCN）美国癌症治疗指南，介入治疗已经被公认为中晚期肝癌的首选治疗。采用局部靶向药物灌注、肿瘤血管栓塞及氩氦冷冻消融等方式集中杀灭肿瘤细胞，最大限度地降低肿瘤负荷（减少恶性肿瘤数量、体积），并结合细胞因子诱导的杀伤细胞（CIK 细胞）过继性免疫治疗、抗肿瘤血管生成药物等，在临床取得了良好的治疗效果，有效地改善了患者的生存质量，延长了生存时间。并可逆转部分患者肝癌分期，使不能切除的肝癌病例转化为可切除的肝癌病例。

在肝癌中，血管性介入治疗中主要是选择性肝动脉灌注治疗（TAI），选择性肝动脉栓塞（TAE），选择性肝动脉化疗栓塞（TACE）。其主要生理学基础是正常肝细胞的血液供应 20% ～ 25% 来自肝动脉，75% ～ 85% 来自门静脉。而原发性肝癌的血液供应 90% ～ 95% 来自肝动脉，这就为肝癌血管性介入治疗肿瘤提供了解剖学基础。三者具体技术方法是相同的，就是在皮肤上穿刺 3 ～ 5mm 的小口，从动脉内插管至肝癌供血动脉，再通过导管给药，不同之处在于给的药物不同。① TAI 治疗是通过导管以等于或小于静脉给药的剂量动脉内灌注药物。这样可使靶细胞局部药物浓度提高和延长药物与病变接触时间，并且减少全身的药物总剂量，达到提高疗效和减少副作用的目的。常用的主要是化疗药物，化疗药物的疗效与肿瘤所在部位药物的有效血浓度及药物与肿瘤接触的时间呈正相关。② TAE 治疗是通过导管将栓塞剂选择性注入肿瘤血管和肿瘤供血动脉，阻断肿瘤供血，封闭肿瘤血管床，从而抑制肿瘤生长。这相当于把肿瘤"饿死"。常用的栓塞剂有明胶海绵，超液化碘油、海藻酸钠微球等。③选择性肝动脉化疗栓塞（TACE）就是经导管既给予化疗药物又给予栓塞剂。通过 2 种途径消灭肿瘤。

3. 什么样的患者适宜选择肝动脉化疗栓塞术（TACE）治疗？

①不能或不宜手术切除的中晚期肝癌，无肝肾功能严重障碍，无门静脉主干完全阻塞，肿瘤占据率＜ 70%；②肝肿瘤切除术前，可使肿瘤缩小，有利于切除；③其他原因不能手术切除的小肝癌；④外科手术失败或切除术后复发者；⑤控制疼痛、出血及动静脉瘘；⑥肝癌切除术后的预防性肝动脉化疗栓塞术；⑦行肝移植术

☆☆☆☆

前等待供肝者，可考虑行化疗栓塞以控制肝癌的进展。

4. 行肝动脉化疗栓塞术（TACE）患者术后如何护理？

①嘱患者取平卧体位，患肢伸直制动 6～8h，局部伤口加压包扎 6～8h，观察穿刺点有无出血、血肿；穿刺侧肢体皮肤颜色、温度、知觉是否正常及足背动脉搏动情况。如无明显出血征象术后 6h 可自取卧位，8h 后可床边站立，24h 可下床活动。②每小时监测患者生命体征，观察患者有无发热、腹部胀痛等病情变化。③对患者进行饮食指导，术后鼓励患者进高蛋白、高热量、高维生素、清淡、易消化的半流质饮食，多食水果及蔬菜，保证足够的热量，以降低肝糖原分解、减轻肝脏负担。④栓塞综合征的观察及护理，最常见的为胃肠道反应：恶心、呕吐、呃逆、腹痛；发热一般持续 3～5d；由于术中栓塞造成组织缺血、水肿和坏死，患者可出现腹部胀痛，24～48h 可达高峰；根据患者出现的症状予以对症处理，减轻不适。⑤做好术后并发症的观察及护理，如穿刺部位出血、上消化道出血、尿潴留、股动脉栓塞及动脉夹层、急性肝衰竭、肝肾综合征等。出现上述并发症积极配合抢救，挽救患者生命。

5. 介入术后患者发热的分类及特点是什么？

（1）术后感染性发热：①血管内支架感染。有报道称可能与支架自身异物反应及术中感染有关。②肝、脾栓塞后脓肿。与栓塞后组织液化坏死并发继发感染有关。③子宫肌瘤。子宫肌瘤患者很多合并不同程度的盆腔感染，栓塞后坏死的肌瘤组织能作为这些微生物的培养基，从而使感染加重。④囊肿灭能术。术后引起感染，包括肝囊肿、肾囊肿、胰腺假性囊肿。⑤梗阻性黄疸术后感染。有学者引流胆汁化验，发现恶性胆道梗阻患者胆汁感染阳性率43%，而良性的阳性率高达68%，因此，已存感染的胆道内操作是引起术后感染的主要原因。⑥留置导管并发感染。下

☆ ☆ ☆ ☆

肢深静脉血栓形成或下肢动脉硬化闭塞症患者需要留置导管溶栓时，如果体温升高至 38.5℃以上、血常规显示白细胞计数及中性粒细胞比值明显升高，则提示伴有感染。

（2）术后非感染性发热：①栓塞术后并发症。常见于肝、肾、子宫等动脉栓塞后肿瘤组织坏死及癌周组织受到破坏的代谢产物作为内源性致热源所致，肿瘤组织坏死的范围是影响发热的主要因素。②甲状腺动脉栓塞。由于甲状腺腺体破裂，过多甲状腺素进入血中，引起甲状腺素一过性增高，可导致发热、出汗，多不需处理 3 ～ 6d 可自行消退，若体温超过 38.5℃，可给予物理降温或非甾体抗炎药治疗。③支架 - 移植物综合征。治疗术后延迟性发热，可能的原因为移植物的异物反应、瘤腔内血栓形成后的吸收、移植物对血细胞的机械性破坏等。患者短期内出现低热、背痛、一过性 C 反应蛋白升高、白细胞及炎症反应标志物升高等移植物综合征反应。发热常见于术后第 2 天，午后发热，体温一般不超过 38.5℃。④脾动脉栓塞术后。大多数患者会出现低中度发热（38 ～ 39℃），有时可达 40℃以上，这是脾实质梗死的反应，一般持续 3 周左右。⑤粒子植入术后。较少见，粒子植入后，周围组织炎性反应或坏死等引起发热。

6. 介入术后患者发热如何处理?

①物理降温：介入术后发热若不超过 38.5℃可不给予处理，38.5 ～ 39.0℃可给予物理降温。物理降温有局部或全身冷疗及热水泡脚等方法；②药物降温：体温超过 39.0℃，经物理降温无效者可实施药物降温。

7. 肝癌行肝动脉化疗栓塞（TACE）术后疼痛的原因是什么?

①肝区疼痛：因碘化油乳剂发挥药效使肝组织缺血坏死引起，疼痛可在术中用药后立即出现，也可在术后几天内出现，多为持续性闷痛，一般 3 ～ 5d 缓解。②胃区疼痛：因碘化油乳剂通过

☆ ☆ ☆ ☆

肝动脉反流入胃左动脉引起，术后可立即出现，多为痉挛性疼痛，一般 2～3d 缓解。③肝动脉化疗栓塞术合并胆囊炎和胆囊坏死：由于化疗药和（或）栓塞剂经肝动脉（多为肝右动脉）误入或反流入胆囊动脉，从而导致化学性胆囊炎或胆囊壁组织的缺血性坏死。患者主诉右上腹疼痛，向右背部放射，伴发热。查体可有右上腹压痛、肌紧张，重者可出现反跳痛和墨菲（Murphy）征阳性。

8. 梗阻性黄疸行胆道外引流术及胆道支架置入术后的疼痛原因是什么？

①肝区疼痛：疼痛多为闷痛，多为术中反复对肝脏进行穿刺寻找胆管，或应用球囊扩张剂置入金属支架引起，一般持续 1～3d 可缓解。②肋间隙疼痛：疼痛可随呼吸加重，与肋间肌肉和引流管位置有关，因引流管经皮穿刺胆道过程中，其走行和肋间肌肉不一致引起疼痛，此时疼痛多为闷痛。也可因引流管穿过腹膜后与腹膜摩擦引起疼痛，此时疼痛多为神经性疼痛。疼痛时呼吸运动受限，影响患者气体交换，必要时遵医嘱给予吸氧。3～5d 待机体适应引流管存在、引流管窦道形成后，疼痛可消失。③左上腹疼痛：疼痛多出现于胆道低位梗阻行胆道内支架置入术的患者，因支架置入术后淤积的胆汁大量流出，过大的压力使胆汁通过十二指肠乳头逆行流入胰腺引起胰腺炎，患者可出现或不出现恶心呕吐症状，疼痛多为持续性绞痛。遵医嘱急查血清淀粉酶和脂肪酶，应用生长抑素等药物抑制腺体分泌，同时禁食、水，必要时给予胃肠减压，观察腹痛情况及用药效果，并检测血清淀粉酶和脂肪酶的结果。

9. 何种肝癌患者适合行微波消融术？术后如何护理？

（1）适应证：①直径≤5cm 的单发肿瘤或最大直径≤3cm 的 3 个以内多发肿瘤。②直径＞5cm 的单发肿瘤或最大直径＞3cm 的多发肿瘤；合并门静脉癌栓，左右侧门静脉至少有一支通畅的晚期肝癌。微波消融可作为联合治疗的一部分。③外科切除、射频消融、经导管动脉化疗栓塞术、经导管动脉栓塞术等术后肿瘤残余、复发、新发的患者。④等待肝移植前控制肿瘤生长及移植后复发、转移的患者。⑤肝功能分级 Child-Pugh A 或 B，或经治疗达到该指标。⑥血小板 > 50×10^9/L。⑦体力状态评分 0 ～ 2。

（2）术后护理：①术后严密监测生命体征变化，常规吸氧及心电监护。②术后返回病房嘱患者卧床休息，平卧 2 ～ 6h 后自行轻微活动。观察穿刺部位有无出血。遵医嘱应用抗生素、止血药物等。③术后 6h，如无不良主诉，应给予高热量、高蛋白、高维生素的流质或半流质饮食，多吃水果和蔬菜，禁食辛辣、油腻、生冷刺激食物。④排尿的观察及护理，严密观察尿量、颜色及性状，保持尿量每天 2000ml 以上，因治疗的高温使肿瘤细胞坏死，大量蛋白分解，其产物可堵塞肾小管，为防止肾小管堵塞，嘱患者多饮水，增加液体量，减少对肾脏的负担。⑤并发症的观察及护理，常见术后并发症有发热、疼痛、胃肠道反应、内出血、腹胀、肝功能损害、感染等，应做好严密观察及护理措施。

10. 放射性 ^{125}I 粒子植入治疗恶性肿瘤的原理是什么？

^{125}I 粒子植入治疗恶性肿瘤的机制为植入瘤体内的放射性粒子能连续不断地发出射线，使肿瘤细胞的辐射效应叠加，持续照射破坏肿瘤细胞的 DNA 双链，使肿瘤细胞失去繁殖能力，从而杀伤肿瘤细胞或间接的自由基夺取氧而杀伤肿瘤细胞。

11. 放射性 ^{125}I 粒子植入患者的居家防护应注意什么？

①出院后，患者最好与家属分床休息，床间距应大于 1m。②术后 6 个月患者应尽量减少去人员聚集的公共场所（如商场、剧院等）。③在家中如放射性粒子从体内掉出，应用长柄镊子捡起，放入铅罐中，立即送回交给医护人员或与医务人员电话联系，不可随意丢弃放置。④植入粒子活动度大，距体表较浅，应在体

☆☆☆☆

表盖含铅当量橡胶布屏蔽。⑤患者勿怀抱儿童和近距离接触孕妇，与家人保持一定距离（＞1m）即可达到防护要求，6个月后无须防护。⑥粒子植入局部皮肤保护同外照射后皮肤保护。如粒子植入局部皮肤发生破溃，应及时就诊，遵医嘱换药。⑦患者及其家属应科学认知、防护放射线，消除紧张、恐惧情绪，以乐观的心态应对疾病。⑧术后定期门诊复查：术后第一、第二个月每月复查一次，以后每3个月复查一次。

12. 下肢动脉血管成形术后一般护理内容有哪些？

（1）术后患者返回病房后，取平卧位，心电监护、血压监护，使用沙袋压迫穿刺点6～8h，穿刺侧肢体伸直，制动24h。

（2）严密观察穿刺处有无渗血或血肿，如有应及时更换敷料重新包扎，防止感染。

（3）观察肢体远端的血供情况，包括皮肤有无发绀，皮温有无下降及疼痛明显加重，疼痛加重时应考虑继发血栓的形成，足背动脉能否触及等，并与术前肢体情况进行对比。

（4）严格控制血压＜140/90mmHg。

（5）肾功能不全的患者术后需要水化治疗。

（6）必要时给予药物镇静，防止因体位不适而加重心脏负担。

（7）定时询问患者的症状有无改善或加重，有无身体其他部位不适。

（8）做好患者的心理疏导，纠正患者因为术后卧床如厕不便而不敢喝水的错误想法，要叮嘱患者多饮水，以利于造影剂的排泄，进粗纤维易消化食物，保持大便通畅。

（9）术后24h拆除绷带后，患者可逐步离床活动。

13. 食管支架置入患者出院后应该注意什么？

（1）休息与锻炼：食管黏膜覆盖支架需4周左右时间，在此期间患者应保持情绪稳定，充足的睡眠，合理运动，可选择幅度小、

☆ ☆ ☆ ☆

频率慢、能耐受的运动项目，如散步、太极等，避免做重体力工作，防止支架移位或脱落。

（2）饮食：进食时细嚼慢咽，少食多餐，不可暴饮暴食，防止食物嵌顿。每餐后饮用温开水，以清洁食管。支架置入食管下段时，勿食过饱，餐后勿立即卧床。术后 3 个月内禁硬、冷食物，防止支架移位、滑脱。注意进食营养平衡、进食高热量、高蛋白、丰富维生素、低渣的食物，忌酒及辛辣等刺激性食物。

（3）自我管理：若出现进食困难、呕吐、梗阻、腹胀、疼痛、黑便及不排气、不排便等，立即就医，查明原因，对症处理。

14. 如何做好胆道梗阻行经皮肝穿胆道引流（PTCD）患者的引流护理？

（1）妥善固定引流管：在引流窦道未形成前的早期脱管是造成内出血或胆汁性腹膜炎的主要病因，因此导管的固定至关重要。引流袋距床缘 40cm，床上长度 40 ～ 60cm，便于患者灵活翻身。

（2）保持引流管通畅，避免打折、扭曲或脱落，预防感染。

（3）引流袋要保持低于引流口 30cm 以上，防止胆汁倒流，切勿经常挤压引流管，这样容易引起胆汁倒流。

（4）观察引流液的颜色、性状及量，并做好记录。

（5）注意观察及保护穿刺部位皮肤，如穿刺口周围皮肤有胆汁浸润或有渗出应及时更换敷料，局部亦可涂抗生素或氧化锌软膏保护，以防穿刺口周围皮肤发炎、红肿及肉芽组织过度增生。不能加压包扎，以免造成胆汁入腹腔引起胆汁性腹膜炎。长期留置外引流管患者容易出现接触性皮炎以及医用黏胶相关性皮肤破损。严重者出现置管处皮肤感染，感染细菌逆管方向将引发胆道感染。护理中应重视患者主诉，置管处出现严重瘙痒、刺痛、出现皮肤损伤等需立即处理。用酒精清除皮肤上的胶质，生理盐水棉球清理皮肤上残留的酒精以减少对皮肤的刺激，破损处应用溃疡贴保护。

☆☆☆☆

（6）胆道内压力较高者，遵医嘱可将引流袋放置在病床上，妥善固定。

（7）一般术后 1～2d 胆汁有少量血性引流液，主要是手术中黏膜创伤及术中残余血所致。术后 2h 内引流量达到 100ml 以上或术后 2d 引流液仍为鲜红色，应考虑胆道出血，立即报告医师，并观察生命体征及引流液的颜色、性状、量的变化。

（8）患者术后 10d，黄疸指数较术前下降 50% 以上，胆道引流液为金黄色，量少于 200ml/d，可试行夹管。夹管 2d，患者无腹部胀痛，无黄疸加重等情况，经引流管造影，支架引流通畅者按医嘱拔管。拔管时机还要考虑引流管窦道是否形成，拔管太早，引流管周围组织还未形成坚固的窦道，拔管后容易发生胆汁漏。

15. 如何做好胃空肠营养管患者的护理？

空肠营养管种类多种多样，其结构与胃管相似，长 140cm 左右，比胃管稍长。适用于胃 - 空肠、胃 - 十二指肠术后的吻合口狭窄和肿瘤压迫性肠腔狭窄的营养支持治疗。

（1）营养液输注原则：速度由慢到快，通过采用 24h 匀速输注的方法，计算并控制好滴注速度；浓度由低到高；输注量由少到多；温度 37～40℃，在寒冷的季节，可将空肠营养管管端夹裹或缠绕在热水袋上增温。根据患者的耐受性、适应性循序渐进。

（2）防止营养管堵塞：输注营养液前后均给予 0.9% 氯化钠溶液或温开水 40～50ml 冲洗管道。连续输注营养液时，应每 4 小时用无菌水冲管 1 次，每日输注完毕后也应冲洗营养管，防止导管堵塞。禁止用该导管输注颗粒性或粉末状药物，以防止导管堵塞。当营养管堵塞时应先查明原因，排除导管本身的因素后，用注射器试行向外负压抽取内容物，不要用导丝插入导管内疏通管腔，以免引起营养管破裂。

（3）安全及生活护理：每次输注时要检查营养管外露的长度，并做好记录。向患者及家属解释空肠营养管的重要性，避免患者烦躁时将导管拔出，同时避免导管受压、扭曲。由于不经口进食，导致唾液分泌减少，易引起口腔黏膜干燥，故应给予口腔护理每日 2 次，保持口腔清洁，预防口腔感染。营养不良消瘦患者应注意压疮的发生，可给予气垫床等保护措施。另外，注意观察患者是否有腹泻、腹胀、恶心、呕吐、误吸、代谢紊乱的并发症的发生，积极对症处理。

参 考 文 献

[1] 李麟荪，徐阳，林汉英 . 介入护理学 . 北京：人民卫生出版社，2015.

[2] 肖玲，姜傲 . 植入式静脉输液港相关并发症的护理对策 . 中华现代护理杂志，2016，22(34)：4952-4954.

[3] 宋慧娟，厉周 . 植入式输液港的应用与护理 . 中华护理杂志，2004(10)：68-69.